AF240586

MÉMOIRE

SUR UNE NOUVELLE

MÉTHODE VÉGÉTALE,

DÉPURATIVE ET RAFRAICHISSANTE,

POUR

LA GUÉRISON RADICALE

DES

DARTRES, DES ÉCROUELLES

Et des Maladies secrètes.

DESCRIPTION ET TRAITEMENT DE TOUTES LES MALADIES CHRONIQUES, DE LA TÊTE, DE LA POITRINE, DU VENTRE ET DU SYSTÈME NERVEUX ; ÉTUDE DES TEMPÉRAMENS ; CONSEILS SUR L'ÉDUCATION PHYSIQUE ET MORALE DE L'EN-FANCE ; CONSEILS A LA VIEILLESSE ; DE L'AGE CRITIQUE ; DES MALADIES LAITEUSES, ET DES MALA-DIES HÉRÉDITAIRES ;

Par le Docteur **BELLIOL.**

Septième Édition.

Un vol. in-8º de 600 pages. PRIX : 6 fr., et 8 fr. par la poste.

RAPPORT

D'une Commission de quatre Docteurs de la Faculté de médecine de Paris, constatant la supériorité de cette nouvelle Méthode sur toutes celles employées jusqu'à ce jour.

A Paris.

CHEZ { BALLIÈRE, LIBRAIRE, R. DE L'ÉCOLE-DE-MÉDECINE, 13 *bis*.
{ TOUS LES PRINCIPAUX LIBRAIRES DE FRANCE.
ET CHEZ LE DOCTEUR BELLIOL, RUE DES BONS-ENFANS, N. 32.
Consultations de 7 à 10 heures du matin, et de midi à 2 heures.
Traitement par correspondance (*affranchir*).

1834.

BIBLIOTHÈQUE ROYALE

EN PROVINCE

ON TROUVE CET OUVRAGE DANS LES VILLES ET CHEZ LES PHARMACIENS

DONT LES NOMS SUIVENT :

—

A Amiens chez *Bor.* — Avignon, *Guibert.* — Anger, *Ollivier.* — Aix, *Guilheaume.* — Agen, *Grenier.* — Abbeville, *Brunet de Liguières.* — Auch, *Cheri-Laborde.* — Bordeaux, *Tapie.* — Brest, *Podevin.* — Bourges, *Dechamps.* — Béziers, *Audouard.* — Bayonne, *Andreau.* — Bar-le-Duc, *Picquot.* — Chartres, *Barrier.* — Dijon, *Delarue.* — Dieppe, *Tinel-Hérault.* — Draguignan, *Blanc.* — Evreux, *Brunet.* — Falaise, *Alliot.* — Lyon, *Pelletier,* rue Sirène, n° 2. — Le Mans, *Chauvin.* — La Rochelle, *Carriveau.* — Marseille, *Arnaud,* quai d'Orléans. — Montpellier, *Serane jeune.* — Moulins, *Sallard.* — Nantes, *Chevereau.* — Niort, *Genet.* — Orléans, *Deot.* — Perpignan, *Dalverny.* — Le Puy, *Joyeux.* — Pau, *Toulié.* — Périgueux, *Bleynie.* — Reims, *Jolicœur.* — Rodez, *Bruguière.* — Rennes, *Chevalier.* — Sedan, *Bourguignon.* — Saint-Quentin, *Quentin.* — Toulouse, *Bonnal.* — Toulon, *Monfray.* — Versailles, *Pipereau.* — Villefranche, *Vernhes*

—

A L'ÉTRANGER.

Bruxelles, chez Van Hinsbergh, place de la Monnaie, n° 689, nouveau n° 5.

—

NOTA. — Si Messieurs les pharmaciens des villes, autres que celles indiquées dans ce *prospectus,* désirent avoir un dépôt de ce Mémoire, ils voudront bien écrire au docteur Belliol, rue des Bons-Enfans, n° 32, à Paris, et affranchir leurs lettres, car sans cela elles ne seraient pas reçues.

PROSPECTUS

Si les hommes recherchent avec tant d'empressement les écrits
qui propagent les nouvelles découvertes médicales, cela tient à ce
que leur propre conservation est le plus impérieux de leurs désirs;
en effet quoi de plus naturel que de vouloir reculer le terme fatal et
échapper surtout aux maux sans nombre qui affligent notre existence fugitive. Hé bien! l'ouvrage que nous venons de publier atteint le but désiré; déjà parvenu à sa *septième édition* et honoré d'un
Rapport médical, qui fait ressortir au grand jour les avantages d'une
méthode nouvelle, nous avons droit d'espérer qu'il sera accueilli
avec tout l'empressement qu'ont justifié toutes les *éditions* précé-
dentes. Dégagé de tous les mots trop scientifiques qui auraient pu
en rendre la lecture trop difficile, il pourra se montrer utile aux
curés de campagne, aux habitans des petites villes, à toutes les
personnes qui veulent acquérir des connaissances médicales, et qui
désirent se traiter sans le secours d'un médecin.

Le nombre des matières que nous avons traitées dans cet écrit est
considérable. Après avoir constaté l'inéficacité des sirops, *prétendus
dépuratifs*, et d'une foule de tisanes qui n'ont jamais d'autre effet
que de fatiguer l'estomac, après avoir signalé les dangers des préparations mercurielles, sulfureuses et minérales, dans le traitement
des dartres, des écrouelles, des maladies secrètes et de diverses affections chroniques et humorales du corps humain, nous avons fait
connaître les immenses avantages que l'on peut retirer des *substances
végétales dépuratives*, prises en poudre; nous avons constaté que,
mélangées à de substances raffraîchissantes et anti-nerveuses, elles
produisent les effets les plus salutaires, toutes les fois qu'il y a acrimonie du sang à détruire, engorgement à résoudre, et irritation ou inflammation à combattre. Il ne suffisait pas que cette méthode fût efficace, nous avons encore senti la nécessité qu'elle put être employée
avec facilité et sans le moindre dégoût.

Dans cet ouvrage toutes les *affections lentes, inflammatoires et humorales* de tous nos organes, y sont décrites avec précision, ainsi que le
traitement qui leur convient. C'est sur cette grande vérité que toutes

les maladies chroniques peuvent tenir à un principe *dartreux, écrouelleux, galeux, vénérien, scorbutique, rhumatismal, glaireux* ou *bilieux*, souvent compliquées d'un état d'irritation nerveuse, que nous avons établi les bases de notre doctrine médicale, éclairée du flambeau d'une longue expérience.

Les dartres étant une maladie fort répandue, nous avons longuement tracé leur histoire, nous avons raconté les causes qui les produisent et le traitement qui leur convient ; nous avons signalé les phénomènes singuliers auxquels elles donnent souvent lieu. Nous avons tour à tour dessiné les formes infiniment variées qu'elles adoptent : notre plume a tracé la *dartre éphélide*, caractérisée par des tâches jaunes ou brunâtres qui salissent la peau humaine ; la *dartre farineuse*, qui couvre d'une poussière blanchâtre des hommes qu'on prendraient pour des meuniers ou des boulangers ; la *dartre écailleuse vive*, qui, le plus souvent, attaque les oreilles, les parties génitales ou l'anus, et suscite d'affreuses démangeaisons, qui rendent la vie insupportable. Nous avons dépeint tout ce qu'a de repoussant la *dartre croûteuse*, qui affectant le plus souvent le visage, y laisse voir des matières desséchées, jaunâtres ou verdâtres, qu'on prendrait quelquefois pour des sucs gommeux de certains arbres. Nous avons décrit la *dartre visiculaire* qui forme des ampoules remplies d'humeurs, qui crèvent et se désséchent, et la *dartre érithémoïde* qui forme sur la peau des plaques écarlates.

Nous avons dessiné la *dartre boutonneuse*, qui pouvant attaquer toutes les parties du corps, choisit de préférence le visage qu'elle semble couvrir d'un masque rougeâtre et couvert d'aspérités ; toutes les personnes affectées de ce mal sont des types de la laideur et n'inspirent que du dégoût. Nous avons dépeint la *dartre tuberculeuse*, qui est caractérisée par des végétations, des excroissances qui se déchirent et rendent un pus fétide. Enfin pour compléter le triste tableau des diverses espèces de dartres qui viennent tourmenter notre économie, nous avons tracé l'histoire de la *dartre rongeante* ; mal affreux qui pouvant affecter toutes les parties du corps, semble choisir plus particulièrement le visage, et donne lieu à des ulcères qui laissent échapper des matières fétides et corrosives, dévorent les chairs, les cartilages, carient les os produisent les plus épouvantables ravages, et détruisent les traits les plus importans dont se compose la physionomie humaine.

Nous avons tracé un rapide tableau des maladies écrouelleuses (humeurs froides), des symptômes qui les caractérisent et du traitement qui leur convient.

Nous avons dévoilé l'origine du mal vénérien, nous avons dépeint les symptômes qui les caractérisent, Nous avons tracé la marche à suivre pour en triompher, et nous avons prouvé que lorsqu'il était négligé et exagéré par des mauvais traitemens, il produisait les ravages les plus épouvantables, tandis qu'il s'efface et sans retour lorsqu'il est combattu par des moyens doux, et par le seul emploi des substances végétales.

La bonne mère trouvera dans son cœur et dans cet écrit la manière de diriger l'éducation physique et morale de son enfant; à cet âge si tendre on a besoin d'une main qui nous guide et d'un avis qui nous éclaire.

Au déclin des années le vieillard aime encore la vie; d'ailleurs tant d'objets d'affections l'y attachent, qu'il suive nos salutaires conseils, et il échappera ainsi à une foule de maux que le temps accumule sur sa tête.

Nous avons signalé la conduite que doivent tenir les femmes qui relèvent de couche, si elles veulent échapper aux maux sans nombre qui sont fort souvent le résultat d'un *lait répandu*. Appréciant les pénibles et douloureuses infirmités auxquelles elles peuvent être en proie à l'époque orageuse *du retour*, nous avons dû leur tracer des préceptes de conduite, dont elles ne pourraient s'éloigner sans s'exposer à de graves dangers.

Celui qui portera dans son sein un mal de famille, funeste héritage transmis avec le sang qui lui donne la vie, pourra à l'aide de nos moyens *végétaux, régénérateurs* et *raffraîchissans,* prévenir le développement des maux qui sommeillent dans son organisation, et la minent sourdement; par leur emploi: il pourra les combattre s'ils se sont développés.

Enfin, pour compléter la tâche que nous nous étions imposée, et appréciant la haute importance de l'étude des tempéramens, nous avons dessiné à grands traits, les attributs qui leurs sont particuliers. Dans l'ordre physique comme dans l'ordre moral; l'espèce humaine si variée dans ses individus, est une *véritable mosaïque* qui appelle les méditations du législateur, du philosophe et du médecin.

Tel est l'exposé succinct de nos travaux, puissent-ils arracher à la douleur et à la mort des êtres souffrans, et se sera la plus belle, la plus noble récompense à laquelle nous avons osé aspirer.

RAPPORT

D'une Commission de quatre Docteurs de la Faculté de médecine de Paris, sur la nouvelle méthode végétale, dépurative et rafraîchissante du docteur BELLIOL.

———

Appelés à prendre des renseignemens sur la méthode végétale que le docteur Belliol emploie dans le traitement des dartres, des écrouelles, des maladies vénériennes et des diverses affections chroniques humorales qui attaquent nos organes, nous avons suivi, pendant deux années consécutives, un très grand nombre d'expériences qui nous ont permis d'établir notre jugement, sur un procédé médical qui mérite de fixer vivement l'attention des médecins. Des faits dont nous avons été les témoins, il nous est permis de tirer les conclusions suivantes, et qui sont dignes du plus haut intérêt :

1° Qu'on ne peut mettre en doute l'efficacité de ce traitement dépuratif, attendu qu'un très grand nombre de malades, affectés de vives démangeaisons et de dartres fort graves, puisqu'elles envahissaient toute l'étendue de la peau, ont été radicalement guéris. Nous avons vu des malades, dans l'état le plus déplorable par suite de dartres rongeantes anciennes et héréditaires, guérir dans un temps fort court, lors même qu'elles occupaient des parties délicates, telle que le visage, qu'elles étaient profondes et qu'elles dégageaient, avec une odeur insupportable, une matière purulente très corrosive. Des écoulemens dartreux des oreilles, du nez, des paupières, ont cédé très promptement à l'emploi de la *poudre végétale*. C'est sous cette forme que le dépuratif du docteur Belliol est administré.

2° En quelques mois et par ce moyen, des malades, affectés d'écrouelles, ont été entièrement guéris ; cependant ils portaient les affections les plus graves : les uns avaient toutes les glandes du cou engorgées, bleuâtres et en suppuration ; d'autres avaient les paupières, les narrines, les lèvres gonflées, gorgées d'humeur. Chez d'autres, le vice écrouelleux avait attaqué les os, les articulations ; l'épine dorsale était fortement recourbée, tordue ; les jambes incapables de supporter le poids du corps par la détérioration du système osseux, avaient affecté les directions les plus vicieuses. Des dégradations épouvantables, d'horribles mutilations, dues au vice écrouelleux, se sont complètement effacées sous l'influence de ce puissant dépuratif.

3° Des maladies vénériennes anciennes et rebelles à tous les traitemens se manifestant, soit par un sentiment habituel, soit par des bubons, ou par des boutons ou des ulcérations paraissant et disparaissant à certains intervalles, ont été radicalement guéries par ce dépuratif. Des plaies profondes, des dégénérations cancéreures, des excroissances d'une grande étendue se sont effacées sous l'influence de ce moyen, lorsqu'elles avaient résisté à tous les médicamens employés en pareil cas, et qu'elles avaient été exagérées par des préparations mercurielles.

4° Nous avons suivi, avec un intérêt tout particulier, l'emploi de cette poudre dépurative dans le traitement de diverses affections chroniques de nature humorale. Des maladies des yeux, des oreilles, se sont promptement améliorées par ce moyen. Nous avons vu des malades, crachant le pus, et arrivés au dernier degré de pulmonie, recouvrer en moins de six mois une santé florissante. Des hydropiques, réputés incurables, ayant subi plusieurs fois la ponction, très amaigris par de longues douleurs, portant un teint jaune et safrané, ont été soulagés en quelques jours et guéris en peu de mois. Des constipations opiniâtres, des irritations d'entrailles, des maladies laiteuses, des pâles couleurs, des hémorroïdes, des affections cancéreuses du sein, de la matrice, se sont dissipées d'une manière miraculeuse sous l'influence de ce dépuratif. La facilité avec laquelle il résout divers principes acrimonieux qui irritent le système nerveux, nous explique son efficacité dans le traitement des maladies vaporeuses, mélancoliques, hypocondriaques et hystériques. En un mot, cette méthode s'est montrée d'une énergique efficacité toutes les fois qu'il a fallu combattre un vice humoral, soit dartreux, écrouelleux, galeux, vénérien, scorbutique, bilieux, rhumatismal, ou glaireux.

5° C'est sous forme de poudre, comme nous l'avons déjà dit, que le nouveau dépuratif est administré. Soumis à l'analyse chimique, nous avons constaté que cette poudre était végétale, et qu'elle ne contenait pas un *atôme de mercure*. Elle est composée de l'extrait le plus pur des végétaux dépuratifs. Elle contient des substances gommeuses rafraîchissantes, qui produisent les plus heureux effets dans toutes ces maladies humorales qui sont toujours accompagnées d'une certaine irritation. Il entre dans sa composition des substances qui poussent à la peau et aux urines, deux voies par lesquelles notre économie tend à se débarraser des principes acrimonieux qui la tourmentent.

6° Nous avons constaté qu'elle convient aux personnes les plus débiles; les enfans fort glaireux de leur nature et les vieillards chez lesquels les fonctions de la peau et de la vessie ne s'opèrent qu'imparfaitement, en retirent d'heureux effets. Comme ce médicament est préparé d'après les principes de la doctrine physiologique, il doit se montrer précieux toutes les fois qu'il y a un principe acrimonieux à détruire, et inflammation à combattre.

7° Le docteur Belliol, étranger à tout esprit de système, n'a pas prétendu que la poudre végétale, qui fait la base de son traitement, pût seule suffire pour obtenir la cure des affections multipliées qui assiègent notre économie, il a senti qu'il fallait des moyens accessoires, soit pour abréger la durée d'une maladie, soit pour aider à sa guérison; aussi, use-t-il, lorsque les circonstances l'exigent, d'un purgatif qui est d'un emploi facile, et d'une pommade destinée aux personnes affectées de dartres, d'écrouelles ou de douleurs. Il a senti comme nous, que, pour qu'une méthode soit toujours efficace, elle ne doit pas reposer sur un moyen exclusif, et qu'il est nécessaire qu'elle puisse se modifier de manière à s'adapter à l'âge, au tempérament et aux habitudes de chaque individu.

8° Les bornes de ce rapport ne nous permettant pas de transcrire ici une multitude d'observations qui offrent un très grand intérêt, nous avons dû, en quelque sorte, ne nous élever qu'à des données générales, et constater aussi succinctement que possible les succès de la méthode végétale dépurative, et ses heureux effets sur l'économie malade. D'ailleurs, le baron Alibert, médecin en chef de l'hôpital Saint-Louis, n'a-t-il pas déjà, depuis plusieurs années, signalé dans son bel ouvrage de *Matière médicale*, les brillans succès obtenus par le docteur Belliol, dans le traitement de toutes ces diverses maladies de la lymphe.

Enfin, nous le disons hautement, le docteur Belliol a fait faire un pas immense à l'art de guérir, en portant le traitement des dartres, des écrouelles, de la syphilis et des maladies chroniques au plus haut degré de perfection. Nous avons l'honneur de proposer à l'Académie royale de médecine et à l'Institut de France, de donner son approbation aux recherches de ce médecin distingué, dont les travaux se montrent si profitables à l'humanité souffrante, et qui vient d'acquérir de nouveaux titres à l'estime publique, car il est un des médecins auxquels la ville de Paris, reconnaissante, vient de décerner une médaille d'honneur pour le dévouement qu'il a manifesté pendant l'épidémie qui a désolé notre cité.

Paris, le 2 mars 1833.

Avons signé le présent rapport,

MORIN, de la Faculté de médecine de Paris, membre de la Société médicale d'émulation et de celle de Louvain; *Rapporteur*.

VIGREUX, de la Faculté de médecine de Paris, médecin-accoucheur.

PERBOST DE SAINT-GODENS, de la Faculté de médecine de Paris, membre de plusieurs Sociétés nationales et étrangères.

ROBERT, de la Faculté de médecine de Paris, membre de la Société de médecine-pratique, médecin honoraire de la cour de S. M. le roi de Suède.

Imprimerie de HERHAN, rue St-Denis, 380.

MÉTHODE VÉGÉTALE.

MÉDAILLE

DÉCERNÉE AU DOCTEUR BELLIOL,

Par la Ville de Paris, à l'occasion du Choléra.

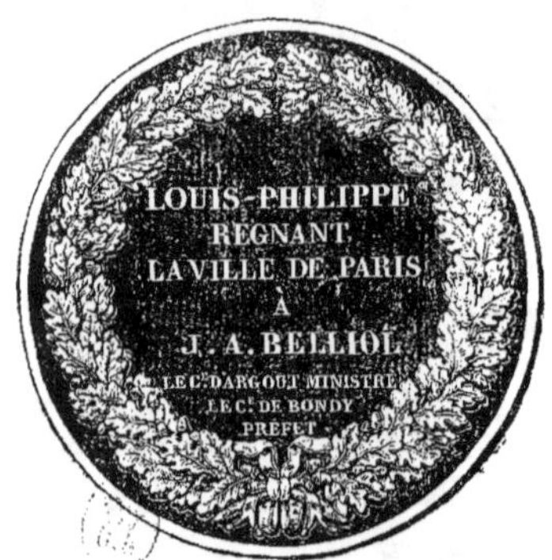

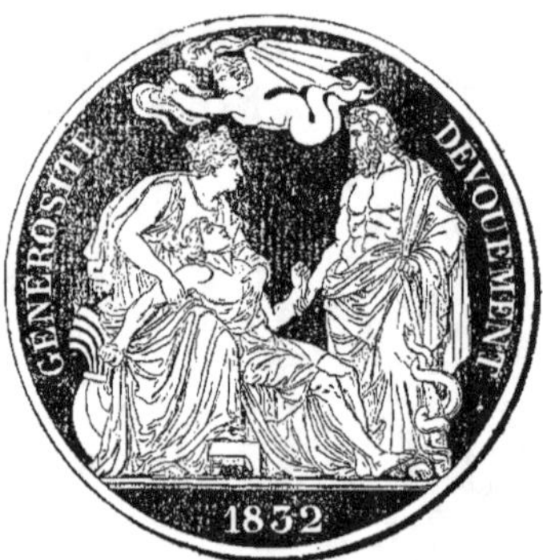

Puisque les Docteurs de la Faculté de médecine de Paris, qui ont fait un rapport si consciencieux et si favorable sur ma méthode, ont bien voulu rappeler que la ville de Paris m'avait décerné une médaille à l'occasion du choléra, mes lecteurs me sauront gré d'en placer le modèle sous leurs yeux. Cette récompense, à laquelle j'ajoute le plus grand prix, est une distinction

MÉMOIRE

SUR UNE NOUVELLE

MÉTHODE VÉGÉTALE,

DÉPURATIVE ET RAFRAICHISSANTE,

POUR

LA GUERISON RADICALE

DES

DARTRES, DES ÉCROUELLES

Et des Maladies secrètes.

DESCRIPTION ET TRAITEMENT DE TOUTES LES MALADIES CHRONIQUES,
DE LA TÊTE, DE LA POITRINE, DU VENTRE ET DU SYSTÈME
NERVEUX ; ÉTUDE DES TEMPÉRAMENS, CONSEILS SUR
L'ÉDUCATION PHYSIQUE ET MORALE DE L'EN-
FANCE ; CONSEILS A LA VIEILLESSE, DE L'AGE
CRITIQUE ; DES MALADIES LAITEUSES
ET DES MALADIES HÉRÉDITAIRES ;

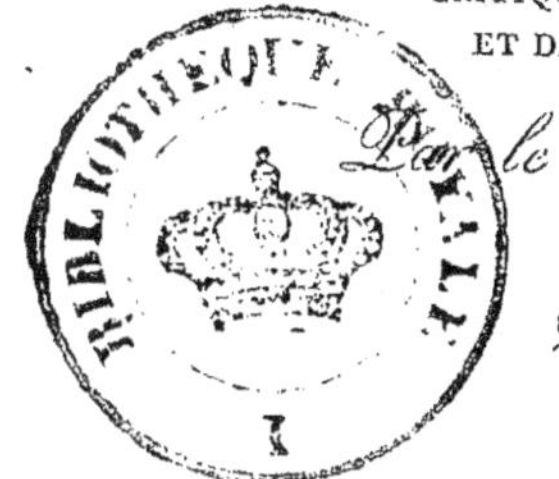

Par le Docteur **BELLIOL.**

Septième Édition.

RAPPORT

*D'une Commission de quatre Docteurs de la Faculté de médecine
de Paris, constatant la supériorité de cette nouvelle méthode
sur toutes celles employées jusqu'à ce jour.*

A Paris,

CHEZ { BAILLIÈRE, LIBRAIRE, R. DE L'ÉCOLE DE MÉDECINE, 13 *bis*.
{ LE DOCTEUR BELLIOL, RUE DES BONS-ENFANS, N. 52.

Consultations de 7 à 10 heures du matin, et de midi à 2 heures

1854.

Les malades dont la position nécessite une Consultation toute
particulière devront exposer leur état d'une manière lucide. Pour
cela faire, ils n'auront qu'à répondre à toutes les questions que j'ai
posées dans mon chapitre intitulé : *Renseignemens que doit fournir
le consultant;* voyez la page **20** de ce mémoire.

Imprimerie de L.-E. HERHAN, 380, rue Saint-Denis.

AU

BARON LEGRAND,

ANCIEN COLONEL,

COMMANDEUR DE L'ORDRE DE LA LÉGION-D'HONNEUR,
CHEVALIER DE SAINT-LOUIS.

Je suis heureux, en vous dédiant cet ouvrage, de trouver une occasion de rendre hommage à des vertus privées, à un noble caractère, à des actions d'éclat couronnées sur le champ de bataille.

Je serai plus heureux encore, si vous regardez

ce faible tribut comme un témoignage du respect,
de la reconnaissance et du sincère attachement de
votre dévoué neveu,

BELLIOL.

PRÉFACE.

Depuis nombre d'années que je me suis
uniquement dévoué au traitement des dartres, des écrouelles, des maladies vénériennes et des diverses affections chroniques qui
assiégent nos organes, je me suis convaincu
d'une grande vérité, c'est que les médecins
qui s'adonnent à une spécialité obtiennent
des succès auxquels d'autres ne peuvent atteindre. Habitué à voir toujours les mêmes
maladies, à les étudier sous toutes les formes, à entendre toujours raconter les mêmes douleurs, le médecin s'identifie en quelque sorte avec tous ces êtres souffrans, il

apprécie mieux la source de leurs maux, et une expérience de tous les instans lui fait découvrir le remède qui doit les rendre à la santé. Aussi, est-ce à cette étude opiniâtre et réfléchie des maladies chroniques, que je dois les immenses succès que j'obtiens journellement. Je sentis de bonne heure que les livres qui guidèrent mes premiers pas, et où on ne trouve souvent que contradiction, qu'esprit de système, qu'invraisemblance, ne pouvaient m'initier aux secrets si difficiles de l'art de guérir, aussi m'adressai-je sans intermédiaire au grand livre de la nature, et j'observai : de cette manière j'acquis des idées plus nettes sur le siége véritable et la nature de ces maladies, le mobile de tous leurs symptômes, le mode d'action de leurs causes, etc. Alors seulement je m'éclairai; veilles, travaux, sacrifices de toute espèce, rien ne m'a coûté pour remplir la mission que je m'étais imposée, celle de guérir. L'hôpital Saint-Louis, cet asile destiné au traitement des maladies chroniques, et où la douleur se montre souvent sous les formes les plus hideuses, devint pendant de longues années ma demeure de tous les instans; j'habituai mes yeux à contempler toutes ces infirmités, toutes ces dégradations humaines; des essais multipliés, des investigations continuelles, me dévoilèrent la vérité tout entière, et c'est alors que je jetai les premiers fondemens de ma doctrine, qui a grandi avec le temps et a brisé tout ce qu'il y avait d'incertitude, de contradiction et d'erreur dans l'étude et le traitement des maladies chroniques. Heureux de mes succès, glorieux d'avoir vaincu la douleur, d'avoir rendu à la vie des êtres destinés à une mort prématurée, j'ai dit à mes concitoyens : Je vous apporte le fruit de mes recherches, ma découverte vous appartient tout entière; comme homme et médecin, j'ai rempli ma tâche; et n'en doutons pas, des devoirs sacrés nous sont imposés : jetés sur cette terre, notre vie ne doit être qu'abnégation pour nous-mêmes, dévouement pour nos semblables, et il faut le reconnaître, cette idée de haute morale qui a pour objet l'amélioration de l'espèce humaine, grandit tous les jours au cœur de l'homme, marche avec le siècle qui s'éclaire, et est appelée à réaliser les belles et nobles destinées de l'humanité tout entière.

Quoique cet ouvrage, dont la première édition a paru il y a plus de huit années, ait été favorablement accueilli du public, je n'en ai pas moins senti la nécessité de le refondre entièrement; des faits nombreux se fussent trouvés trop à l'étroit dans le cadre que j'avais choisi; il fallait à cet écrit, destiné à recevoir une expérience de seize années, une base plus large, plus d'ordre et de méthode pour en coordonner l'ensemble. Il fallait que des descriptions faites avec plus de clarté permissent aux malades de mieux apprécier la cause et la nature de leur mal, tandis que des observations nouvelles, ajoutées aux anciennes, devaient confirmer davantage encore les heureux succès de ma méthode dépurative.

Je me suis efforcé de constater, dans ce mémoire, que le principe dartreux, galeux, écrouelleux, vénérien, bilieux, glaireux, scorbutique et rhumatismal, étaient tour à tour la source presque unique de toutes nos affections organiques. J'ai prouvé les rapports d'analogie que ces divers principes acrimonieux ont entre eux, et constatant que lorsqu'ils se prêtent un mutuel appui, ils donnent plus de tenacité aux maladies chroniques qui détériorent nos organes, j'ai dû faire sentir la nécessité de persévérer long-temps dans le traitement qu'il convient de suivre, si on veut obtenir une guérison radicale.

Les dartres étant une maladie fort répandue, j'ai longuement tracé leur histoire, j'ai parlé de leurs complications, j'ai établi le rapport qu'elles ont avec d'autres maladies, et j'ai signalé tous les dangers qu'elles offrent lorsqu'elles rentrent et portent ses ravages sur des organes intérieurs. L'appréciation des formes qu'elles affectent est d'une telle importance, que j'ai établi une classification contenant neuf espèces de dartres, qu'une longue et sévère observation m'a fait reconnaître.

J'ai tracé un rapide tableau de la maladie écrouelleuse et des symptômes qui la caractérisent; j'ai signalé les causes qui donnent lieu à son développement, et à l'appui de ma méthode curative, j'ai rapporté quelques observations qui m'ont paru remarquables.

J'ai dévoilé l'origine du mal vénérien, j'ai dépeint les symptômes qui le caractérisent, j'ai tracé la marche à suivre pour en triompher, et j'ai prouvé que lorsqu'il est négligé et exagéré par des mauvais traitemens, il produit les ravages les plus épouvantables, tandis qu'il s'efface et sans retour, lorsqu'il est combattu par des moyens doux, et par le seul emploi des substances végétales.

Passant en revue toutes les maladies chroniques de la tête, de la poitrine, du ventre et du système nerveux, j'ai signalé les symptômes qui les caractérisent, les signes qui les font reconnaître et le traitement qu'elles réclament.

Dans un chapitre relatif aux maladies héréditaires, j'ai particulièrement insisté sur la nécessité de soumettre à un traitement préservatif longtemps continué, les individus qui sont nés de parens ayant eu quelque maladie chronique, et qui par cela même, doivent porter dans leur sang un principe destructeur, le germe du mal qu'ils ont reçu en héritage.

Appréciant que beaucoup de maladies chroniques ont une très grande tendance à se reproduire, j'ai fait sentir la nécessité de ne pas discontinuer subitement le traitement après la guérison, mais de le continuer au contraire quelque temps encore, pour assurer une guérison solide et radicale.

J'ai cru devoir tracer quelques règles de conduite pour l'enfance, la vieillesse, pour les femmes qui relèvent de couche, pour celles qui arrivent à l'époque critique, et j'ose me flatter que ces diverses parties de mon ouvrage ne seront pas celles qui offriront le moins d'intérêt.

Appréciant tout ce que l'étude des tempéramens offre d'utilité, soit pour prévenir les maladies, soit pour les guérir, j'ai cru convenable, même nécessaire, de tracer rapidement à grands traits et d'une manière lucide, les attributs du tempérament sanguin lymphatique, bilieux, nerveux et mélancolique.

Passant en revue les divers moyens généralement employés pour combattre les maladies humorales, j'ai signalé leur inefficacité, j'ai constaté même les dangers de quelques-uns de ces médicamens qui sont tirés de la classe des poisons, et que quelques praticiens ont l'imprudence d'administrer.

J'ai frappé d'anathème toutes les préparations mercurielles, j'ai non-seulement constaté leur inefficacité aujourd'hui reconnue, mais encore j'ai déroulé le douloureux tableau de toutes les infirmités auxquelles donne lieu l'emploi de ce métal, qui est encore la panacée de quelques médecins qui sont restés en arrière de leur siècle, et qui ont vieilli dans une profonde ignorance.

Par des faits infiniment multipliés, j'ai constaté tous les avantages qu'on peut retirer de l'emploi des substances végétales, et lorsqu'il est prouvé que toutes nos maladies tiennent presque toujours à une acrimonie humorale et à un état inflammatoire, j'ai dû faire connaître tous les bienfaits que l'on doit attendre d'une méthode à la fois douce, dépurative et rafraîchissante.

J'ai exposé les avantages, les brillans succès du nouveau mode de traitement et la manière d'y procéder. J'ai traité le régime à suivre, je ne l'ai point ordonné sévère, car je suis bien convaincu que poussé à l'excès, il affaiblit l'organisation et enlève à la nature les forces dont elle a besoin pour combattre le mal qui l'assiége.

Parmi les nombreuses observations que j'ai recueillies et qui viennent justifier les succès que j'obtiens journellement, j'ai rapporté celles qui m'ont paru offrir le plus d'intérêt. Je n'ai point nommé les personnes qui en ont été l'objet, car je n'ai point oublié que la discrétion doit être une des premières vertus du médecin.

J'ai combattu quelques idées erronées qu'on trouve non-seulement répandues dans le public, mais encore chez quelques médecins routiniers, *véritables commères*. C'est dans un siècle où tout se perfectionne, où la pensée s'agrandit et se fortifie, où la lumière et la vérité jaillissent de toutes parts, que j'ai dû faire justice de cette foule d'erreurs qui nous asservissent encore.

En lisant attentivement mon ouvrage, on sera forcé de reconnaître que je me suis montré ennemi de tout esprit de système, que je ne suis nullement resté en arrière de mon siècle, mais que j'ai suivi au contraire ses progrès. Je n'ai pas proscrit l'emploi de la saignée, des sangsues, des vésicatoires, de l'opium et du quinquina ; je regarde au contraire ces divers moyens comme d'utiles auxiliaires propres dans certaines circonstances à favoriser les effets de mon traitement dépuratif; aussi dans le cours de cet écrit n'ai-je point négligé de les employer lorsque je les ai jugés nécessaires.

Une idée féconde en résultats domine cet écrit, c'est que j'ai considéré toute maladie humorale comme étant de nature inflammatoire, et par conséquent exigeant l'emploi des substances douces et rafraîchissantes. J'ai proscrit tous les moyens échauffans, qui ne font qu'entraver la marche de la nature, et accroître le mal au lieu de le guérir, et j'avoue hautement que je dois beaucoup aux travaux du docteur Broussais, qui a si bien signalé tous les avantages de la méthode rafraîchissante. Honneur, gloire et respect à cet homme illustre qui a reculé les bornes de notre art et qui étend au loin les bienfaits de sa science et de son génie.

Je dois aussi beaucoup aux travaux de MM. Alibert, Boisseau, Coster, Capuron, Lagneau, Legrand, Lanthois, Pinel, Roche et Sanson. C'est dans les écrits d'Hippocrate, de Sydenham et de Morgagni que j'ai cherché la lumière et la vérité. Qu'on me pardonne de ne pas avoir hérissé mon texte d'une multitude de citations qui eussent fatigué le lecteur, il m'a suffi de rappeler des noms honorables et de grandes célébrités ; et en remplissant ainsi un acte de justice, j'ai obéi à un sentiment de respect et de reconnaissance.

Je n'ai point fait un secret de ma méthode, parce que la composition des médicamens que je mets en usage a été communiquée aux docteurs de la Faculté de médecine de Paris, qui ont rédigé le rapport qui suit cette préface. L'Académie royale de Médecine et l'Institut de France ont reçu semblable communication. Ces deux corps savans, en donnant à ma méthode toute espèce de publicité, accompliront le vœu de mon cœur, car je regarde toute découverte utile, comme étant le patrimoine de l'humanité.

Je me trouve heureux que mon Mémoire ait appelé l'attention de quelques médecins étrangers, les traductions qui en ont paru en langue italienne, espagnole et allemande, sont une distinction honorable pour moi. Les journaux de Leipsick ont parlé trop avantageusement de la dernière de ces trois traductions, pour que je ne doive pas quelques remerciemens à M. le docteur Wiese, qui en est l'auteur. Quoique je n'aie pas l'honneur de connaître ce praticien distingué, je lui témoigne hautement ma reconnaissance pour le zèle philantropique qu'il a manifesté, en transportant dans son idiôme un écrit qui, j'ose l'espérer, rendra la santé à quelques êtres souffrans.

Je remercie publiquement les illustres auteurs du rapport placé en tête de cet ouvrage, pour tout le zèle et tout le soin qu'ils ont mis à suivre de longues et pénibles expériences, tendant à confirmer les avantages de ma méthode. Mes remerciemens s'adressent publiquement aussi à tous les médecins de l'école française qui ont été témoins de mes succès, et qui par l'effet d'une bienveillance toute particulière qui m'honore, ont, en quelque sorte, doublé le désir que j'avais, de donner à cette septième édition toute la perfection dont elle était susceptible.

RAPPORT

D'une Commission de quatre Docteurs de la Faculté de médecine de Paris, sur la nouvelle méthode végétale, dépurative et rafraîchissante du docteur BELLIOL.

Appelés à prendre des renseignemens sur la méthode végétale que le docteur Belliol emploie dans le traitement des dartres, des écrouelles, des maladies vénériennes et des diverses affections chroniques humorales qui attaquent nos organes, nous avons suivis, pendant deux années consécutives, un très grand nombre d'expériences qui nous ont permis d'établir notre jugement sur un procédé médical qui mérite de fixer vivement l'attention des médecins. Des faits dont nous avons été les témoins, il nous est permis de tirer les conclusions suivantes, et qui sont dignes du plus haut intérêt :

1° Qu'on ne peut mettre en doute l'efficacité de ce traitement dépuratif, attendu qu'un très grand nombre de malades, affectés de vives démangeaisons et de dartres fort graves, puisqu'elles envahissaient toute l'étendue de la peau, ont été radicalemeut guéris. Nous avons vu des malades, dans l'état le plus déplorable par suite de dartres rongeantes anciennes et héréditaires, guérir dans un temps fort court, lors même qu'elles occupaient des parties délicates, telle que le visage, qu'elles étaient profondes et qu'elles dégageaient avec une odeur insupportable une matière purulente très corrosive. Des écoulemens dartreux des oreilles, du nez, des paupières, ont cédé très promptement à l'emploi de la *poudre végétale*. C'est sous cette forme que le dépuratif du docteur Belliol est administré.

2° En quelques mois et par ce moyen, des malades, affectés d'écrouelles, ont été entièrement guéris; cependant ils portaient les affections les plus graves : les uns avaient toutes les glandes du cou engorgées, bleuâtres et en suppuration ; d'autres avaient les paupières, les narines, les lèvres gonflées, gorgées d'humeur. Chez d'autres, le vice écrouelleux avait attaqué les os, les articulations; l'épine dorsale était fortement recourbée, tordue; les jambes incapables de supporter le poids du corps par la détérioration du système osseux, avaient affecté les directions les plus vicieuses. Des dégradations épouvantables, d'horribles mutilations, dues au vice écrouelleux, se sont complètement effacées sous l'influence de ce puissant dépuratif.

3° Des maladies vénériennes anciennes et rebelles à tous les traitemens se manifestant, soit par un suintement habituel, soit par des bubons, ou par des boutons ou des ulcérations paraissant et disparaissant à certains intervales, ont été radicalement guéries par ce dépuratif. Des plaies profondes, des dégénérations cancéreuses, des excroissances d'une grande étendue se sont effacées sous l'influence de ce moyen, lorsqu'elles avaient résisté à tous les médicamens employés en pareil cas, et qu'elles avaient été exagérées par des préparations mercurielles.

4° Nous avons suivi, avec un intérêt tout particulier, l'emploi de cette poudre dépurative dans le traitement de diverses affections chroniques de nature humorale. Des maladies des yeux, des oreilles, se sont promptement améliorées par ce moyen. Nous avons vu des malades, crachant le pus, et arrivés au dernier degré de pulmonie, recouvrer en moins de six mois une santé florissante. Des hydropiques, réputés incurables, ayant subi plusieurs fois la ponction, très amaigris par de longues douleurs, portant un teint jaune et safrané, ont été soulagés en quelques jours et guéris en peu de mois. Des constipations opiniâtres, des irritations d'entrailles, des maladies laiteuses, des pâles couleurs, des hémorroïdes, des affections cancéreuses du sein, de la matrice, se sont dissipées d'une manière miraculeuse sous l'influence de ce dépuratif. La facilité avec laquelle il résout divers principes acrimonieux qui irritent le système nerveux, nous explique son efficacité dans le traitement des maladies vaporeuses, mélancoliques, hypocondriaques et hystériques. En un mot, cette méthode s'est montrée d'une énergique efficacité toutes les fois qu'il a fallu combattre un vice humoral, soit dartreux, écrouelleux, galeux, vénérien, scorbutique, bilieux, rhumatismal ou glaireux.

5° C'est sous forme de poudre, comme nous l'avons déjà dit, que le nouveau dépuratif est administré. Soumis à l'analyse chimique, nous avons constaté que cette poudre était végétale, et qu'elle ne contenait pas un *atôme de mercure*. Elle est composée de l'extrait le plus pur des végétaux dépuratifs. Elle contient des substances gommeuses rafraîchissantes, qui produisent les plus heureux effets dans toutes ces maladies humorales qui sont toujours accompagnées d'une certaine irritation. Il entre dans sa composition des substances qui poussent à la peau et aux urines, deux voies par lesquelles notre économie tend à se débarrasser des principes acrimonieux qui la tourmente.

6° Nous avons constaté qu'elle convient aux personnes les plus débiles; les enfans fort glaireux de leur nature et les vieillards chez lesquels les fonctions de la peau et de la vessie ne s'opèrent qu'imparfaitement, en retirent d'heureux effets. Comme ce médicament est préparé d'après les principes de la doctrine physiologique, il doit se montrer précieux toutes les fois qu'il y a un principe acrimonieux à détruire, et inflammation à combattre.

7° Le docteur Belliol, étranger à tout esprit de système, n'a pas prétendu que la poudre végétale, qui fait la base de son traitement, put seule suffire pour obtenir la cure des affections multipliées qui assiègent notre économie, il a senti qu'il fallait des moyens accessoires, soit pour abréger la durée d'une maladie, soit pour aider à sa guérison; aussi, use-t-il, lorsque les circonstances l'exigent, d'un purgatif qui est d'un emploi facile, et d'une pommade destinée aux personnes affectées de dartres, d'écrouelles ou de douleurs. Il a senti comme nous, que, pour qu'une méthode soit toujours efficace, elle ne doit pas reposer sur un moyen exclusif, et qu'il est nécessaire qu'elle puisse se modifier de manière à s'adapter à l'âge, au tempérament et aux habitudes de chaque individu.

8° Les bornes de ce rapport ne nous permettant pas de transcrire ici une multitude d'observations qui offrent un très grand intérêt, nous avons dû, en quelque sorte, ne nous élever qu'à des données générales, et constater aussi succinctement que possible les succès de la méthode végétale dépurative, et ses heureux effets sur l'économie malade. D'ailleurs, le baron Alibert, médecin en chef de l'hôpital Saint-Louis, n'a-t-il pas déjà, depuis plusieurs années, sigalé dans son bel ouvrage de *Matière médicale*, les brillans succès obtenus par le docteur Belliol, dans le traitement de toutes ces diverses maladies de la lymphe.

Enfin, nous le disons hautement, le docteur Belliol a fait faire un pas immense à l'art de guérir, en portant le traitement des dartres, des écrouelles, de la syphilis et des maladies chroniques au plus haut degré de perfectionnement. Nous avons l'honneur de proposer à l'Académie royale de médecine et à l'Institut de France, de donner son approbation aux recherches de ce médecin distingué, dont les travaux se montrent si profitables à l'humanité souffrante, et qui vient d'acquérir de nouveaux titres à l'estime publique, car il est un des médecins auxquels la ville de Paris, reconnaissante, vient de décerner une médaille d'honneur pour le dévouement qu'il a manifesté pendant l'épidémie qui a désolé notre cité.

Paris, le 2 mars 1833.

Avons signé le présent rapport,

MORIN, de la Faculté de médecine de Paris, membre de la Société médicale d'émulation et de celle de Louvain, *Rapporteur*.

VIGREUX, de la Faculté de médecine de Paris, médecin-accoucheur.

PERBOST DE SAINT-GODENS, de la Faculté de médine de Paris, membre de plusieurs Sociétés nationales et étrangères.

ROBERT, de la Faculté de médecine de Paris, membre de la Société de médecine-pratique, médecin-honoraire de la cour de S. M. le roi de Suède.

RENSEIGNEMENS

QUE DOIT FOURNIR LE CONSULTANT.

Les personnes éloignées de Paris, qui désireront une consultation particulière, pourront me donner sur leur état tous les éclaircissemens nécessaires, en répondant aux questions suivantes, paragraphe par paragraphe, afin que rien d'important ne puisse être omis. La position du malade, une fois bien appréciée, je corresponds avec lui, je l'aide de mes conseils, et je le dirige dans la marche à suivre jusqu'à sa complète guérison. Le grand nombre de personnes que j'ai soignées, et que je soigne en France et à l'étranger, m'est une preuve que ma méthode est susceptible d'être appliquée avec un égal succès, à quelque distance que ce soit.

RENSEIGNEMENS RELATIFS AUX DARTRES.

1° *Si on est affecté d'une dartre*, indiquer depuis quelle époque elle date ; déterminer, autant que possible, les causes qui ont pu donner lieu à son développement.

2° Indiquer, d'une manière *très précise*, la position de l'affection dartreuse et son étendue.

3° Indiquer si la dartre est rouge, si elle excite des démangeaisons, si elle suinte, si elle forme des croûtes, des boutons, des écailles, des farines, des plaques arrondies, des ulcères, des tubercules, des vésicules, des petits points noirâtres excitant une vive démangeaison, des taches jaunes ou brunes. (*Lisez* attentivement les neuf espèces de dartres que j'ai décrites.

4° Indiquer si on a été atteint de la maladie vénérienne, si on a eu la gale, la teigne, et dans sa jeunesse, des écrouelles ou des croûtes à la tête.

5° Indiquer si, à part les dartres, on n'est pas ou on n'a pas été en proie à quelques autres maladies; indiquer s'il n'y a pas des palpitations de cœur : très souvent elles tiennent à l'affection dartreuse.

6° Indiquer si on doit le jour à des parens ayant toujours joui d'une bonne santé, car il est essentiel de savoir si la dartre ne serait pas héréditaire.

RENSEIGNEMENS RELATIFS AUX MALADIES VÉNÉRIENNES.

1° Indiquer l'espèce de maladie vénérienne dont on est atteint, signaler les symptômes que l'on éprouve, dire depuis quelle époque ils ont commencé à paraître; suivre ses progrès et les phénomènes qui les ont accompagnés. C'est en lisant la maladie à laquelle on est proie, qu'il sera plus facile de la décrire.

2° On indiquera si la personne avec laquelle on a eu des rapports a une *conduite douteuse*. Dans le cas contraire, on tâchera de s'informer si elle n'est point affectée de dartres, de la gale, de flueurs blanches; car ces diverses maladies peuvent produire des symptômes qui ressemblent au mal vénérien, et réclament l'emploi des mêmes moyens. Des communications fréquentes avec des femmes ardentes, avant, pendant ou après leurs règles, et ayant un sang acrimonieux, sont des circonstances qui, lorsqu'on est soi-même dans une disposition semblable, favorisent le développement des mêmes phénomènes que le mal vénérien. Aussi, serait-ce souvent à tort que l'on concevrait des soupçons sur la conduite irréprochable d'une femme.

3° On dira si on n'a pas lieu de soupçonner que le mal vénérien est de longue date; on aura soin d'indiquer s'il ne se serait pas accru par des courses trop prolongées, par des exercices violens, par l'action de sauter, de grimper, de courir, par des fatigues excessives, par l'abus du vin, des liqueurs, de la bierre et d'une nourriture trop échauffante.

4° Indiquer enfin quels moyens ont été employés et leur effet.

RENSEIGNEMENS RELATIFS AUX MALADIES DES ORGANES INTÉRIEURS.

1° *Si on est affecté de quelque maladie chronique de la tête, du poumon, du cœur, de l'estomac, des intestins, de la vessie, de la matrice, ou de tout autre organe,* indiquer le genre de douleur que l'on éprouve.

2° *Si c'est le cerveau qui est affecté,* dire si on éprouve des étourdissemens.

3° *Si c'est le poumon,* dire si on crache abondamment une matière jaune, blanchâtre, verdâtre ou savonneuse; si on a vomi du sang, si les crachats en sont imprégnés; si on est essoufflé en montant; si les cheveux tombent et si on éprouve des sueurs.

4° *Si c'est le cœur qui est affecté,* indiquer si les palpitations sont fortes et fréquentes; si on éprouvé de la gêne dans l'acte de la respiration ; si les lèvres et les doigts sont bleuâtres.

5° *Si l'estomac et les intestins sont malades,* dire si on éprouve une douleur plus ou moins vive dans une partie du ventre; si on a des envies de vomir; si on est constipé; si on a des vents par haut ou par bas; si on éprouve des maux de tête, des douleurs dans les articulations et surtout aux coudes; s'il y a courbature générale; si on a des envies fréquentes de manger, qui, satisfaites, appaisent la douleur de l'estomac.

6° *Si la vessie est affectée*, indiquer si on éprouve une douleur, une pesanteur vers sa région; si on rend du sang, ou des glaires, ou des graviers.

7° *Si la matrice est attaquée*, indiquer si on éprouve des douleurs lancinantes; si on a des flueurs blanches, et si on a des pertes de sang. (*Lisez* d'ailleurs, dans cet ouvrage, les symptômes relatifs à la maladie dont vous êtes atteint.)

RENSEIGNEMENS QUE L'ON DOIT ENCORE FOURNIR DE QUELQUE NATURE QUE SOIT LA MALADIE.

1° Indiquer l'état de la tête, de la poitrine, de l'estomac, des intestins, de la vessie; signaler le degré de force, de faiblesse ou d'irritabilité de ces divers organes.

2° Indiquer si l'appétit est bon, si la digestion est facile, et si le sommeil est tranquille.

3° Indiquer si, avant le mal dont on est atteint, on était plus ou moins maigre; si on n'avait pas l'habitude, à certaines époques, de perdre du sang naturellement, ou par la saignée, ou par les sangsues.

4° Indiquer si, dans sa famille, il n'y a pas de maladie semblable à celle que l'on éprouve;

.. est bon de s'enquérir si elle ne serait pas de nature héréditaire.

5° Indiquer depuis quelle époque date la maladie dont on est atteint; rappeler les circonstances qui ont pu présider à son développement; voir si on ne les trouverait pas dans des peines morales, des fatigues excessives, des sueurs rentrées, des abus de régime, etc.

6° Indiquer son âge et son tempérament; dire s'il est fort ou faible, sanguin, bilieux, nerveux ou phlegmatique; indiquer à peu près le poids de son corps, sa taille, la coloration de son visage, la couleur de ses cheveux.

7° Indiquer la profession que l'on exerce; car il est des occupations qui favorisent le développement de telle ou telle maladie, et qui s'opposent quelquefois à leur guérison.

1° *Si la personne qui me consulte est une dame, elle devra joindre aux renseignemens ci-dessus, les suivans :* 1° Elle indiquera si elle est bien réglée.

2° Elle dira si le mal qu'elle éprouve s'est développé par suite d'une suppression.

3° Elle indiquera si elle a eu des enfans, si ses couches ont été heureuses, si elle a nourri, si elle a fait passer son lait avec précaution. (*Voyez* page 416, le chapitre qui traite des maladies laiteuses.) Elle jugera, par cette lecture, si elle n'est pas en proie à ce que l'on appelle vulgairement *un lait répandu.*

Nota. Toutes les lettres qui ne seront pas affranchies resteront toujours sans réponse, excepté celles cependant qui, venant de l'étranger, ne pourront être affranchies que jusqu'à la frontière.

Mes consultations ont lieu tous les jours, de sept à dix heures du matin, et de midi à deux heures, rue des Bons-Enfans, n. 32, à Paris, près le Palais-Royal.

NOTE

———

Les médicamens que je prépare d'après les recettes du docteur BELLIOL, et qui sont délivrés sur son ordonnauce, seront vendus, par les pharmaciens correspondans, aux prix suivans :

La boîte de poudre végétale. . . . 5 fr.
Le paquet contenant 5 purgatifs. 5 fr.
Le pot de pommade. . . . . 5 fr.

Pour donner aux malades toute espéce de garantie sur les trois préparations, et pour prouver qu'elles ont toujours été faites sous les yeux du docteur Belliol, et d'après ses ordonnances, nous avons voulu que chacune d'elles portât sa signature et son cachet. Nous en donnons le modèle ci-après.

Signature de l'étiquette,

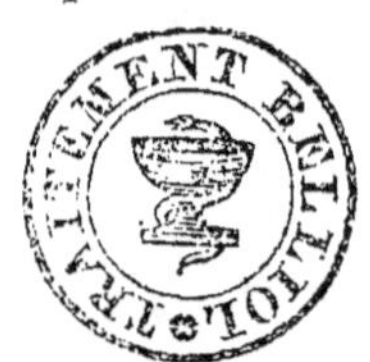

Cachet apposé sur chaque médicament,

Comme le docteur Belliol, pour assurer le succés de son traitement, conseille quelquefois des moyens accessoires, tels que sangsues, lotions, injections, collyres, etc., nous prévenons le public que tous ces médicamens sont de bonne qualité et se paient au prix établi dans toutes les pharmacies.

———

Le docteur Belliol donne ses consultations de 7 à 10 heures, et de midi à 2 heures, rue des Bons-Enfans, n. 52, près le Palais-Royal. Il traite par correspondance et répond aux lettres affranchies. — Page xx, *voyez* la marche à suivre pour exposer sa maladie et obtenir une consultation particulière.

INTRODUCTION.

*Coup-d'œil sur les maladies humorales, sur l'ineffi-
cacité des moyens généralement employés et sur les
avantages de la méthode végétale, dépurative et
rafraîchissante.*

I.

Le corps humain, le plus parfait des êtres or-
ganisés, n'est qu'un faible composé de liqueurs
et de poussière : assemblage admirable ! mais sans
cesse en danger de se dissoudre, une infinité de
causes peuvent en troubler l'harmonie. De tous
les accidens capables de déranger cette machine
merveilleuse, il en est peu d'aussi redoutables
que la maladie vénérienne, les dartres, les
écrouelles et toutes ces affections chroniques
humorales, dont la race humaine est accablée.

II.

Peu de maladies ont autant d'analogie entre
elles que la sylphilis et les dartres. L'identité de
ces deux affections a été reconnue par les prati-

ciens les plus recommandables, puisqu'ils usent des mêmes moyens curatifs pour les combattre. C'est avec raison que l'on regarde le mal vénérien comme une dégénérescence de la lèpre et des autres maladies de la peau, qui ont régné en Europe, depuis le IVe jusqu'au XVe siècle, d'une manière si générale, si effrayante. La France, à elle seule, offrait alors un si grand nombre de lépreux, qu'en 1225, sous le règne de Louis VIII, il y avait dix-neuf mille hôpitaux destinés à les recevoir. A cette époque, on n'établissait aucune différence entre les symptômes qui caractérisent le mal vénérien et ceux de la lèpre. Lorsque cette dernière maladie disparut, la syphilis se dessina davantage, ce qui prouve qu'elle n'est qu'une modification de la lèpre ancienne et des affections dartreuses, qui souillent la peau humaine. Gardane, Sanchez, Perenotti et Clossin, parmi les médecins modernes, sont ceux chez lesquels cette opinion paraît le mieux soutenue. D'autre part, M. le baron Larrey a observé en Égypte que la lèpre, dont les dartres ne sont qu'un faible degré, y était souvent la suite d'affections vénériennes dégénérées (Voyez *Relation chirurgicale de l'armée d'Orient*). Cette observation est parfaitement d'accord avec ce que les voyageurs nous disent de la lèpre connue dans l'Inde sous le nom de *Khorah*, qu'on a remarquée être souvent la suite de la vérole, principalement de celle qui a été mal traitée. D'ailleurs, des milliers d'observations ne prouvent-elles pas que la plupart des personnes qui ont la syphilis, finissent par avoir des dartres, surtout lorsqu'elles ont été soumises à l'emploi du mercure.

III.

Peu de maladies ont autant d'analogie et de similitude que la syphilis et les écrouelles (*humeurs froides*). L'une et l'autre de ces maladies produisent des écoulemens, des ulcérations, des plaies de mauvaise nature, des engorgemens glandulaires, des excroissances, le gonflement et la carie des os. Ces deux affections se transmettent également par voie de génération. Les écrouelles sont très fréquentes dans les grandes villes; elles se sont multipliées dans cette capitale d'une manière effrayante à mesure que le mal vénérien s'est répandu davantage et s'est modifié dans sa transmission héréditaire. Un grand nombre d'observations m'autorisent à affirmer que souvent les enfans écrouelleux naissent de parens vénériens, de manière que l'affection semble être transmise aux enfans, qui expient, en quelque sorte, les débauches de leurs pères par les accidens les plus terribles de la maladie scrofuleuse.

IV.

Après avoir prouvé l'intime analogie qui existe

entre le principe dartreux et le principe vénérien;
entre ce dernier et le vice écrouelleux, il ne me
reste plus qu'à prouver l'identité des dartres et
des écrouelles, afin de justifier que le même mode
de traitement convient à ces trois maladies, qui
ont la même origine, les mêmes symptômes, et
qui se modifient de la même manière. Qui pourrait nier cette affinité, quand on voit que toutes
les personnes affectées d'écrouelles ont des dartres; que le même tempérament dispose également à ces deux maladies, auxquelles on oppose
le même mode de traitement? Et d'ailleurs, ne
voit-on pas très fréquemment des enfans nés de
pères dartreux, donner dès leur naissance des
signes du vice écrouelleux, et, à leur tour, des
pères écrouelleux transmettre à leurs descendans
tous les symptômes qui caractérisent les affections dartreuses? Des faits semblables, qui s'offrent tous les jours à l'observation, ne viennent-
ils pas confirmer, d'une manière péremptoire,
l'identité parfaite qui existe entre les écrouelles
et les dartres?

V.

Des faits que je viens d'établir; de cette similitude entre la syphilis, les dartres et les écrouelles, similitude reconnue aujourd'hui par les praticiens les plus recommandables, il découle cette
conséquence, que ces trois affections doivent être

traitées de la même manière, puisque leur principe est *un*. D'ailleurs, c'est ce qu'on a fait jusqu'à ce jour, car le mercure est, en quelque sorte, le seul médicament qu'on leur ait opposé. N'est-il vraiment pas étrange que ce moyen ait pu avoir une si longue vogue dans le traitement de ces maladies, lorsqu'il est prouvé aujourd'hui que, loin de les guérir, il les développe, accroît leurs accidens, et produit sur l'économie les plus funestes résultats?

VI.

Notre économie lutte sans cesse contre huit principes destructeurs : le principe vénérien, dartreux, écrouelleux, galeux, glaireux, bilieux, scorbutique et rhumatismal. Peut-on nier qu'ils sont la source de toutes les affections chroniques, qui assiègent l'espèce humaine? Et ne serait-ce pas montrer, ou une insigne mauvaise foi, ou une grande inexpérience, que de méconnaître cette vérité si féconde en résultats dans la médecine pratique, dégagée de tout esprit de système et fondée sur la seule expérience?

VII.

Oui, il est impossible de ne pas reconnaître que chacun des principes dont je viens de parler peuvent, en particulier, ou par leur combinaison réciproque, donner lieu au développement des diverses affections chroniques dont je parlerai dans le cours de cet ouvrage. Une observation assidue m'a confirmé que ces *divers principes hnmoraux* sont presque la source unique de toutes les maladies chroniques du cerveau, des yeux, des oreilles, du poumon, du cœur, de l'estomac, des intestins, des reins, de la vessie, de la matrice et du système nerveux. Ils sont la source des croûtes, des écailles, des taches, des boutons, des ulcères qui assiègent la peau, des démangeaisons qui la tourmentent. Ils produisent les engorgemens des glandes, leur ulcération, des chancres, des écoulemens, des excroissances, des bubons, le gonflement des os, les déviations de la colonne vertébrale et autres ramollissemens ou distorsions des os dans l'enfance ou dans l'âge avancé. Ils occasionnent des saignemens de nez fréquens, des pissemens de sang, la pierre, la gravelle, les hémorroïdes, les crachemens de sang, l'asthme, la pulmonie, la gastrite, les pâles couleurs, la suppression des règles, les sueurs nocturnes habituelles et l'aridité de la peau devenue sèche comme un parchemin, les diarrhées habituelles, les constipations, les douleurs des articulations, celles qui errent çà et là, les convulsions, la folie, la mélancolie, l'épilepsie, et en un mot des milliers d'affections chroniques auxquelles la science assigne des noms

différens, et qui ne sont que des rejetons, des
manifestations des principes vénérien, dartreux,
écrouelleux, galeux, glaireux, bilieux, scorbutique et rhumatismal, agissant chacun en particulier, ou se combinant ensemble, ce qui donne
aux maladies une plus grande ténacité.

VIII.

Comme le principe galeux peut devenir à lui
seul la source de tous les autres vices humoraux
dont j'ai déjà parlé, je dois entrer encore dans
quelques considérations, qui ne pourront qu'é-
clairer les malades sur les diverses affections qui
peuvent devoir leur origine à ce miasme chronique, qu'on appelle la gale, maladie qui tourmente les peuples depuis tant d'années. Elle
seule est devenue la mère de milliers de maux
incroyablement diversifiés, dont le genre humain se trouve si cruellement affligé. Toutes les
affections chroniques qui figurent sous cent
noms différens dans la science médicale, la reconnaissent souvent pour véritable et unique
source. La gale peut sommeiller un très grand
nombre d'années dans la masse du sang, et ne se
développer que par une circonstance tout-à-fait
imprévue; elle se transmet de génération en génération; elle est la cause ignorée de beaucoup de
maladies; lorsqu'elle a été mal guérie, elle peut

renaître après 10, 20, 30, 40 ans; elle s'use par le temps, mais elle dégénère en dartres, en écrouelles; elle porte ses ravages sur le poumon, sur le cerveau, sur l'estomac; elle occasionne la surdité, des maladies des paupières, et produit la perte de la vue. Cette maladie est la plus contagieuse de toutes, elle se communique avec une telle facilité, qu'en passant d'un malade à un autre pour leur tâter le pouls, un médecin l'inocule souvent à plusieurs personnes sans le savoir; du linge, des gants, une serviette qui ont servi à un galeux, suffisent pour communiquer ce principe d'infection.

IX.

J'ajouterai que, lorsque la gale n'est traitée que par des moyens externes, on expose les malades aux plus graves dangers.

1° Un homme chez lequel on avait fait disparaître une éruption galeuse, fut atteint de la cataracte, il n'y eut qu'un traitement dépuratif qui lui rendit la vue.

2° Un homme atteint de la gale se frotta avec un onguent mercuriel, il ne prit aucune boisson dépurative, il lui survint au cou une inflammation qui le fit périr en cinq semaines.

3° Une femme affectée de la gale, après avoir fait usage d'un onguent mercuriel, fut atteinte d'une lèpre putride sur tout le corps, dont il se détachait des lambeaux entiers en putréfaction : elle mourut en quelques jours au milieu des plus vives douleurs.

4° Un étudiant ne traita la gale, dont il était affecté, que par des moyens externes; peu de jours après, la fièvre se déclara, et il rendait des urines noirâtes: la maladie reparut, la fièvre cessa et l'urine reprit son aspect ordinaire.

5° Une gale disparut d'elle-même à la peau, il s'ensuivit une fièvre lente, des crachats purulens et enfin la mort; dans le cadavre, on trouva le poumon gauche plein de matières purulentes.

6° Une Juive, par suite d'une gale rentrée, demeura onze années stérile; au bout de ce temps elle tomba dans la misère, et fut obligée de faire un long voyage pieds nus ; la gale reparut alors, elle devint enceinte et accoucha heureusement.

Ces observations que j'ai puisées dans les ouvrages de Hoffmann, de Morgagni, de Fabrice de Hilden, de Baldinger, médecins célèbres des temps passés, prouvent d'une manière péremptoire que le traitement de la gale et des maladies qui peuvent en être la suite, doit être à la fois et externe et interne, si on veut éviter les plus funeste résultats.

X.

La syphilis, les dartres, les écrouelles, et les diverses affections chroniques dont j'ai déjà donné un aperçu, offrent une résistance désespérante aux moyens qu'on met en usage pour les combattre. Aussi les médecins se sont-ils sans cesse appliqués à trouver un spécifique capable de triompher de ces maladies, si tenaces et surtout si douloureuses, par l'idée qu'ont les malades de ne pouvoir en guérir entièrement. Un grand nombre de substances, soit naturelles, soit créées par l'art, ont été éprouvées, analysées, combinées de mille manières, pour en trouver des remèdes salutaires. On a écrit des volumes sans nombre sur l'art de les employer avec utilité. On doit savoir gré à ces hommes infatigables, qui ont consacré leurs veilles à des études si pénibles, dans l'intention de nous soulager ; mais enfin, qu'est-il résulté de tant de recherches, et pourquoi l'humanité n'a-t-elle retiré que des avantages si peu proportionnés à l'immensité de leurs travaux ?

XI.

Le traitement de ces diverses maladies, tel qu'il a été dirigé jusqu'à ce jour, n'a été que palliatif, et, dans le plus grand nombre des cas, n'a lait qu'accroître les souffrances de ceux qui sont atteints de ces affections humorales. Cette vérité est incontestable, et, s'il était possible de réunir au même lieu, à la même heure, tous ces êtres qu'usent la douleur et le désespoir, une immense voix s'élèverait ; elle tonnerait, et accuserait un art jusqu'à ce jour si stérile, un art qui s'est montré trop impuissant pour s'opposer à leurs souffrances.

XII.

On a employé dans le traitement des dartres, des écrouelles, de la syphilis et des diverses affections chroniques, un si grand nombre de médicamens, que j'éprouve quelque embarras à les classer. Les uns n'ont que des propriétés négatives ; ce sont les boissons aqueuses, telles que les tisanes de gomme, d'orge, de chiendent, de réglisse, de patience, de chicorée, de bardane. Les autres offrent un danger réel ; ce sont les préparations antimoniales sulfureuses, la teinture de cantharides prise à l'intérieur, les préparations arsenicales et la ciguë. Croirait-on que des médecins ont osé et osent encore administrer ces drogues infernales ? ils semblent mesurer ainsi l'efficacité d'un médicament sur ses dangers. Mais des essais malheureux n'ont que trop prouvé les funestes résultats d'une semblable médication. Des crachemens de sang, la pulmonie, un

amaigrissement considérable, le cancer de l'estomac, des douleurs d'entrailles, le pissement de
sang, tels sont les tristes effets de ces préparations qui devraient à jamais être bannies d'une
médecine éclairée par une saine expérience.

XIII.

Que peuvent et que doivent espérer les malades d'une foule de médicamens qu'on débite
dans les pharmacies? Ils sont non-seulement inef-
ficaces puisqu'ils n'obtiennent jamais le moindre résultat, mais ils sont encore dangereux, car
une expérience de tous les jours confirme cette ve-
rité. Les uns, sous le nom d'essence, contiennent
de l'esprit de vin, produisent des inflammations
d'entrailles, et irritent toute l'économie; d'autres,
sous formes de pilules, contiennent du mercure
à des doses effrayantes et produisent la salivation, ébranlent les dents, accélèrent la chûte des
cheveux, déterminent des douleurs dans les os,
dessèchent le poumon, et produisent des ravages
que souvent l'art de guérir ne saurait réparer.
Quels avantages peut-on retirer de ces sirops
que vante le charlatanisme? Ils contiennent encore du mercure; ils sont un composé de mélasse
et d'une foule de drogues plus indigestes, plus
dégoûtantes les unes que les autres, ils sont destinés à produire tous les jours un effet purgatif,

comme si le corps de l'homme était un égoût qu'il fallût sans cesse vider. Et n'est-ce pas le comble de la plus crasse ignorance que de ne pas apprécier que les purgatifs administrés à outrance produisent des inflammations d'entrailles, l'amaigrissement du corps par la perte continuelle de nos fluides? Sans doute que les purgatifs sagement administrés offrent des avantages réels, mais leur abus ne nous donne en perspective que des souffrances et souvent une mort prématurée.

XIV.

Au nombre des moyens dont on use le plus fréquemment pour guérir les maladies chroniques de la peau et celles qui attaquent nos organes, on doit placer les *préparations sulfureuses*, sous forme de boissons, de douches et de bains. Il n'est presque pas de praticien, qui ne crût manquer aux devoirs de sa profession, s'il ne soumettait à ce genre de médication les malades qui viennent le consulter. Loin de retirer de ces moyens le plus léger avantage puisqu'ils ne font que pallier les maladies, souvent au contraire elles produisent les plus grands ravages lorsqu'elles sont trop long-temps continuées, ainsi que j'en ai vu de nombreux exemples. Les eaux minérales sulfureuses ou non sulfureuses irritent le système nerveux, les organes intérieurs et plus par-

ticulièrement la poitrine. Aussi le docteur Broussais, partageant sur ce point entièrement ma
manière de voir, dit : « Que les eaux minérales
» irritent vivement le cœur et tous les vaisseaux
» sanguins ; qu'elles augmentent la disposition
» aux hémorragies, la produisent même chez
» ceux qui ne l'ont pas , et déterminent souvent
» l'anévrisme du cœur, les paralysies et les apo-
» plexies. » (Voyez *Examen des doctrines médicales*, p. 9, 1ᵉʳ vol.)

XV.

Les diverses sources d'eaux minérales répandues avec prodigalité sur toute la surface du
globe, deviennent un centre où se réunissent,
aux beaux jours de l'année, la douleur, la mode
et le plaisir. Sans doute que des êtres souffrans,
qui traînent une vie malheureuse peuvent y trouver quelque amélioration à leur sort, mais est-ce
à l'usage de ces eaux médicinales qu'ils doivent
l'attribuer? Non sans doute, car dans les villes
qu'ils habitent et où ils peuvent se les procurer
dans l'état le plus parfait de pureté, ils n'en obtiennent pas le moindre avantage. Si d'heureux
changemens se font ressentir, n'est-ce point aux
distractions qu'ils éprouvent, qu'ils en sont rede-
vables? Un voyage lointain, l'oubli des affaires,
l'air pur des montagnes, un soleil qui donne la

vic, des sites pittoresques qui récréent nos yeux et l'espérance qui naît facilement au cœur de l'homme, ne sont-ce pas là des causes réelles qui améliorent la santé? Mais ces heureux effets du moral sur le physique ne sont que passagers. Le malade rentre dans ses foyers; en quelques instans, il perd des améliorations qu'il avait fallu des mois entiers pour obtenir. Ce n'est plus cet air pur, ce soleil vivifiant, ces sites enchanteurs, c'est une vie monotone, ce sont de tristes pensers, ce sont des espérances trompées. Homme, ta vie n'est que douleurs, que déceptions! Fragile comme le verre, tu luttes en vain contre les élémens destructeurs qui t'environnent; ta vie s'use sous la lime du temps et l'immensité de sa grande voix t'appelle bientôt dans son sein, si un art salutaire quelque temps encore ne t'arrête au bord de l'abîme.

XVI.

Le mercure est encore un moyen employé sous toutes les formes pour combattre les maladies humorales; c'est la panacée, le remède universel de beaucoup de charlatans. Des praticiens ont encore la bonne foi de penser que c'est un remède infaillible dans le traitement des affections dartreuses, écrouelleuses et vénériennes; il n'y a rien de moins certain que ses effets dans ces maladies, aussi le docteur *Broussais*, que j'ai-

me toujours à citer, parce que c'est le médecin
par excellence, dit avec beaucoup de raison :
« Que le mercure développe de l'inflammation
» dans l'estomac et les intestins, organes qui
» quelquefois finissent par se désorganiser. »
Il ajoute : « Que les gastrites (inflammations
» d'estomac) provoquées par l'abus des anti-vé-
» nériens mercuriels se transmettent facilement
» aux poumons et que la pulmonie en est la suite,
» si le traitement rafraîchissant n'est administré
» promptement et avec beaucoup d'énergie. »
(Voyez même ouvrage, page 5o, 1ᵉʳ vol.)

XVII.

Rien ne constate davantage les dangers qui
accompagnent l'administration du mercure, que
les efforts que l'on fait depuis long-temps pour
lui substituer d'autres médicamens qui n'aient
pas ses graves inconvéniens. Pour bien connaître les effets du mercure sur notre économie,
et ses fâcheuses influences sur l'homme malade,
il faut d'abord les étudier sur l'homme sain.
Descendons dans les mines où on l'exploite ; vi-
sitons les ateliers où on l'emploie dans les arts ;
c'est dans ces lieux que nous pourrons nous
faire une juste idée de ses horribles effets. C'est
dans ces mines, ces ateliers, que l'on rencontre des
hommes, jeunes encore, déjà accablés d'infir-

mités, décrepits avant d'avoir vieilli, et tous,
jeunes et vieux, en proie à des maladies aiguës
et chroniques. S'ils ne sont pas suffoqués dans
les premiers temps qu'ils se livrent à l'exploita-
tion de ce métal dangereux, le mercure qui pénètre leur corps les fait périr de langueur ; presque tous deviennent paralytiques, et meurent
de consomption.

XVIII.

Le mercure porte une action irritante sur l'estomac et les intestins. M. Colson a vu des accidens d'empoisonnement se manifester après l'in-
gestion dans l'estomac d'un quart de grain de
mercure (sublimé corrosif) dissous dans de
l'eau. Des cancers de l'estomac, vulgairement
appelés maladies du pilore, des diarrhées opiniâtres, des dyssenteries fort douloureuses, et
des ulcérations dans le canal intestinal, sont
très-souvent la suite de l'emploi des préparations
mercurielles. M. le docteur Charnay a publié
des observations (*Journal universel de médecine*)
qui constatent qu'une irritation de l'estomac, résultat d'un seul traitement mercuriel, n'exige
pas moins de six mois ou un an pour être détruite. Des observations, faites et publiées par
ordre du gouvernement, sur différentes méthodes d'administrer le mercure, et puisées dans
l'ouvrage de Horn, constatent que les prépara-

tions mercurielles peuvent décomposer nos humeurs, même assez rapidement, et produire des fièvres putrides mortelles. Le mercure porte très-souvent à la bouche, et détermine des *salivations mercurielles* dont les conséquences sont quelquefois terribles. J'ai donné mes soins à un lampiste qui, par suite de l'emploi de quelques pilules de Béloste, qui, comme on le sait, contiennent très-peu de *mercure doux*, éprouva une salivation que rien ne put arrêter. Les gencives étaient gonflées, saignantes ; la bouche était remplie d'ulcères qui exhalaient une fétidité insupportable. Il mourut, après un mois de souffrances, d'une hydropisie de poitrine et d'un commencement d'anévrisme au cœur.

XIX.

L'emploi du mercure est très-dangereux chez les femmes qui ont une menstruation orageuse ; les accidens qui se montrent dans ces cas sont exaspérés par cette préparation. Ce dangereux médicament, administré aux femmes grosses, peut déterminer des hémorragies de matrice capables d'amener l'avortement. Des observations nombreuses viennent à l'appui de notre assertion.

Le mercure porte presque toujours son action délétère sur l'organe respiratoire. Nous avons acquis la preuve qu'il occasionne assez fréquemment des crachemens de sang, des douleurs de poitrine, et des pulmonies. Il est d'une observation constante que les enfans nés de parens fatigués par des traitemens mercuriels, apportent une constitution débile et une disposition aux maladies de poitrine. Par l'effet d'un traitement mercuriel, on voit souvent des ulcères acquérir un dégénérescence cancéreuse ; des plaies ordinaires prendre un mauvais caractère, devenir baveuses, et verser une humeur fétide et sanguinolente.

XX.

Le mercure porte aussi son action malfaisante sur le système osseux et fibreux. Ainsi, il occasionne dans la continuité des membres, et particulièrement aux articulations, des douleurs qu'on peut nommer mercurielles, et qui sont très-probablement causées par le mélange du mercure à nos humeurs. L'expérience démontre journellement ce que Hunter avait observé, que le mercure détermine le gonflement des os et leur carie. Le docteur Penada rapporte, dans les Mémoires de l'Institut impérial et royal lombardo-vénitien, l'observation d'une *chute de la majeure partie de la mâchoire inférieure* par l'effet des fumigations mercurielles. Il est des individus qui, par l'effet d'un traitement mercuriel, éprouvent des douleurs épouvantables qui finissent par amener la carie partielle ou totale des os.

C'est peut-être sur le système nerveux que le mercure porte le plus souvent son action délétère. Ainsi la surdité, la perte de la vue et des tremblemens nerveux sont très-souvent la suite de son emploi.

Ce médicament porte son action sur le cerveau ; il affaiblit les facultés intellectuelles, produit la stupeur, l'imbécillité, la perte de la mémoire. Le père Edme, chirurgien de l'hospice de Charenton, avait remarqué que sur vingt individus placés dans cette maison pour y être traités de la folie, il y en avait dix-neuf qui avaient été soumis à des traitemens mercuriels.

Les préparations mercurielles, en décomposant et viciant nos humeurs, nous disposent aux affections dartreuses et écrouelleuses.

Souvent ce n'est que dans un temps fort éloigné que se montrent les maladies qui proviennent des traitemens mercuriels prolongés.

XXI.

Des médecins ont voulu nier que le mercure fût absorbé et transporté dans le système circulatoire. Des faits nombreux constatent sa présence dans nos humeurs et dans la substance intime de nos solides. A l'appui de cette assertion, Walter Pope, dans les *Transactions philo-*

sophiques, année 1665, déclare avoir vu dans les mines de mercure du Frioul un homme qui *était si rempli de mercure,* que, lorsqu'il mettait une pièce de cuivre dans sa bouche, elle devenait aussi blanche que de l'argent; il en était de même lorsqu'il la frottait avec ses doigts.

Swediaur rapporte qu'on a trouvé des globules de ce métal dans les poumons d'un homme qui avait long-temps fait usage des préparations mercurielles. Ce médecin, qui a peut-être le mieux étudié les effets du mercure, a observé des cas de salivation invétérée qui ont duré des années, et ne se sont terminés que par l'épuisement et la mort.

XXII.

Après avoir signalé les graves inconvéniens du mercure, prouvons, par quelques faits seulement, que c'est doublement à tort qu'on a recours à ce médicamment infidèle et dangereux.

Feu Cullerier, grand partisan du mercure, avoue, dans les *Archives générales de médecine* (tome xii, page 427), que le mercure ne guérit pas toujours les maux vénériens. Astruc luimême, cet auteur qui s'est montré si grand enthousiaste des préparations mercurielles, a dressé une liste des affections vénériennes que le mercure ne guérit pas, et ce tableau comprend presque tous les symptômes de la syphilis. Louis avoue qu'il échoue très-souvent. Bromfeil a constaté qu'un grand nombre de cures sont palliatives. Van-Swieten accuse de mensonge les auteurs qui prétendent que le mercure guérit toutes les affections syphilitiques; car il dit avoir rencontré des maladies contre lesquelles il avait en vain administré toutes les préparations mercurielles imaginables. Bœrhaave a signalé l'impuissance du mercure contre la carie vénérienne. Enfin, presque tous les auteurs s'accordent à dire que le mercure ne guérit pas toujours la syphilis; et d'ailleurs ce qui démontre d'une manière péremptoire que les cures obtenues par le mercure ne sont que palliatives, c'est l'action que le virus syphilitique continue d'exercer sur les organes de la génération, quoiqu'il ait été combattu par plusieurs traitemens mercuriels. En voilà assez sur les dangers et l'inefficacité de préparations mercurielles.

XXIII.

L'efficacité des substances végétales dans le traitement des dartres, des écrouelles, de la syphilis, est un fait aujourd'hui incontestable. Leur emploi que n'accompagne jamais le moindre inconvénient, s'est montré héroïque dans cette foule de maladies chroniques qui assiègent nos organes, et où il s'agit de dépurer la lymphe et de régénérer en quelque sorte la masse du

sang. Le gaïar, la salsepareille, la squine, le sas-
safras, le lobelia-syphilitica, la racine d'astra-
gale, le daphné-mézéréon, ont tour à tour été employés avec succès dans ces diverses affections.
les bois sudorifiques ont eu un grand nombre
de partisans pendant le xvie siècle, car alors on
les administrait à dose forte, calculée d'après la
violence et l'ancienneté de la maladie; mais ils
tombèrent en discrédit vers la fin du xviie et au
commencement du xviiie siècle, parce qu'à cette
époque on les donnait communément en décoction, et on les privait ainsi de toute leur activité.
C'est à cette même époque que les préparations mercurielles eurent quelque crédit; mais,
comme on ne tarda pas à s'apercevoir des graves
dangers qu'entraînait souvent leur emploi, les
substances végétales reprirent bientôt la faveur
dont elles jouissent aujourd'hui.

XXIV.

C'est particulièrement aux médecins anglais,
et surtout à ceux qui sont placés à la tête des
grands hôpitaux militaires, que nous devons des
faits nombreux qui ne peuvent plus laisser en
doute l'efficacité des substances végétales dans
le traitement de la syphilis et des dartres. Si l'on
fouille dans les annales des peuples, il sera facile
de constater que le mal vénérien, qui a reçu

différens noms selon les contrées où il existe, a toujours trouvé un antidote précieux dans les différens produits du règne végétal. Jetons un coup-d'œil rapide sur quelques faits qui viennent confirmer notre assertion.

Les bois sudorifiques, apportés d'Amérique en 1508, furent bientôt employés avec succès contre la syphilis, en Espagne, en Portugal, et peu après en Italie. Hutten, Lecoq, Vesale, Fallope, assurent avec raison que ces substances peuvent guérir les maladies les plus anciennes et les plus rebelles, soit dartreuses, soit écrouelleuses, soit chroniques.

Plusieurs médecins ont constaté que les substances végétales anti-vénériennes ont guéri ces affections, lors mêmes qu'elles attaquaient les os ou la peau.

En Égypte, où les affections vénériennes sont très-communes, les moines les guérissent fort bien sans mercure, par le seul moyen des bois sudorifiques, et sans astreindre leurs malades à la moindre gêne quant au régime, ou à leurs occupations ordinaires.

On vante, dans l'Amérique méridionale et dans les Indes-Occidentales, l'emploi des plantes dépuratives, comme des remèdes qui guérissent avec facilité la vérole la plus confirmée.

Dans les grandes Indes, les médecins malais guérissent les affections syphilitiques les plus invétérées, en administrant à leurs malades des substances végétales en poudre, qui expulsent de leurs corps le mercure qui peut s'y être accumulé par suite de plusieurs traitemens avec ce minéral.

XXV.

Swediaur parle d'un malade qu'il vit à Londres, qui, étant affecté d'ulcères syphilitiques rebelles au mercure, fut guéri par l'emploi de la salsepareille *préparée et réduite en poudre*. Je dois avouer que c'est en partie à ce fait que je dois l'heureuse idée d'administrer en poudre les substances végétales.

« L'expérience journalière nous démontre, dit le docteur Lagneau, que les sudorifiques administrés avec exactitude, et selon les règles qui viennent d'être tracées, peuvent, dans les cas de syphilis très-anciennes, et, si je puis m'exprimer ainsi, vierges de tout traitement, ainsi que dans ceux où cette affection a éludé l'action bien ou mal dirigée de plusieurs médications mercurielles, dissiper les symptômes les plus invétérés, sans qu'on soit obligé de leur de associer le mercure comme auxiliaire. Feu Cullerier, ajoute-t-il, m'a communiqué, en 1803, un grand nombre d'exemples de cures semblables : j'en rapporterai seulement quelques-uns.

» Première observation. Une dame avait à la gorge un ulcère qui avait détruit toute la luette, malgré l'emploi des moyens généraux indiqués dans les maux de gorge ordinaires : l'usage des substances végétales la guérit en trente jours.

» Deuxième observation. Marie V......, sage-femme, avait, depuis dix ans, un engorgement du périoste de la région inférieure du tibia (os de la jambe), et, depuis trois ans, un gonfle-ment considérable dans toute l'étendue de la jambe gauche; elle éprouvait de violentes dou-leurs. Les préparations mercurielles lui furent données sans avantage : elle fut mise à l'usage des sudorifiques, et la guérison fut complète au bout de deux mois.

» Troisième observation. Anne P...., âgée de quarante-neuf ans, était attaquée depuis trois mois d'un vaste ulcère à la gorge, qui avait déjà rongé la luette, le voile du palais, ses piliers, ses amygdales, et corrodé la paroi postérieure du gosier dans une grande étendue; cette af-freuse maladie s'était manifestée après la guéri-son d'une chaudepisse (qui sans doute avait été mal soignée). Soumise au traitement végétal, la guérison fut complète après trois mois. »

Ces trois exemples, auxquels j'en pourrais

ajouter d'autres non moins curieux, et qui me sont particuliers, paraîtront assez concluans pour convaincre de l'efficacité des médicamens sudorifiques employés d'une manière exclusive contre la vérole.

XXVI.

Les substances végétales administrées avec méthode ne manquent jamais leur effet; et si des médecins, qui d'ailleurs les associent avec avantage aux préparations mercurielles n'en font point un usage exclusif, c'est, disent-ils, parce que la préparation de ces substances est défectueuse. En effet, elles ne sont employées que sous forme de décoctions et de sirops, et ainsi préparées elles ne peuvent remplir le but qu'on se propose.

Les tisanes ou décoctions non seulement répugnent aux malades, mais encore fatiguent et affaiblissent l'estomac. Elles ne contiennent que très-peu du principe dépuratif, leur effet devient presque nul. Quant aux sirops ou robs, ils sont sans action sur notre économie; il entre dans leur composition une partie de liquide sur deux parties de sucre; et ce n'est, à proprement parler, que de ce dernier ingrédient qu'on fait usage; et cela est si vrai qu'un malade qui prend six cuillerées de sirop consomme quatre cuillerées de sucre ; dès-lors quel effet doit-on espérer de ces préparations ? Ce qu'il est important de considé-rer, c'est que les malades perdent un temps pré-cieux pendant lequel ils auraient recours à des moyens plus sûrs et plus efficaces.

XXVII.

Personne, certes, ne peut mettre en doute les avantages des substances végétales dans le traitement des maladies vénériennes, dartreuses et chroniques ; mais ce qu'on ne peut nier, c'est qu'elles n'aient été jusqu'à ce jour employées d'une manière défectueuse et propre à diminuer leur efficacité. Les substances végétales perdent de leur énergie lorsqu'elles ne sont point employées sous forme de poudre ; cela est si vrai qu'il n'est aucun médecin qui n'ait été à même de consta-ter que la valériane et le quinquina perdent beau-coup de leur efficacité lorsqu'ils sont administrés en décoctions ou en sirops : aussi les praticiens donnent-ils le plus souvent ces substances en poudres, délayées dans un liquide quelconque, ou bien mélangées à du sucre ou du miel.

XXVIII.

Livré de bonne heure à l'étude des affections vénériennes, dartreuses et chroniques, je ne tar-dai point à m'apercevoir des dangers des pré-

parations mercurielles; aussi les abandonnai-je
bientôt pour ne me servir que des substances
puisées dans le règne végétal. Et, tout en constatant les heureux effets de ces moyens, je ne
pus m'empêcher de remarquer aussi qu'ils per-
daient beaucoup de leur efficacité par la manière
dont on les administre. J'étais préoccupé de cette
pensée, lorsque, méditant Swediaur, je lus l'observation dont j'ai parlé plus haut, d'un homme,
qui, affecté d'ulcères rebelles au mercure, fut
guéri par les substances végétales préparées et
réduites en poudre. Encouragé par quelques essais
qui constatent les avantages d'une semblable préparation, je conçus la pensée de faire de nouveaux
essais sur chacune des substances dont j'ai déjà parlé, et je constatai, par des faits sévèrement observés,
leur dégré d'efficacité. Je m'aperçus que quelques-
unes d'entr'elles étaient douées de plus d'énergie; et, soumises à de nouveaux essais, j'acquis
la certitude que les maladies les plus graves, les
plus invétérées, ne pouvaient résister à leur emploi.

<h2 style="text-align:center">XXIX.</h2>

Je le répète, les substances végétales, employées sous forme de tisanes, perdent de leur
efficacité, attendu qu'un malade n'en peut prendre que cinq à six verres par jour, et que cette

dose ne contient presque pas du principe *extrac-
tif végétal*. Pour obtenir un effet réel, il faudrait
qu'il pût consommer vingt verres de tisane tous
les jours, ce qui est impossible, car il n'est pas
d'estomac qui pût résister à cette espèce d'inondation. Quant aux sirops dépuratifs, leurs effets
doivent être nuls, puisque leur composition n'est
que sucre. Ce sont des médicamens qui n'ont
d'autre avantage que de flatter le goût. Il n'y a
vraiment qu'une forme sous laquelle les substances végétales puissent être employées avec un
succès certain, c'est sous forme de poudre. Prises
ainsi, elles ne perdent aucune des qualités précieuses dont la nature les a douées ; elles peuvent
se conserver un très grand nombre d'années sans
éprouver la moindre détérioration. On calcule
bien mieux leur dose, et par conséquent les effets qu'on doit en attendre.

XXX.

Depuis un très grand nombre d'années que je
me livre au traitement des affections humorales,
et encouragé d'ailleurs par les heureuses expériences faites dans divers hôpitaux de Paris, de
Londres et d'Allemagne, j'ai employé, je puis
le dire, avec un immense succès les substances
végétales ; j'ai choisi celles qui possèdent au plus
haut degré des vertus dépuratives, et profitant

des ressources que m'offrait la chimie végétale,
qui a été pour moi un objet continuel d'études,
je les ai combinées de manière à en faire un
tout homogène, ayant toujours des vertus cons-
tantes. Je n'ai pas perdu de vue un fait important, c'est que le système nerveux joue un grand
rôle dans toutes les maladies humorales et chroniques, où toute l'économie s'affaiblit et où les
organes du sentiment acquièrent une grande irritabilité. C'est pénétré de cette vérité, que j'ai
senti la nécessité d'associer à l'extrait des végétaux, des substances rafraîchissantes et anti-nerveuses, propres à calmer cette irritabilité qui
s'oppose souvent à la guérison des maladies, et
qui a besoin d'être combattue pour atteindre
plus facilement le but qu'on se propose, la guérison. Cette préparation douce et végétale en se-
condant les efforts de la nature, tend à chasser
de notre économie, tout ce qui peut la contrarier
et entraver sa marche régulière.

XXXI.

Cette préparation, je l'ai désignée sous le nom
de *poudre végétale dépurative et rafraîchissante.*
Prise à la dose de trois fortes cuillerées (1) à café
par jour, elle équivaut à 20 verres de tisane : que
ne doit-on pas alors attendre d'un dépuratif à la

(1) Voyez, page 36, la manière d'employer cette poudre.

fois aussi puissant et si doux? Et pouvoir l'administrer à si forte dose et sous un petit volume, n'est-ce pas avoir résolu un problême dont la découverte doit faire époque dans l'art de guérir? Cette poudre, qui est d'un goût agréable, guérit les dartres, les écrouelles, la gale, le mal vénérien, et toutes les affections chroniques humorales, dont j'ai donné la description dans le cours de cet ouvrage. Elle s'adapte parfaitement bien à tous les âges, à tous les sexes, à toutes les constitutions : les tempéramens les plus délicats peuvent en faire usage sans le moindre inconvénient. Il est des individus, qui, par suite de plusieurs traitemens mercuriels, recèlent dans leur sang des parcelles de ce dangereux métal : l'emploi de cette poudre favorise son expulsion et délivre ainsi leurs organes d'un principe irritant qui peut être la source des plus graves accidens.

XXXII.

Pour assurer le succès de ma méthode et atteindre le but désiré, la guérison, j'ai dû employer quelques moyens accessoires : ils abrègent la durée des maladies et sont même quelquefois indispensables pour obtenir une cure complète. Le premier de ces moyens c'est un purgatif. Il est d'un emploi facile; il purge sans fatiguer. Il a non-seulement l'avantage de débarrasser les intestins sans les irriter, mais encore il les fortifie, car la rhubarbe entre dans sa composition, et on sait que cette substance amère facilite la digestion et produit dans l'économie les plus heureux changemens. Ce purgatif dont je me sers, est utile aux personnes constipées, à celles qui ont la tête embarrassée ,et qui peuvent craindre des apoplexies.

<h2 style="text-align:center">XXXIII</h2>

Un moyen que j'emploie encore avec succès, c'est une pommade résolutive. Elle est spécialement destinée aux personnes affectées de dartres, d'écrouelles, de plaies, d'ulcères, de douleurs, de tumeurs. Employée en frictions, elle débarrasse la peau des impuretés qui l'assiègent, des démangeaisons qui la fatiguent. Elle soulage promptement les douleurs les plus vives, et les guérit radicalement. Elle fond les tumeurs et cicatrise les plaies les plus anciennes. Voyez pages 36, 37 et 42, la manière d'user de la poudre, du purgatif et de la pommade.

En passant en revue les diverses maladies auxquelles ma méthode est applicable, je tracerai la marche que chaque malade aura à suivre dans l'emploi des divers médicamens que je mets en usage.

3

XXXIV.

La poudre végétale pousse fortement aux urines, elle est essentiellement utile aux personnes chez qui elles sont rouges et sablonneuses. Son usage habituel s'oppose efficacement au développement de la gravelle, et par suite, de la pierre. Les personnes constipées, celles qui éprouvent de l'insomnie, celles qui ont le sang échauffé et le système nerveux irrité, trouveront dans l'emploi journalier de ce moyen, des avantages qu'aucun médicament ne pourrait leur offrir. En effet, ce spécifique, introduit dans le sang, en adoucit l'acrimonie, et tempère les matières ardentes dont il est infecté; il résout sa viscosité, son épaississement, et parcourant avec lui les organes de la circulation et des sécrétions, il ramollit les parties endurcies, fond les tumeurs, les concrétions, débarrasse les vaisseaux et ranime leur jeu sans les irriter. Il expulse par la transpiration insensible, par les urines et par les autres voies naturelles, les matières fondues, séparées et rendues fluides. Toutes ces propriétés n'empêcheraient pas le retour des maux guéris, s'il n'avait aussi celle de s'insinuer dans le cerveau avec les parties les plus subtiles du sang, de se mêler avec la lymphe nervale, qui s'y prépare, et de descendre avec elle dans toutes les filières nerveuses, en y conservant assez de vertu pour corriger la lymphe déjà dépravée, source de beaucoup de maux de nerfs, pour régler le cours troublé des esprits animaux, et désobstruer leurs conduits les plus imperceptibles.

XXXV.

Le traitement que j'emploie détruit à la fois, la source du mal, les effets produits et empêche leur retour. Il rétablit l'équilibre, la communication de tous les fluides, et par eux, les fonctions correspondantes de tous les solides, conformément aux lois immuables de la nature.

C'est en se conformant avec exactitude à ces lois qu'on peut parvenir à la guérison des maladies. L'incurabilité prétendue de celle qu'on n'a pu guérir, n'a été fondée jusqu'à ce jour, que sur le défaut d'avoir plus tôt connu un remède assez bien combiné avec ces mêmes lois.

Les faits les plus authentiques et les plus extraordinaires justifient le succès de cette méthode dont la réputation est constatée par des milliers d'observations et par des médecins honorables, ennemis de toute envie, et guidés seulement par le bien de l'humanité.

MANIÈRE D'EMPLOYER

LA POUDRE VÉGÉTALE DÉPURATIVE ET RAFRAICHISSANTE.

1° Cette poudre, qui est d'un goût très agréable, se prend trois fois par jour, à la dose d'une bonne cuillerée à café (1), délayée chaque fois dans un grand verre d'eau pure, froide et simplement dégourdie en hiver, si on le désire. En tout par conséquent trois cuillerées à café de poudre dans trois verres de liquide tous les jours.

2° Cette poudre peut être délayée dans de l'eau pure, attendu qu'elle est légèrement sucrée. Cependant on peut, pour rendre cette boisson plus agréable encore, y ajouter du sucre, du sirop de gomme, d'orgeat ou de capillaire.

3° Un premier verre doit être pris le matin, à jeun; le deuxième vers le milieu du jour, et

(1) Une cuillerée à café équivaut à ce que les cinq doigts de la main réunis peuvent prendre.

le troisième le soir en se couchant. Quoique
ces époques soient celles que je préfère, cependant il n'y aurait pas d'inconvénient de prendre
ces trois verres à d'autres heures de la journée,
pourvu que ce fût toujours une heure avant
de manger et trois heures après.

4° Comme il est des malades qui ne peuvent
prendre tout d'un trait un verre de liquide,
ils peuvent le diviser en deux parties, prises à
un quart-d'heure ou une demi-heure de distance.

5° L'usage de cette poudre rafraîchissante
dispense de toute espèce de tisane. Elle ne nuit
en aucune manière aux occupations habituelles ;
son emploi peut se cacher à tous les yeux.
L'exercice, en donnant plus d'activité aux fonctions de la peau et de la vessie, favorise singulièrement son effet dépuratif. Elle doit être continuée jusqu'à complette guérison ; la boîte dure
cinq jours au plus.

6° cette poudre est inaltérable, et peut se conserver grand nombre d'années sans perdre ses
propriétés, quel que soit le climat où elle puisse
être transportée.

*Modification des doses de la Poudre végétale pour
l'enfance.*

1° Les enfans qui naîtront affectés de dartres,

de teigne, d'écrouelles, de maladie vénérienne ou de quelque affection chronique humorale des yeux, des oreilles, de la tête, de la poitrine ou du ventre, seront toujours radicalement guéris, en mettant leurs nourrices à l'usage de la poudre végétale, qui, sans nuire à leur santé, communiquera à leur lait des qualités dépuratives infiniment salutaires. La dose de la poudre est celle que j'ai déjà indiquée : trois fortes cuillerées à café par jour (*Voy*. page 36); elle sera continuée jusqu'à complette guérison de l'enfant. La poudre végétale suffit aux nourrices : les purgatifs ne sauraient leur convenir.

2° Les enfans au-dessous de huit ans, qui, nés de parens malsains, seront soumis à mon traitement dépuratif, ne prendront la poudre végétale qu'à la dose d'une demi-cuillerée à café, trois fois par jour. Les enfans au-dessus de huit ans jusqu'à quinze, prendront deux cuillerées à café en deux prises, et au-dessus de cet âge, ils prendront la dose entière.

3° Les enfans au-dessous de huit ans, qui ne prendront la poudre qu'à la dose de trois demi-cuillerées à café, comme je l'ai déjà dit, ne délayeront chaque dose que dans un demi-verre de liquide, car une trop grande quantité de boisson leur fatiguerait l'estomac.

MANIÈRE D'EMPLOYER

LE PURGATIF.

1° Les circonstances où il faut se purger et le nombre de fois qu'il est nécessaire de le faire sont indiquées au traitement de chaque maladie en particulier.

2° Une dose suffit (1) ordinairement pour se purger une fois. Pour cela faire, il n'est besoin d'aucune préparation, car la poudre végétale, qui est rafraîchissante, dispose parfaitement à l'emploi du purgatif.

La dose purgative doit être prise le matin à jeun dans un demi-verre d'eau sucrée. On peut la prendre dans du miel, des confitures, du jus de pruneaux, ou quelques cuillerées de panade ou de potage, quel qu'il soit; ces divers moyens sont au choix du malade.

3° On peut prendre également ce purgatif dans un demi-verre de lait, de tisane de chiendent, de gruau sucré avec du sirop de gomme ou d'or-

(1) Le paquet, tel qu'il est livré par le pharmacien, contient trois doses purgatives.

geat, ou de capillaire. Le liquide, dans lequel on délaye cette poudre purgative, sera froid, tiède ou chaud ; le malade a toute latitude à ce sujet.

4° Deux heures après avoir pris ce purgatif, on boira quelques tasses d'une infusion de violette chaude et sucrée, ou de bouillon aux herbes, comme cela se pratique ordinairement.

5° C'est le matin et à jeun qu'on se purge ordinairement : cependant il n'y aurait pas d'inconvénient à se purger le soir, quatre heures après avoir mangé.

6° Ce purgatif doit faire pousser de cinq à six selles. Partant de ce point, on augmenterait ou on diminuerait la dose de la poudre purgative.

7° Comme il est des personnes fort difficiles à émouvoir, et chez lesquelles les purgatifs ne font quelquefois effet que 5 à 6 heures après leur emploi, je conseille aux malades de déjeûner quatre heures après avoir pris le purgatif, quel qu'ait été d'ailleurs son résultat : cette purgation n'empêche pas de sortir.

8° La poudre végétale n'en doit pas être moins continuée le jour du purgatif, mais alors on ne prend le premier verre que plus tard.

9° Le soir du jour de la purgation, je conseille un lavement à la graine de lin, et un le lendemain matin.

10° Comme il est des maladies qui exigent tous les jours l'emploi d'un purgatif, il serait alors inutile de prendre un lavement tous les jours, excepté qu'on en eût l'habitude.°

11° Il est quelques personnes qui ne doivent pas faire usage de purgatif par la bouche, en raison de l'irritabilité dont est doué leur estomac; il est d'autres personnes qui ne peuvent surmonter la répugnance que leur inspire un purgatif, et cependant, opérer l'évacuation des intestins, et, par contre coup, dégager la tête, devient souvent chez certains malades d'une absolue nécessité. Pour arriver à ce but, et sans inconvénient, j'ai employé la poudre purgative en lavement, et voici comment on fait bouillir la dose purgative dans trois verres d'eau, qu'on laisse réduire à deux; à ces deux verres de décoction on ajoute deux cuillerées à bouche de sucre brut; on passe le tout, et on emploie le lavement qui a un effet purgatif. Les cas où on peut et doit user de ce moyen sont indiqués dans le cours de cet ouvrage, au traitement de chaque maladie en particulier.

Modification des doses du Purgatif pour l'enfance.

1° Pour les enfans au-dessous de huit ans, la dose de la poudre purgative est de la quatrième partie de la dose ordinaire.

Si l'enfant n'a cependant que deux ans, la huitième partie suffit.

Au-dessus de huit ans jusqu'à dix-huit ans, la

moitié de la dose; au-dessus de dix-huit ans, dose entière.

2° Le purgatif se prend de la manière déjà indiquée.

3° Comme toutes les personnes ne sont pas également faciles à émouvoir, il est toujours bon, pour essayer, de commencer par une dose faible. Un enfant doit pousser deux à trois fortes selles, et partant de ce point, il est facile de juger la dose qui lui convient.

EMPLOI

DE LA POMMADE RÉSOLUTIVE.

Cette pommade, utile contre les dartres, les écrouelles, la teigne, la gale, les tumeurs, les engorgemens glandulaires, les plaies, les ulcères de mauvaise nature et les douleurs, s'emploie de la manière suivante.

1° Y a-t-il affection dartreuse ou galeuse, on prend, avec les doigts réunis, de la pommade qu'on étend sur les parties affectées; on frictionne assez fort pour la faire entrer dans le tissu de la peau qu'elle doit échauffer légèrement, car

ce n'est qu'ainsi qu'elle produit un effet curatif:
l'étendre seulement sur la peau n'aurait aucun
résultat ; il faut qu'elle y pénètre. La friction
qui doit durer quelques minutes ayant été faite,
on peut essuyer, si l'on veut, les parties qui ont
été frictionnées.

2° Lorsque l'affection est à la tête, la friction
doit être plus forte, et les cheveux doivent être
coupés assez courts pour qu'on puisse y porter
la pommade plus facilement. Lorsque l'affection
est grave, les cheveux doivent être rasés entièrement, et cela devient indispensable lorsqu'on est
affecté de la teigne, raser la tête est souvent chose
utile, car les cheveux n'en repoussent qu'avec
plus de force.

3° Lorsque des croutes trop fortes recouvrent
la peau et qu'elles empêchent la pommade de pénétrer sur le tissu malade, on peut appliquer,
sur les croutes endurcies, un cataplasme de farine de graine de lin à nu jusqu'à ce qu'elles
soient tombées, et user après de la pommade de
la manière déjà indiquée.

4° Les plaies doivent être pansées avec de la
pommade étendue sur de la charpie, de la toile
fine ou du papier brouillard. Si la plaie est envi-
ronnée d'une plaque dartreuse, il est nécessaire
d'opérer d'abord la friction et de panser après
la plaie ou l'ulcère.

5° Lorsqu'on emploie la pommade pour com-

battre des douleurs, la friction doit être faite assez fortement pour appeler la rougeur à la peau.
Faite devant le feu, et surtout en hiver, elle est
plus efficace, car la peau se dilate et le médicament pénètre beaucoup mieux.

6° Lorsque cette pommade n'irrite pas trop
les parties malades, *elle doit être employée pure ;*
mais, si pour des parties délicates telles que le visage, les organes génitaux, l'anus, elle se montrait trop active, on la mélangerait à égale quantité de pommade de concombre ou de sain-doux,
et même au besoin, on l'étendrait davantage afin
de la rendre moins irritante. Mais, si on peut
la supporter pure, cela convient mieux et c'est
ainsi qu'il faut *l'essayer d'abord.* La sensibilité de
la peau varie tellement chez chaque individu,
qu'il est impossible de donner à cette pommade
un degré de force qui convienne toujours à tout
le monde; mais, par le mélange indiqué, on arrive au point voulu, si on ne peut l'employer
pure.

7° La friction doit être faite matin et soir, si
l'affection est grave, et une fois seulement, si
elle est légère.

8° Il est nécessaire que les plaies soient pansées matin et soir; les tumeurs et les douleurs
doivent être frictionnées deux fois par jour.

9° La friction se fait ordinairement avec la
main nue; on peut mettre un gant si on le
désire.

10° Lorsque la pommade se durcit par le froid, on peut la rendre plus liquide et plus maniable en l'approchant du feu.

Modification de l'emploi de la Pommade pour l'enfance.

Chez les enfans très jeunes, la peau étant douée de beaucoup de sensibilité, il est nécessaire de mélanger la pommade très largement avec du sain-doux ou de la pommade de concombre.

On peut commencer par le mélanger à moitié; faire un essai, et la mélanger encore s'il est nécessaire, jusqu'à ce qu'elle puisse être supportée sans douleur.

Si l'enfant a douze ou quinze ans, on peut essayer de l'employer pure, surtout, si la maladie est à la tête, partie ou la peau est douée de moins de sensibilité.

RÉGIME

ou

Conduite à tenir pendant le traitement des Dartres, des Écrouelles, des Maladies vénériennes et des diverses Maladies chroniques.

Toutes les personnes qui se soumettront à mon traitement devront user de beaucoup de propreté et de de sobriété. Elles éviteront tout ce qui est capable d'échauffer ou de donner de l'âcreté aux humeurs. C'est une observation bien vulgaire, mais qui n'en est pas moins pleine de vérité, que le gibier, les viandes salées ou fumées, que le cochon et les ragoûts dont on rehausse la saveur par les épiceries, que les liqueurs alcooliques et fermentées, que les vins spiritueux, donnés dans leur état de pureté, empêchent ou contrarient la guérison des maladies chroniques; aussi Hippocrate voulait-il que tous alimens lourds ou indigestes fussent interdits aux personnes atteintes de ces maladies.

Une multitude de faits constate que toutes les nourritures échauffantes sont dans une opposition véritable avec l'effet des remèdes; et lorsqu'on est attentif à la marche et aux changemens de ces affections on reconnaît constamment le lendemain les écarts de régime que les malades ont commis la veille.

Conséquemment les malades pourront faire usage du bœuf, du mouton, du veau, de la volaille. Les œufs, les plantes potagères, les farineux et les fruits bien mûrs, leur seront permis. Ils ne devront boire que du vin de bonne qualité et très étendu d'eau. L'eau devra être aussi pure que possible, et lorsque des malades pourront se soumettre à cette seule boisson, ils auront déjà fait un pas vers leur guérison. Les malades se priveront de café, à moins qu'une longue habitude ne le rende indispensable. Dans ce cas, il devra être coupé avec beaucoup de lait.

Les malades devront se soustraire au froid et à l'humidité : des gilets de flanelle appliqués immédiatement sur le corps, atteignent parfaitement ce but. Les vêtemens secs et chauds, les bains tièdes, les exercices, les marches qui mettent tout le corps en action, le linge de corps et de lit bien sec, tout ce qui peut exciter des sentimens gais ou agréables, des excès en aucun genre, l'éloignement d'occupations trop sérieuses, tels sont les moyens et les circonstances propres à seconder les effets de ma méthode dans le traitement des affections chroniques.

INTRODUCTION

AUX

MALADIES DARTREUSES.

—

1° Il est peu de maladies plus répandues que les affections dartreuses. Héréditaires dans les familles, elles se transmettent de génération en génération et perpétuent ainsi leur existence. Lors même qu'on en porte le germe en naissant, souvent on les voit ne se développer qu'à l'âge de trente ou quarante ans, d'autres fois à une époque plus reculée de la vie.

2° Les dartres ne diffèrent pas de la *lèpre;* elles n'en sont que les premiers degrés : une affection dartreuse fortement invéterée envahissant une grande partie du corps, et caractérisée par une profonde détérioration du tissu cutané, constitue la lèpre, mal cruel dont le nom seul épouvante l'espèce humaine.

3° Si quelquefois les dartres envahissent avec rapidité toute la superficie de la peau, dans le plus grand nombre des cas, elles ne se développent que lentement, on n'aperçoit çà et là que quelques boutons, quelques taches, quelques légères écailles, quelques démangeaisons, et ce n'est souvent qu'à une époque plus ou moins éloignée qu'elles s'étendent de manière à recouvrir toutes les parties du corps, souvent même au point d'en gêner les mouvemens et de les rendre excessivement douloureux.

4°. Cette maladie jette de si profondes racines qu'à sa première apparition on doit chercher à s'en débarrasser : une dartre ne serait-elle que de la grosseur d'une lentille, elle indique déjà un vice inhérent à l'économie.

5° Le principe dartreux se présente sous des formes infiniment variées. Se porte-t-il à la peau, il donne lieu à des écailles, à des croutes, à des boutons, à des ulcères, à des taches, à des clous, à des érysipèles, à l'engorgement des glandes. Se porte-t-il sur les organes du mouvement, il occasionne ou la goutte ou le rhumatisme ; affecte-t-il des organes intérieurs, il développe la mélancolie, des maux d'estomac, des migraines, des toux opiniâtres, des maladies des yeux, la surdité, l'anévrisme du cœur, et beaucoup d'autres maladies que j'ai passées en revue dans le cours de cet ouvrage.

4

6° Souvent le principe dartreux ne fait aucune éruption à la peau. Le plus léger bouton, la plus légère écaille ne s'y fait pas remarquer, et cependant le malade est tourmenté par d'affreuses démangeaisons, par de pénibles insomnies ; dans ce cas, un traitement plus énergique est nécessaire pour débarrasser l'économie de ce ferment corrupteur qui ne peut se faire jour vers la peau, et qui menace les organes intérieurs.

7° Lorsque le principe dartreux est transmis à plusieurs enfans de la même famille, chez l'un il peut attaquer la peau, chez l'autre un ou plusieurs organes intérieurs, chez le troisième souvent aucun symptôme ne se manifeste, et cependant il peut transmettre la maladie à ses enfans, lors même qu'elle ne s'était pas développée chez lui. Mais souvent une mort subite, une affection profonde du poumon, du foie, du cerveau, maladies qui le tuent, prouvent qu'ainsi que ses deux frères il avait participé à un funeste héritage.

8° Il est des personnes qui sont loin de penser qu'elle sont infectées du principe dartreux, parcequ'il ne peut se faire jour à la peau. Mais si elles sont attentives aux divers symptômes qu'elles éprouvent, tels que des douleurs des membres, des irritations d'estomac, quelques démangeaisons à la peau , des insomnies, des maux de tête, de l'amaigrissement, elles ne peuvent plus douter qu'elles ne soient en proie aux ravages de cette maladie, surtout si elles se sont trouvées dans les circonstances qui donnent lieu ou favorisent son développement.

9° Il est très fréquent de voir des enfans nés de pères dartreux ou teigneux donner dès leur naissance des signes du vice écrouelleux , et à leur tour des pères écrouelleux transmettre à leurs descendans tous les symptômes des affections dartreuses. Ces faits confirment l'intime rapport qui existe entre les écrouelles et les dartres.

10° Chez les jeunes gens, les personnes fortes et bien constituées, le principe dartreux est plutôt intérieur et affecte moins gravement la peau qui est douée de beaucoup de force , de tonicité. Chez le vieillard, au contraire, où elle est radicalement affaiblie , elle s'imbibe comme une éponge de la matière dartreuse ; aussi, à cet âge, plus affectés extérieurement, ses organes intérieurs sont plus libres et moins imprégnés de ce vice destructeur.

Après de graves maladies, la peau est toujours affaiblie , et des dartres qui n'étaient que peu étendues envahissent quelquefois toute l'économie.

11° Lorsqu'une dartre diminue dans un endroit, c'est pour augmenter dans un autre, ou
attaquer d'autres parties, ou bien se porter à
l'intérieur et donner lieu quelquefois tout d'un
coup, et d'autres fois lentement, à des désordres
très graves ; que de personnes n'ai-je pas vues
qui maigrissaient de jour en jour, dévorées par
ce principe acrimonieux, principe qui était ren-
tré, ou qui leur avait été communiqué, à leur
insu, par la cohabitation avec une personne affectée de dartres ou d'écrouelles ?

12° Les dartres disparaissent quelquefois subitement d'elles-mêmes, ou par un mauvais traitement ; dès-lors à quels dangers n'est-on pas exposé ? Un rhume, une fluxion de poitrine, un
crachement de sang, une gastrite, des maux de
gorge , des migraines, des maladies des yeux et
des oreilles , des palpitations et des anévrismes
du cœur, en sont le résultat. On appelle un médecin peu habitué à l'étude des affections de la
peau, on ne lui avoue pas qu'on ait eu des dartres, la cause du mal dans le plus grand nombre
des cas reste ignorée, les moyens ordinaires
échouent, et le malade meurt d'une dartre rentrée.

13° Les causes qui développent les dartres
sont nombreuses ; les plus fréquentes sont les

peines morales, une nourriture échauffante, une gale rentrée, une syphilis dégénérée. Toutes les fois que cette dernière maladie est ancienne, qu'elle a été mal traitée et qu'on a abusé des préparations mercurielles, elle dégénère en *dartres*, c'est ainsi qu'on les voit se développer aux parties génitales, ou ailleurs, sous forme de boutons, d'ulcères, qui se manifestent et disparaissent tour à tour, à intervalles plus ou moins rapprochés.

14° Il n'en est pas des affections dartreuses comme des autres maladies qui se guérissent le plus souvent par les efforts salutaires de la nature. Les dartres, au contraire, ne font que s'accroître en étendue, et si quelquefois elles semblent disparaître, c'est qu'elles rentrent pour jeter de profondes racines dans toute l'économie.

CONSIDÉRATIONS GÉNÉRALES

SUR

LES DARTRES.

Les dartres sont des irritations, des inflammations de la peau, entretenues par une acrimonie
intérieure. Elles affectent presque toujours une
marche lente et chronique, n'ont que très rarement leur période de décroissement, mais, au
contraire, acquièrent une intensité d'autant plus
grande, qu'elles s'éloignent davantage de l'époque où elles ont pris naissance. Lorsqu'elles
commencent à se manifester, on aperçoit sur
la peau un assemblage de petits boutons rouges,
abondans, épars ou réunis, dont l'apparition est
annoncée par un sentiment de tension très incommode, ou par une démangeaison plus ou
moins violente.

Bientôt ces boutons, d'où suinte une humeur
âcre, se convertissent en légères écailles farineuses,
ou en larges exfoliations épidermoïques; quelquefois ce sont des croûtes épaisses, jaunâtres, verdâtres, qui affectent différentes formes et cou-

vrent le siège du mal. Quelquefois aussi la matière de la suppuration agit sur la peau en
en la corrodant. Tantôt ce sont des taches jaunes, brunes, safranées ou noirâtres; tantôt des
écailles dures, des pustules tuberculeuses, des
gerçures énormes, des végétations meurtrières,
qui creusent, rongent et consument nos tégumens, comme ces insectes avides qui dévorent
l'écorce des arbres. Dans d'autres cas, ce sont
des ulcères horribles d'où s'échappe une humeur
brûlante et corrosive. De combien de genres de
dégradations l'enveloppe cutanée n'est-elle pas
susceptible !

Les dartres se dessinent ordinairement sur la
peau par des plaques ou éruptions arrondies;
elles affectent souvent différentes formes bisar-
res, propres à étonner les observateurs. Elles
s'étendent en exécutant une sorte de mouvement
de reptation sur la périphérie du corps vivant,
et leur marche sinueuse a quelque analogie avec
celle des reptiles.

Quoiqu'elles puissent atteindre indistinctement
toutes les parties de nos tégumens, cependant
elles ont cela de particulier, que chaque espèce
paraît occuper une partie plutôt qu'une autre :
ainsi la dartre farineuse se déclare généralement
sur les endroits de la peau qui sont d'un tissu
ferme et serré, au voisinage des aponévroses; de
là vient qu'on la rencontre quelquefois sur le

cuir chevelu. La dartre écailleuse se déclare le plus souvent aux oreilles, au nez, au mamelons, à l'anus, au périnée, à la partie interne des cuisses, aux parties génitales. La dartre croûteuse se manifeste ordinairement sur le milieu de la joue, et même sur les deux, dans les points correspondans au réseau capillaire qui les colore. La dartre rongeante dévore les lèvres, les ailes du nez. La dartre boutonneuse tourmente le menton, le front, le derrière des épaules ; enfin chacune d'elles semble affectionner davantage telle ou telle partie de la peau, et je ne doute pas que ce ne soit à sa texture plus ou moins serrée, plus ou moins délicate, que sont dues les formes particulières qu'affecte chaque espèce de dartres.

Ces affections tourmentent particulièrement les malades dans les premiers momens consacrés au sommeil. Les démangeaisons et les douleurs qu'elles suscitent varient autant qu'elles-mêmes. Tantôt elles sont presque nulles, tantôt elles sont très vives, même insupportables ; les douleurs peuvent être sourdes, dévorantes et quelquefois atroces.

L'éruption des dartres ne se fait jamais avec une sorte de violence, ou du moins cela n'a lieu que très rarement. Elles n'attaquent pas toujours une seule ou plusieurs parties du corps ; mais leurs ravages sont souvent si étendus, que toute la peau s'en trouve infectée ; quelquefois même elles font tomber les cheveux ou en altèrent la couleur. « Croira-t-on, dit M. Alibert, que les dartres se propagent, dans certains cas, jusque sous les ongles et en provoquent la chûte? Dans cet envahissement universel des tégumens, la peau contracte un endurcissement considérable; dans d'autres circonstances, elle devient d'une ténuité extraordinaire, se resserre, et simule à s'y méprendre les ravages de la brûlure. »

Les affections dartreuses se déplacent facilement pour se manifester ailleurs; leurs caractères extérieurs disparaissent quelquefois, sans pour cela que cette affection diminue d'intensité et d'énergie. Souvent rentrées, elles ont produit selon les organes sur lesquels s'opère le transport humoral, des convulsions, des aliénations d'esprit, des maladies de poitrine, du foie, des anévrismes, des rétentions d'urine. On lit, dans les *Transactions philosophiques*, que la rentrée des dartres a quelquefois occasionné le *mutisme*. J'ai recueilli, dans l'ouvrage de Raymond, de Marseille, deux exemples funestes, dus à leur disparition subite. « Une dame, âgée de vingt-huit ans,
» d'une constitution bilieuse, était atteinte d'une
» dartre qui occupait le creux des mains; comme
» elle en était très incommodée, elle la traita
» avec de l'eau salée, ce qui la fit disparaître très
» rapidement; mais, peu de temps après, cette
» dame parut triste et rêveuse; elle éprouva

» des pesanteurs de tête, de l'assoupissement,
» devint plus sensible, et finit par tomber dans
» l'épilepsie; ses accès étaient irréguliers et ne
» laissaient aucun doute sur leur caractère :
» perte de connaissance subite, froideur téta-
» nique ou mouvemens précipités ou violens des
» muscles, respiration très difficile, écume à la
» bouche, etc. L'histoire de la maladie fit bien-
» tôt reconnaître que tout ce désordre était dû
» à la rentrée de la dartre. »

« Un monsieur portait sur toute la partie in-
» térieure des cuisses, une dartre écailleuse qui
» lui occasionnait des démangeaisons insuppor-
» tables, il se sentit un jour délivré de cette in-
» commodité; aussitôt une affection du cerveau,
» caractérisée par un profond assoupissement, se
» développa, et il succomba. »

J'ai déjà dit que les dartres étaient formées
par un assemblage de petits boutons d'où s'échappait une humeur âcre et purulente. Cette humeur est quelquefois si abondante, que tous les
linges dont les malades sont recouverts en sont
totalement imbibés, et que tout le corps est, pour
ainsi dire, dans une suppuration universelle. A
combien de dangers ne s'exposerait-on pas, si l'on
tarissait, sans dépuratif interne, la source de ce
suintement, qui a un but manifestement salutaire
dans le plan curatif de la nature!

Les dartres ne se bornent pas à porter leurs

ravages sur la peau. Ces éruptions funestes rampent aussi sur les membranes muqueuses qui tapissent l'intérieur des fosses nasales, de la bouche, du gosier. Nous voyons journellement ces dartres se jeter sur les yeux et altérer diversement ces organes, suivre le trajet du conduit auditif et produire la surdité, attaquer l'anus, et développer une fistule ; nous les voyons aussi se propager jusque dans les intestins, où elles produisent des cancers quelquefois incurables. Les praticiens remarquent que la vessie en est fréquemment infectée, et cette observation remonte jusqu'à Hippocrate. Chez les femmes elles s'échappent, en quelque sorte, par la voie des fleurs blanches, parce qu'il est peu d'organes qui s'imbibent avec plus de facilité du virus dartreux que la matrice ; ce qui explique les fréquentes ulcérations de cette organe (*cancers de la matrice*).

C'est encore un phénomène très-ordinaire de voir les dartres se compliquer de l'engorgement des glandes du cou, des aisselles ou des aines, etc.; c'est alors que les malades commencent à tomber dans la langueur et la mélancolie. Quelquefois ils sont minés par une fièvre qui est, pour ainsi dire, imperceptible. Les digestions sont laborieuses ; les voies intestinales se remplissent de vents ; le sommeil est pénible et sou-

vent interrompu. Presque toujours les dartreux
se plaignent d'un accablement extrême, d'une
sorte de somnolence, etc.

A mesure que le vice dartreux fait des progrès,
il survient un état de maigreur considérable. Le
foie et la rate s'engorgent, et lorsqu'on touche
le ventre, les malades se plaignent d'une vive
douleur. Chez certains individus, les extrémités
inférieures s'enflent, tandis que chez d'autres
elles sont extraordinairement amaigries. Il en
est qui sont fatigués par une toux opiniâtre, à la
suite de laquelle survient une expectoration de
matière glaireuse. D'autres éprouvent une telle
gêne dans la poitrine qu'ils redoutent la suffocation. Quelquefois toute leur peau se résout en
matière farineuse, et bientôt ils sont en proie à
une véritable consomption dartreuse.

Insensiblement les dartres arrivent à leur troisième période; les organes du bas-ventre contractent des obstructions inguérissables. Il peut
quelquefois survenir une infiltration générale,
dont les effets sont constamment funestes.

C'est particulièrement dans l'âge avancé que les
dartres éclatent avec une violence extrême. En
effet la transpiration est presque anéantie chez
les vieillards; les vaisseaux n'ont ni la même
flexibilité ni la même vigueur que dans la jeunesse; la peau est molle, flasque, elle a perdu
sa tonicité et se laisse facilement imprégner par

le virus dartreux. Alors une matière farineuse abondante se manifeste et finit par épuiser les forces et déterminer la mort. Les malades succombent dans une agonie déchirante.

Il est des circonstances où le virus dartreux porte ses ravages sur la peau avec une telle violence, qu'elle se gonfle, se tuméfie, se gerce ou se détériore entièrement dans sa texture, au point de présenter une consistance qui la fait ressembler à l'enveloppe de certains quadrupèdes. Dans ces effroyables déformations, les malades conservent à peine l'apparence humaine; ils ont la physionomie terrible des lions ou la face hideuse des satyres, selon la remarque de l'immortel Arétée. Cette maladie est devenue un objet d'épouvante et d'effroi pour beaucoup d'hommes. Plusieurs la regardent comme un ferment corrupteur, qui communique sa mauvaise qualité à tous les corps qu'il touche ou qu'il approche : et par un singulier contraste, beaucoup de personnes considèrent les dartres comme des affections légères et de peu d'importance; elles vont même jusqu'à dire que, dans tous les cas, il faut redouter de les guérir, parce que leur développement est salutaire à l'économie animale. Mais que penseraient ces personnes, si elles voyaient, ainsi que moi, plusieurs des individus qui en sont atteints, tomber et languir dans une extrême maigreur; si elles voyaient les fonctions de leurs corps se pervertir successivement, et préparer ainsi la ruine entière des forces vitales?

Les dartres sont-elles contagieuses par le simple contact? Beaucoup de médecins n'hésiteraient point à répondre à cette question par l'affirmative; mais lorsqu'on veut l'examiner avec quelque soin, on est très embarrassé pour la résoudre. Cependant le pus d'une dartre vive, rongeante ou ulcérée, est capable de transmettre l'irritation aux parties qu'il touche, et d'y faire naître une maladie semblable à celle dont il est le produit. La lèpre, si voisine des dartres, et qui, selon mon opinion, n'en diffère que par des symptômes plus graves et plus hideux, est contagieuse par le simple contact. On sait de quelles précautions usaient les Juifs pour en empêcher la propagation, et combien de ladreries ou léproseries furent instituées lorsque les croisés la rapportèrent de la Terre-Sainte. De nombreuses observations puisées dans ma pratique particulière, tendraient à me faire penser que ces maladies sont presque toujours contagieuses, si je n'avais journellement des exemples du contraire. Plusieurs maris ont long-temps et impunément cohabité avec leurs épouses affectées de dartres, et par opposition, j'ai été appelé à donner mes soins à beaucoup de personnes à qui elles avaient été communiquées. Que conclure de tous ces faits, si ce n'est que les affections dartreuses ne sont pas toujours contagieuses, mais qu'elles sont susceptibles de le devenir dans certaines périodes de la maladie, surtout lorsque des causes prédisposantes peuvent faciliter sa transmission d'un individu à l'autre?

Je ne dois pas terminer cet aperçu général sur les affections dartreuses, sans parler de leurs complications et des rapports qu'elles ont avec d'autres maladies.

Une sorte d'affinité paraît lier les dartres avec divers ulcères, avec certaines excroissances et pustules de la peau. En effet, le même vice produit souvent ces affections différentes. Les symptômes qui les constituent sont fréquemment les mêmes, et c'est toujours avec succès qu'on leur oppose le nouveau traitement anti-dartreux.

A l'exemple de Mercuriali et de Turner, M. Alibert a établi une distinction entre la teigne et les dartres; cependant ces maladies sont analogues sous tous les rapports, elles doivent leur origine au même principe, elles suivent la même marche, elles cèdent au même traitement. Et n'est-ce pas se montrer trop jaloux de multiplier les espèces de maladies, que de séparer des affections tout-à-fait identiques, par cela seul qu'elles ont un siège différent? Un érysipèle est toujours un érysipèle, quels que soient les endroits de la peau qu'il puisse occuper.

La gale, maladie essentiellement contagieuse,

à la plus grande analogie avec les dartres, dont elle offre à la fois et la marche et les symptômes. Ne doit-on pas la considérer comme une variété des deux espèces de dartres que j'ai décrites sous le nom de *dartres vésiculaire et boutoneuse*, puisqu'elle se manifeste, tantôt par des petites vésicules remplies d'une sérosité limpide, tantôt par de petits boutons renfermant du pus?

Les dartres ont la plus grande analogie avec les écrouelles; elles s'allient souvent aux affection vénériennes et scorbutiques. Dans ce cas, elles ont un masque particulier qu'il est très essentiel de reconnaître, parce qu'elles réclament alors un traitement plus long pour détruire cette combinaison morbifique.

Ordre suivant lequel j'ai classé et décrit les différentes espèces de dartres que ma pratique m'a fait reconnaître.

Espèce première. — Dartre éphélide, se manifestant par des taches jaunes et safranées, d'autres fois, fauves, plus rarement noirâtes; de formes et de dimensions très-variables.

Espèce deuxième. —Dartre furfuracée ou farineuse, se manifestant par de légères exfoliations de l'épiderme, semblables à de la farine ou à du son : elle forme quelquefois sur la peau des plaques circulaires ou arrondies, dont les bords sont plus rudes que le milieu.

Espèce troisième. — Dartre squammeuse ou écailleuse, se manifestant par des exfoliations de l'épiderme plus larges que dans l'espèce précédente.

Espèce quatrième. — Dartre crustacée ou croûteuse, se manifestant par des croûtes jaunes, grises, blanchâtres ou verdâtres, de formes variées.

Espèce cinquième. — Dartre rongeante, se manifestant par des boutons pustuleux ou ulcères rongeans qui fournissent un pus âcre et fétide.

Espèce sixième. — Dartre pustuleuse ou boutonneuse, se manifestant par des pustules plus ou moins rouges ou volumineuses, plus ou moins rapprochées.

Espèce septième. — Dartre phlycténoïde ou vésiculaire, se manifestant par des vésicules de formes et de grandeurs très-variées.

Espèce huitième. — Dartre érythémoïde, se manifestant par des plaques d'un rouge foncé, ardentes et prurigineuses.

Espèce neuvième. — Dartre tuberculeuse, se manifestant sur une ou plusieurs parties de la peau par des tubercules ou des tumeurs, des végétations, des fongosités qui rendent le corps des malades plus ou moins difforme. Quelquefois la peau devient rude, s'épaissit ; les excroissances dont j'ai parlé s'enflamment, s'ulcèrent, et laissent échapper une humeur âcre qui brûle les parties environnantes.

CLASSIFICATION

DES

DIFFÉRENTES ESPÈCES DE DARTRES.

ESPÈCE PREMIÈRE.

Dartre éphélide. *Herpes ephelides.*

Cette espèce de dartre est caractérisée par des taches solitaires, disséminées ou réunies par groupe sur la surface de la peau. Leur forme est en général très variée ; les unes ressemblent à des lentilles, les autres à des plaques irrégulières qui ont plus ou moins d'étendue, selon la cause qui les a fait naître.

Quoique ces sortes d'affections ne soient pas toujours des maladies très-graves, on les voit néanmoins prendre dans quelques circonstances un caractère très alarmant. Il est donc utile de rassembler ici les divers traits qui se rapportent à leur histoire. D'ailleurs, c'est un point de vue intéressant que d'examiner comment la peau se décolore et révèle en quelque sorte par sa surface toutes les altérations du corps humain.

Ces taches peuvent se développer sur tous les points de la surface du corps ; mais on les rencontre le plus ordinairement à la partie antérieure du cou, à la poitrine, au sein chez les femmes, sur le ventre, aux aines et à la partie interne des cuisses. On ne les rencontre guère à la figure que chez les femmes enceintes, coïncidant évidemment avec la grossesse.

Leur durée est illimitée, survenues quelquefois accidentellement et d'une manière spontanée, elles disparaissent promptement; dans d'autres circonstances, développées peu de temps avant l'apparition des règles, elles s'évanouissent ou s'affaiblissent lors de l'arrivée de cette évacuation.

Précédées d'une légère démangeaison, les éphélides se manifestent par de petites taches assez régulièrement arrondies. Elles offrent dans leur principe des diamètres différens : les unes sont de la largeur d'une pièce de dix sous, d'autres sont beaucoup plus petites, celles-là, au contraire, beaucoup plus larges. D'abord isolées et peu nombreuses, elles sont répandues çà et là, et laissent entre elles de grands intervalles dans lesquels la peau a conservé sa couleur naturelle, mais bientôt elles se multiplient, s'élargissent, se joignent, se confondent, et forment de larges

plaques irrégulières qui occupent quelquefois
des surfaces si étendues, que si l'on se conten-
tait d'un examen superficiel, souvent prenant
la teinte maladive pour celle de la peau, on serait
tenté de considérer les points peu étendus où
elle a conservé sa couleur naturelle, comme des
parties malades que l'on croirait être le siège
d'une décoloration.

La couleur de ces taches varie suivant les dispositions de chaque individu, les tempéramens et beaucoup d'autres circonstances. Souvent elles sont jaunes et safranées ; d'autres fois
elles sont fauves comme des feuilles d'arbres
mortes et desséchées par le soleil : elles peuvent
être d'un brun noirâtre, d'un violet foncé.

Leur disposition donne souvent au corps l'aspect le plus hideux et le plus repoussant. Il est
des individus tachés et chamarrés comme les
zèbres ou les léopards.

Ces taches ne s'accompagnent d'aucuns symptômes généraux, ne donnent lieu à aucun trouble dans l'économie ; mais elles déterminent
habituellement des démangeaisons incommodes,
qui augmentent considérablement par les moindres impressions morales, et surtout par les plus
petits écarts dans le régime. Elles sont ordinairement plus vives chez les femmes et les jeunes filles
lorsqu'elles approchent des époques de la menstruation. Elles deviennent quelquefois assez in-

supportables pour que les malades ne puissent résister au désir impérieux de se gratter ; ce qui, loin de les calmer, les accroît encore **davantage**. Ces démangeaisons augmentent le plus ordinairement par la chaleur du lit, et occasionnent quelquefois des insomnies longues et pénibles.

Quelquefois ces taches accidentelles et passagères disparaissent en peu de jours; dans d'autres circonstances elles donnent lieu à une matière farineuse, et persistent un temps plus ou moins long. J'ai guéri beaucoup d'individus qui depuis vingt et trente ans étaient flétris par ces sortes de maculations.

Les éphélides lentiformes, vulgairement appelées *taches de rousseur*, se manifestent chez les individus qui ont les cheveux d'un rouge ardent, les yeux d'un bleu pâle, le teint rouge et fleuri. L'odeur qu'ils exhalent aux aisselles, aux aines, aux oreilles, est rebutante, et explique en quelque sorte l'état maladif de leur peau. Cette odeur devient surtout insupportable lorsqu'ils sont renfermés dans quelque appartement durant le fort de l'été. C'est alors que leur sueur et toutes leurs excrétions sont excessivement fétides. On sait aussi que, lorsque les femmes ont un pareil inconvénient, les hommes craignent de s'unir à elles et de s'en approcher.

Quelquefois ces taches se lient à une grave altération du foie, dans ce cas, la maladie peut faire des progrès très dangereux. Le fond de la peau se recouvre alors d'une teinte jaune, elle paraît s'engorger, et les malades y éprouvent une espèce de gêne et de malaise qui est difficile à retracer. C'est alors qu'ils sont d'un caractère inquiet et morose, et continuellement portés aux idées tristes et mélancoliques.

Les taches scorbutiques sont le plus souvent d'une couleur brune et terreuse; elles sont quelquefois aussi noires que la suie. Les intervalles sains de la peau la font paraître comme tigrée, chamarrée ou mouchetée. La plupart des malades qui en sont affectés, ont véritablement un aspect effrayant. Cette dartre que je décris, est surtout familière à ceux qui sont tourmentés d'une affection scorbutique. Aussi voit-on se manifester chez ceux qui en sont affectés, les divers symptômes qui accompagnent ordinairement le scorbut, tels que le gonflement des gencives, souvent même des hémorragies qu'il est difficile de suspendre, la perte ou l'inaction des forces musculaires, un état d'amaigrissement et de marasme; à cette inertie de tout le corps se joint un entier abattement des facultés intellectuelles.

Observations relatives à la Dartre éphélide.

Première observation.—M. G., âgé de trente-trois ans, d'une faible constitution, avait eu quelques maladies vénériennes dont il ne fut jamais bien guéri. A l'âge de vingt-neuf ans, il ressentit de très vives démangeaisons dans la totalité du dos; en même temps des clous, au nombre de vingt à vingt-cinq, se développèrent et occasionnèrent d'assez vives souffrances. Le malade se purgea, il prit des bains et ces syptômes se dissipèrent. Un an après, il remarqua sur le milieu de la joue droite une tache jaunâtre, il la négligea, elle s'étendit; inquiet alors sur sa position, il consulta les médecins de l'hôpital Saint-Louis; il se soumit à leur traitement et il n'en retira aucun avantage; l'affection grandit sans pouvoir en arrêter le développement. Elle s'étendit à un tel point, que lorsque M. G. vint réclamer mes soins, tout son visage, le dos et la poitrine, étaient couverts d'une tache de couleur safranée : on eût dit qu'il avait la jaunisse. Il fut de suite mis à l'usage du dépuratif, toutes les parties furent frictionnées avec la pommade anti-dartreuse; il prit des bains simples, et fut purgé à certaines distances : enfin, après cinq mois environ de traitement, il obtint la guérison radicale d'une maladie qui était héréditaire, car son père avait été affecté d'une dartre croûteuse.

Deuxième observation.—M. V., âgé d'environ trente

quatre ans, portait au cou plusieurs taches jaunâtres de la dimension d'une pièce de cinq francs ; il en attribuait l'origine à une maladie vénérienne, le chagrin que lui occasionnait une affection semblable , le rendait mélancolique, et les arts, qu'il cultivait et qui embellissait son existence, n'avaient plus d'attrait pour lui. Je donnai du calme à son esprit ; je le soumis au traitement anti-dartreux : quinze jours de traitement apportèrent une grande amélioration dans son état, et quatre mois et demi suffirent pour lui rendre la vie morale et la santé.

<hr>

ESPÈCE DEUXIÈME.

Dartre furfuracée ou farineuse. *Herpes furfuraceus.*

Aucune dartre ne porte une dénomination plus convenable que celle dont je vais tracer le tableau. En effet, il est des malades dont la figure est tellement recouverte de cette matière farineuse ou furfuracée, qu'ils ressemblent à des meûniers ou à des boulangers. Elle est quelquefois *très bénigne*, mais elle est, dans quelques circonstances, si grave, qu'elle suscite des démangeaisons vives et continuelles. La dartre dont il s'agit prend différentes formes à mesure qu'elle se développe dans l'économie animale. Tantôt l'épiderme se résout en matière farineuse, de couleur très-blanche; éparse çà et là sur les tégumens. D'autres fois (et c'est alors qu'elle a le plus d'intensité) elle se dessine sur la peau en plaques rondes ou orbiculaires, dont les bords sont âpres, rudes et proéminens. Si on lave ces plaques farineuses avec de l'eau tiède, la matière de l'exfoliation se détache et l'endroit malade de la peau présente un aspect rouge et luisant. C'est surtout lorsque l'épiderme se convertit simplement en une substance farineuse, qu'il est facile de l'enlever. Mais, au contraire, quand la dartre se manifeste sous la forme de plaques arrondies dont j'ai parlé, il semble que les petites écailles qui la constituent soient plus adhérentes à la peau.

La couleur terne des écailles farineuses n'est pas toujours aisée à déterminer. Parfois cette couleur donne à la dartre l'apparence des mousses; d'autres fois elle se rapproche de celle qu'offre le plâtre des murs pulvérisé et sali par le contact de l'air.

La dartre farineuse se déclare le plus souvent à la partie externe de l'avant-bras, à la partie extérieure de la jambe et du genou, etc. Je l'ai vue fréquemment placée sur les sourcils, et c'est alors qu'elle se montre plus rebelle aux moyens curatifs : une affection semblable sur une autre partie du corps n'exige souvent que trois mois de traitement, tandis que, fixée aux sourcils, quatre et cinq mois sont nécessaires pour obtenir une guérison radicale.

Quoique la dartre farineuse puisse attaquer toutes les parties de l'appareil tégumentaire, et que j'aie été souvent à même de guérir des individus qui en étaient universellement couverts, elle semble cependant affectionner davantage les endroits de la peau qui sont d'un tissu ferme et serré : de là vient qu'on la rencontre quelquefois sur le cuir chevelu, ce qui constitue la teigne, qui porte le même nom (*tinea furfuracea*) teigne furfuracée ou farineuse. La marche de cette dartre est très variée ; car si, dans quelques circonstances, elle conserve long-temps le siége qu'elle a d'abord occupé, dans d'autres cas elle disparaît soudainement pour se reproduire ailleurs sous la même forme ; il semble même que cette mobilité soit un de ses caractères distinctifs, car les autres espèces de dartres sont plus fixes et ne changent que rarement de place.

Je ferai observer en outre que la dartre farineuse exécute une sorte de rampement à la surface de la peau. C'est à l'aide de ce mouvement de reptation que les plaques farineuses, dont j'ai parlé, s'agrandissent et s'étalent sur la peau ; alors elles perdent quelquefois la forme ronde et deviennent ovales et triangulaires. On en voit qui affectent la figure d'un croissant ; et tandis que leurs bords restent rouges, durs et

élevés, leur centre devient parfaitement sain
et reprend sa couleur naturelle. Ces disques
ou cercles farineux sont dans certains cas si
nombreux, qu'ils recouvrent, ainsi que je l'ai déjà
dit, la totalité de la peau; elle s'irrite et s'enflamme de plus en plus, et il n'est pas rare de
voir la dartre farineuse se changer en dartre
écailleuse. Cette conversion est de mauvais au-
gure, parce que les malades sont exposés aux
plus vives souffrances, et qu'ils peuvent tomber
dans un marasme scorbutique.

Les démangeaisons que la dartre farineuse
occasionne, quoique peu considérables, sont souvent plus incommodes que les plus fortes douleurs; elles se déclarent avec plus ou moins de
vivacité, selon le siège qu'elles occupent. C'est
ainsi qu'elles sont plus fatigantes à l'anus, sur la
région du coccix et aux fesses, chez les personnes
dont la vie est habituellement sédentaire. Elles
deviennent surtout intolérables lorsqu'elles attaquent les parties génitales des deux sexes. Combien de fois n'ai-je pas vu ces démangeaisons exister depuis plusieurs années aux parties
génitales chez les femmes, sans qu'on se doutât
que c'était le virus dartreux qui les fomentait.
Enfin la démangeaison qu'excite la dartre farineuse est d'autant plus intense qu'elle attaque des
parties plus éminemment douées de sensibilité.

Observations relatives à la Dartre farineuse.

Première observation. — M. D..., âgé de trente-sept ans, d'un tempérament lymphatique, avait eu la gourme dans sa jeunesse. A l'âge de quinze ans, un écoulement des deux oreilles se manifesta et ne disparut qu'à l'âge de vingt ans. Il resta dix ans sans éprouver le moindre symptôme de sa maladie, il n'était tourmenté que par des palpitations de cœur. A l'âge de trente ans, il sentit derrière les oreilles et sur toute la tête une violente démangeaison; peu après, des boutons se manifestèrent ; ils aboutirent, et cette humeur, s'échappant de toutes les parties de la tête, se formait en une matière farineuse qui avait une couleur blanche argentine ; quoique les cheveux eussent été coupés très courts, ils se collaient, et la tête semblait être plutôt recouverte par une calotte que par des cheveux. Il était temps de mettre un terme à cette pénible position, car l'éruption avançait sur le front et menaçait le visage. Malgré les moyens qu'on avait mis en usage pour la combattre, il n'y avait pas un instant à perdre, car la racine des cheveux se détériorait et le malade s'exposait à rester chauve toute sa vie. La tête fut rasée, le malade porta une perruque; il se mit à l'usage de la poudre dépurative, se purgea trois fois par mois, frictionna les parties affectées avec la pommade, et fut délivré, en neuf mois, d'une affection qui datait depuis son enfance; les cheveux ont repoussé, et de châtains qu'ils étaient, ils sont devenus noirs. Sous l'influence du traitement, les palpitations ont disparu, ce qui prouve qu'elles tenaient à l'humeur dartreuse, qui, portée sur le cœur, l'irritait et en arrêtait les mouvemens. J'ai vu plusieurs cas de cette nature.

Deuxième observation. — Madame de C..., d'un tempérament lymphatique, âgée de vingt-huit ans, avait habituellement des fleurs blanches que rien ne pouvait combattre ; elles se supprimèrent par l'effet d'une vive frayeur : dès lors quelques démangeaisons se firent ressentir dans différentes parties du corps, et principalement aux sourcils et au milieu du front. Les préparations sulfureuses lui furent vainement conseillées. Trois mois après, la partie supérieure des deux bras, le front, les sourcils et toutes les extrémités inférieures étaient le siége d'une très vive démangeaison et d'une exfoliation considérable de petites écailles farineuses. Soumise pendant sept mois au nouveau mode de traitement, elle obtint une guérison radicale, et fut délivrée d'un écoulement qui tenait d'une manière évidente à un principe dartreux.

On doit se rappeler que j'ai dit dans mes Considérations générales, que chez les femmes, les fleurs blanches emportent le plus ordinairement tout ce qui pourrait se porter à la peau sous forme dartreuse. Il y a eu évidemment, dans cette circonstance, transport du principe dartreux sur les parties qui ont été affectées. Depuis cinq mois environ que la guérison a été opérée, cette dame jouit d'une santé parfaite.

Troisième observation.—M. B..., d'un bon tempérament, âgé de vingt-trois ans, avait eu la gale dans sa jeunesse. Malgré tous les moyens qui furent mis en usage, il éprouvait, tous les étés, une vive démangeaison à toutes les articulations, occasionnée par de petits boutons blanchâtres qui, pressés ou déchirés, donnaient sortie à une humeur limpide. Au mois de février dernier, il ressentit de très vives démangeaisons aux sourcils; peu de temps après, une matière farineuse s'en détacha; il négligea cette affection. Au mois d'avril, la moitié des sourcils était tombée, la peau était boursoufflée, les yeux étaient plus sanieux qu'à l'ordinaire, la démangeaison avait une telle vivacité que des croûtes, résultat des écorchures occasionnées par le besoin de se gratter, se formaient et donnaient à toute la physionomie un aspect dégoûtant. L'emploi combiné des moyens externes et internes amena en sept mois environ une guérison radicale. Il est facile d'apprécier que la maladie dartreuse de M. B. n'était autre qu'une gale dégénérée, puisque les fortes chaleurs de cette année n'ont pas vu éclore une affection qui se montrait périodiquement tous les étés.

——◆◆◆——

Quatrième observation.—M. le comte de C.., âgé de quarante-trois ans, d'un tempérament bilieux, éprouva en 1818, après une partie de chasse, des douleurs rhumatismales occupant presque toutes les articulations. Les moyens qui furent employés pour combattre cette affection, eurent tout le succès possible. Au mois de janvier 1820, les douleurs reparurent avec une grande intensité et sans cause connue. Cette fois, on fut moins heureux que la première fois dans l'emploi des moyens mis en usage, puisque depuis cette époque M. de C. a ressenti toutes les années les mêmes douleurs. Cependant elles ne parurent pas en 1826, et les mois de novembre et décembre lui laissèrent le calme le plus parfait. Il se croyait entièrement guéri, lorsqu'au mois de février 1827 il éprouva, sur toute la totalité du corps, une très vive démangeaison qui fut bientôt suivie d'une éruption considérable de petites dartres circulaires, jaunâtres sur leurs bords, et de la dimension d'une pièce de dix sous. Elles étaient tellement multipliées, qu'il n'y avait entre elles que deux ou trois lignes de distance. Le visage seul n'était pas affecté. Je soumis le malade au traitement anti-dartreux. Huit jours s'étaient à peine écoulés, qu'il y avait déjà de l'amélioration; neuf mois de traitement opérèrent une guérison radicale.

Lorsque l'on considère les symptômes qui préludèrent au développement de cette affection dartreuse n'est-il pas très facile de voir que les douleurs rhumatismales n'étaient qu'une forme qu'elle avait adoptée? Et ce qui me confirme davantage dans cette opinion, c'est que M. de C. était né d'un père qui avait eu une maladie dartreuse dont il n'avait jamais été guéri.

Cinquième observation.—M. B..., âgé de quarante

ans, d'un excellent tempérament, ressentit, en 1815, une très vive démangeaison à la partie postérieure de la main droite. En même temps une dartre arrondie s'y développa ; elle fit de tels progrès, que deux mois après elle avait acquis la grosseur d'une pièce de cinq francs ; elle était rude sur les bords et donnait lieu à la chûte d'écailles farineuses. Quoique ce soit un caractère propre aux affections dartreuses en général, de se transporter facilement d'un endroit à un autre, cependant la dartre farineuse arrondie est très tenace, et quitte rarement les lieux où elle a pris naissance. Le contraire a eu lieu chez M. B., puisque souvent en deux fois vingt-quatre heures sa dartre se transportait sur la main opposée, sans laisser la trace la plus légère sur celle qui avait été affectée. Tour à tour ce changement s'opérait avec une promptitude qui a étonné tous les médecins qui lui ont inutilement donné leurs soins. Je le soumis au traitement anti-dartreux avec un tel succès, qu'au bout de six mois et demi la guérison fut opérée.

Cette affection, qui paraissait avoir peu d'importance par son peu d'étendue, pouvait avoir cependant les résultats les plus dangereux par son caractère ambulant. Elle pouvait, en effet, se transporter sur un organe essentiel à l'existence, et compromettre facilement la vie du malade. J'ai vu plusieurs affections de poitrine qui n'avaient pas d'autre origine.

ESPÈCE TROISIÈME.

Dartre squammeuse ou écailleuse. *Herpes squammosus.*

Ladartre écailleuse, que je vais décrire, est infiniment plus grave que la dartre farineuse : aussi lui a-t-on donné, avec quelque raison, le nom de *dartre vive.* Elle occupe de préférence les parties dans lesquelles la graisse, le mucus, le gluten, abondent davantage. De là vient qu'on la rencontre si fréquemment autour des oreilles, au nez, aux lèvres, au bout des mamelles chez les femmes, à l'aine, aux parties génitales, au périnée, etc. Souvent elle envahit l'universalité de la peau, et y forme des plaques écailleuses d'une étendue considérable. Enfin elle rampe quelquefois jusque dans l'intérieur de la bouche, du nez, du rectum et du vagin, où elle cause les plus graves accidens.

Lorsque la dartre écailleuse commence à se développer, la peau s'enflamme, s'irrite et rougit ordinairement dans un ou plusieurs points de sa surface. Il s'y forme alors de très petites pustules plus ou moins rapprochées, qui se multiplient en excitant une démangeaison excessive. Bientôt il s'en écoule une matière âcre, dont l'odeur se rapproche beaucoup de celle de la farine échauffée ou du bois vermoulu. Les vaisseaux par lesquels l'épiderme s'unit à la peau se détruisent, et cette membrane se résout en écailles larges, humides et transparentes, lesquelles tombent et sont remplacées par d'autres destinées à subir le même sort.

Les écailles qui constituent la dartre que je décris, prennent des formes très variées : souvent la dartre écailleuse a pour signe extérieur de tracer dans l'intérieur des mains des orbes qui vont en s'agrandisssant, du centre à la circonférence. Souvent les écailles desséchées et coriaces prennent uue consistance dure au toucher, et jusqu'à la couleur d'un jaune verdâtre qu'affectent les lichens dont l'écorce de certains arbres est constamment recouverte.

C'est surtout lorsque la dartre écailleuse suinte et qu'elle est souillée de toutes parts par une matière âcre, qu'elle provoque les démangeaisons les plus violentes. Alors la peau est si vivement et si universellement enflammée qu'elle devient rouge comme le carmin ; les malades ne parlent que d'*âcreté de sang, de feu intérieur*, etc. ; Il en est qui se croient dans un brasier ardent qui les dévore sans les consumer jamais ; d'autres ressentent des flammes qui montent et traversent subitement le visage ou d'autres parties de la peau : les expressions manquent pour peindre avec des couleurs assez fortes les tortures innombrables dont ces infortunés sont la proie. Dans leur désespoir, ils invoquent la mort. Aucun repos n'est permis aux malheureuses victimes de la dartre écailleuse. La nuit surtout, la rosée muqueuse qui les inonde les empêche de se livrer au sommeil, parce qu'elle provoque à chaque instant des démangeaisons nouvelles. J'ai guéri des individus qui, après avoir essuyé mille angoisses depuis la veille, se déchiraient encore au point du jour au milieu des débris sanglans de leur épiderme. La situation de ces malheureux était véritablement des plus souffrantes.

Qui peindra surtout les cuissons que l'on éprouve lorsque la dartre écailleuse se porte sur la membrane muqueuse qui tapisse le vagin, la verge, les fosses nasales, et la voûte du palais? L'humeur qui lubrifie naturellement cette membrane, est un aliment continuel pour l'inflammation; et le supplice continuel qu'on endure peut se perpétuer toute la vie, si on n'oppose pas des moyens énergiques à cet état mille fois déplorable.

Quelquefois la dartre érailleuse acquiert plus d'intensité; alors elle ulcère profondément la peau, et se convertit en dartre rongeante. Des maux plus graves encore peuvent succéder à cette horrible maladie. En effet, dans quelques circonstances la peau se gerce d'une manière affreuse; la chute des poils s'opère à sa surface, on voit s'écouler de toutes parts une matière purulente et fétide qui se convertit à la fois en croutes et en écailles. La fièvre lente se déclare; il se manifeste des douleurs vives qui s'exaspè-

rent pendant la nuit, ainsi que des démangeaisons universelles; le corps, qui est alors celui
d'un véritable lépreux dégénère, pour ainsi dire,
en pourriture, et on voit suivre de très près le
marasme, l'insomnie et la mort.

Observations relatives à la Dartre écailleuse.

Première observation. —M. de G..., homme de
lettres, d'une frêle constitution, âgé de cinquante
ans, avait eu dans sa jeunesse plusieurs maladies vénériennes qu'il présuma n'avoir jamais été bien
guéries. Il fit, en 1822, un voyage en Italie; sous l'influence de chaleurs très fortes, une dartre écailleuse
se manifesta à l'anus, aux bourses et à la partie
inférieure du ventre; il ressentit en même temps
des démangeaisons insupportables. Il n'éprouvait
quelque soulagement qu'en se grattant au point de
s'écorcher, ou en se frottant avec du fort vinaigre.
La nuit, ces démangeaisons prenaient un tel degré
d'accroissement par la chaleur du lit, qu'il ne pouvait trouver un seul instant de repos : *rien*, disait-il,
ne pouvait exprimer ses souffrances.

Il consulta un médecin distingué de Milan, qui le
mit à l'usage des pilules de goudron, des bains de
Barrèges, et le faisant frotter matin et soir avec une
pommade dont il ignore la composition. Cependant,
à l'aide de ces moyens, il parut éprouver quelque
calme; depuis cinq mois il continuait son traitement,
lorsqu'il revint à Paris en 1824. Il fut à l'hôpital
Saint-Louis prendre des bains de vapeur; il consulta
plusieurs médecins.

Cependant sa maladie éclata avec une nouvelle violence, et ce fut à cette époque qu'il se confia à mes soins. Ses souffrances avaient acquis la même intensité qu'auparavant ; des écailles humides se détachaient des parties affectées ; une humeur âcre et corrosive suintait avec une telle abondance, qu'il était obligé de se garnir. Sa santé était profondément détériorée. Mon premier soin fût de le mettre à l'usage des bouillons gélatineux et de l'extrait de quinquina ; il était nécessaire de relever ses forces épuisées. Il fut soumis au traitement végétal avec un tel succès qu'au bout de près de douze mois, nous obtînmes une guérison complète.

Deuxième observation. — Madame M...., âgée de vingt-sept ans, d'un tempérament éminemment lymphatique, née d'un père écrouelleux, fut dans sa jeunesse, affectée de la même maladie ; cependant, vers l'âge de quatorze ans, époque à laquelle sa constitution s'était fortifiée, cette affection disparut et ne laissa que quelques cicatrices au cou, traces de son existence. Toutefois son oreille gauche suintait de temps en temps : elle jouissait d'ailleurs d'une bonne santé. Elle se maria, devint enceinte ; sa grossesse n'eut rien de particulier, si ce n'est que l'écoulement de l'oreille se supprima. Elle accoucha heureusement, et des circonstances particulières l'empêchèrent de nourrir son enfant.

Vingt jours après, elle éprouva sous les aisselles des démangeaisons ; ses cheveux tombaient ; en même temps, elle ressentit aux parties génitales un vif prurit; une inflammation considérable se développa dans ces parties; elle céda facilement à l'usage des bains tièdes et des fumigations émollientes. Un léger suintement se manifesta; des écailles se formèrent; elles se détachaient et faisaient place à d'autres. La maladie prit un caractère chronique. Elle fut soumise au traitement dépuratif. Au bout de six mois environ, cette dame était parfaitement guérie de son affection, qui était évidemment une dartre laiteuse,

Troisième observation. —M. A..., âgé de trente-quatre ans, d'un tempérament bilioso-sanguin, très bien constitué, eut une maladie vénérienne de laquelle il pense n'avoir jamais été bien guéri.

En 1814, il éprouva des démangeaisons à la tête; des écailles très légères s'en détachaient. En 1815, des clous se manifestèrent sur différentes parties du corps; ils disparurent. Vers cette même époque, les parties génitales, l'anus, la partie supérieure des cuisses et les jarrèts devinrent le siège d'une démangeaison violente. Différentes parties des bourses se fendillèrent; une matière âcre et ichoreuse s'en écoulait; de toutes les parties affectées se détachaient des écailles d'une très grande dimension. M. A. n'éprouvait pas un moment de calme. Le jour, la démangeaison se manifestait à la fois sur les différens points affectés, et avec une telle violence, que, souvent obligé de se contraindre, son visage se décomposait, et son agitation était telle, qu'on eût dit qu'il était tourmenté par des convulsions. La nuit, les accès de démangeaison étaient si violens, surtout aux parties génitales, qu'il se grattait au point de s'écorcher : *il lui semblait*, disait-il, *qu'une humeur âcre tendait à en sortir*. A peine pouvait-il trouver quelques instans de repos. Il fut soigné par beaucoup de médecins; il prit des sucs d'herbes, des bains de Barrèges, des bains de vapeurs ; les parties affectées furent touchées avec la pierre infernale, avec une dissolution de vitriol vert et de mercure. Rien ne pouvait apporter du changement à son affreuse position. Il me fut adressé ; lorsque je le vis pour la première fois, il était maigre et avait le teint plombé. Gai par caractère, il était devenu mélancolique ; il n'aimait que la solitude ; il portait sur tous ses traits la trace des souffrances qu'il avait éprouvées. Cet infortuné était livré au plus affreux désespoir. Je calmai son esprit par la promesse d'une guérison certaine, et je le soumis au nouveau mode de traitement. Vingt jours s'étaient à peine écoulés, que les démangeaisons de la tête cessèrent, celles des parties génitales devinrent supportables, sa santé se fortifia, ses nuits étaient bonnes ; il recouvra l'appétit et bannit sa tristesse. Tous les jours sa position s'améliora, et il eût marché à une guérison plus prompte, si ses occupations, difficiles à concilier avec le traitement auquel il était soumis, n'y eussent mis obstacle. Enfin, jouissant aujourd'hui d'une bonne santé, il n'éprouve pas le moindre vestige d'une maladie qui avait dix années d'existence, et qui a nécessité quatorze mois de traitement.

Quatrième observation. — M. Du...., ancien marin, âgé de quarante ans environ, était affecté depuis sept ou huit ans d'une dartre écailleuse qui occupait les bourses, le périnée et l'anus; elle excitait des démangeaisons insupportables, et donnait lieu à un suintement abondant. Tour à tour les tisanes rafraîchissantes et les moyens connus avaient été employés sans le moindre succès. Soumis pendant sept mois et demi environ au nouveau mode de traitement, il a obtenu une guérison radicale.

Cinquième observation. — M. de C...., âgé de trente-sept ans, d'une constitution débile, né d'un père dartreux, avait depuis sa plus tendre enfance une dartre écailleuse sèche, occupant toute la partie postérieure de la main. Elle était caractérisée par des écailles dures, coriaces et blanchâtres. Une démangeaison très vive se faisait quelquefois ressentir, mais elle avait peu de durée. Cette affection donnait à la main un telle rudesse, que le mouvement des doigts n'était pas très libre. Sans cesse soumis à l'emploi des moyens internes qui ne produisirent jamais le plus léger avantage, c'est à eux qu'il devait l'affaiblissement de sa constitution. Prenant en considération l'état de maigreur où il se trouvait et la diminution de ses forces, je le mis à l'usage d'une nourriture substantielle; il prit, pendant un mois, l'extrait de quinquina, il respira l'air de la campagne; sa santé s'améliora considérablement, son visage ac-

quit de la fraîcheur, lorsqu'auparavant il était décoloré. Enfin, se trouvant dans l'état le plus favorable, je le soumis au nouveau procédé, qui opéra
sa guérison en huit mois environ. Il serait impossible aujourd'hui d'apercevoir la trace la plus légère
d'une affection qui était héréditaire.

ESPÈCE QUATRIÈME.

Dartre crustacée ou croûteuse. *Herpes crustaceus.*

Cette dartre est ainsi désignée à cause de la
nature particulière de son éruption. Ce ne sont
ni des écailles farineuses, ni des desquammations
furfuracées que l'on observe sur la peau, ce sont
des croûtes qui se manifestent à mesure que la
matière de l'exsudation dartreuse se dessèche et
se concrète par l'action de l'air ambiant. Elles
doivent être pour les praticiens un objet intéressant d'attention et d'étude : c'est une sorte
d'emplâtre, de couvercle salutaire que la nature
établit pour garantir un ulcère ou une maladie
quelconque de la peau, du contact extérieur.
Les croûtes ne sont en conséquence que le résultat du dessèchement de la matière ichoreuse
qui s'échappe des petites pustules que forme cette
dartre. Il ne faut souvent que l'espace d'un jour
pour qu'elles acquièrent une certaine consistance; elles reçoivent même tous les jours un

nouvel accroissement, parce que le foyer de la matière dartreuse reste constamment le même : le plus souvent elles tombent pour faire place à d'autres, surtout lorsque la dartre est d'un caractère bénin. Elles laissent alors sur la peau des cicatrices légères, ou souvent de simples taches d'un rouge sale. Au contraire, lorsque la dartre porte avec elle un caractère de malignité, les croûtes ne se détachent qu'avec une difficulté extrême. Qu'arrive-t-il alors? le pus s'accumule, l'ulcère s'élargit, la peau s'enflamme, les bords de la dartre se durcissent, et quelquefois se gonflent considérablement.

En étudiant l'espèce de dartre dont je m'occupe, j'ai rencontré les dispositions les plus singulières dans la configuration des croûtes. Les unes sont lisses et forment comme des plaques plus ou moins étendues sur la peau ; les autres sont rudes, bosselées, ou offrent de petits sillons irréguliers; enfin, s'il est permis de se servir de toutes les comparaisons possibles pour donner une juste idée des maladies, on en rencontre quelquefois qui surprennent l'observateur par leur ressemblance frappante avec les mousses qu'on voit adhérer à l'écorce des arbres.

D'autres fois, lorsqu'elles ont très long-temps séjourné sur la partie affectée, elles sont bosselées, dures, àpres au toucher, ayant presque l'apparence des pierres noircies par la vétusté.

La couleur des croûtes dartreuses n'est pas moins suceptible de changer. Il en est qui sont blanchâtres ou d'un gris verdâtre ; la plupart sont d'un jaune citron : luisantes et comme cristallisées , elles offrent l'apparence d'un miel épais, ou ressemblent assez bien par leur brillant aux sucs résineux ou gommeux qui découlent de certains arbres.

La dartre croûteuse arrive quelquefois à un très haut degré de violence. Alors la face des malades se trouve comme masquée par une matière croûteuse sèche et friable, qui adhère plus ou moins fortement à une peau rouge et enflammée. La peau se gonfle à un point extrême. Dans les endroits où les croûtes manquent , l'épiderme est souvent dur et raboteux : on y aperçoit de petites écailles ; mais seulement dans les parties écorchées par la main de l'individu dartreux qui se gratte avec force ; la chair vive suinte et offre de petits boutons rougeâtres qui rendent continuellement une matière âcre et purulente.

La dartre croûteuse produit communément de très vives démangeaisons sur la peau ; elle a souvent un grand rapport avec les cuissons, et cette sorte de tension que fait éprouver l'érysipèle. Elles ont lieu principalement quand les croûtes sont tombées, et que la partie affectée se trouve dépouillée de son épiderme.

La dartre croûteuse peut occuper différens sièges sur la peau. Elle se place souvent sur le milieu des joues, avance jusqu'à la commissure des lèvres, et forme un arc circulaire autour de la bouche. Je l'ai vue se montrer au cou, au front, et même sur toute la tête, chez un individu écrouelleux. Elle occupe quelquefois les ailes du nez. D'autres fois elle se place sur le bout du sein chez les femmes, quand elle est mise en jeu par une maladie laiteuse : enfin il est assez ordinaire de voir la dartre croûteuse éclater sur presque toute la surface du corps, envelopper les cuisses, les jambes, les bras, s'étendre en larges plaques sur les épaules, le long des reins, et à la partie antérieure du ventre.

Cette espèce de dartre offre plus d'opiniâtreté quand elle est compliquée et fomentée par un état écrouelleux ou scorbutique. Il est vrai que ces mélanges de symptômes qui appartiennent à diverses affections, sont bientôt reconnus par les yeux d'un praticien exercé; mais souvent combien sont infructueuses les tentatives auxquelles il se livre pour les guérir !

La nature se montrera toujours rebelle aux efforts du médecin inexpérimenté qui ne sait pas varier ses moyens curatifs, et qui n'apporte pas à une méthode sanctionnée par une longue expérience, toutes les modifications qu'exigent les circonstances.

Observations relatives à la Dartre croûteuse.

Première observation. — Mademoiselle G..., d'une constitution nervoso-sanguine , âgée de vingt-un ans, née d'un père qui avait eu des dartres sur différentes parties du corps, éprouva un retard dans sa menstruation. Peu de temps après, un érysipèle se manifesta sur la joue droite, et acquit une intensité considérable ; des vésicules se formaient, se brisaient, et laissaient échapper un fluide séreux. Vingt sangsues appliquées à la vulve, et des moyens anti-phlogistiques firent cesser cette inflammation en grande partie.

Bientôt une exsudation purulente se manifesta vers le milieu de la joue, et se convertit en une croûte de la largeur d'une pièce de trois livres ; elle était d'un gris jaunâtre, se détachait par fragmens, et était promptement reformée. L'érysipèle avait entièrement cessé, et une auréole rouge circonscrivait la partie malade. La santé était d'ailleurs fort bonne. Considérant que sa maladie était héréditaire, elle subit d'une manière plus rigoureuse le traitement auquel je la soumis. Cette dartre avait un caractère tellement opiniâtre, qu'elle ne guérit qu'au bout de onze mois. Il serait impossible aujourd'hui de reconnaître laquelle des deux joues a été affectée.

Deuxième observation. — M. P..., d'un tempéra-

ment bilieux, âgé de trente-huit ans , avait depuis
cinq ou six ans une dartre croûteuse occupant toute
la partie postérieure des deux mains. Les démangeaisons qu'elle excitait étaient atroces. Ce monsieur était
désespéré : il souffrait tellement dans les accès de
prurit, qui étaient très fréquens, que la vie lui était
à charge. Il se serait détruit, me disait-il, s'il n'eût
été père de famille. Tout ce qu'on avait mis en usage
pour combattre cette affection avait échoué. La lecture de mon Mémoire lui rendit l'espérance ; il vint
me voir, persuadé que j'apporterais quelque soulagement à ses maux. Je ne trompai pas son espoir. En
quelques jours, je lui rendis le calme, et en neuf
mois et demi, je le rendis à la santé.

Troisième observation. — M. D..., d'un bon tempérament, âgé de quarante-trois ans, était affecté
depuis dix ans d'une dartre croûteuse, occupant la
totalité de la lèvre supérieure. Le tissu de cette partie était fortement engorgé ; des croûtes verdâtres se
reformaient sans cesse, et des crevasses se manifes-
taient dans la partie correspondante à la cloison qui
divise les cavités nazales. Il y avait impossibilité à ce
que M. D. pût se raser ; il était obligé de couper le
poil de sa barbe avec des ciseaux. Ce mal prenait tous
les jours de l'accroissement, malgré tous les moyens
qu'il employait, et déjà la membrane qui tapisse l'intérieur du nez commençait à s'affecter, lorsqu'il eut
recours à mes conseils. Je le soumis à mon traite-

ment, qui, dans cette espèce de dartres, agit avec une promptitude remarquable. En douze jours, l'amélioration était sensible ; en trente jours, il pouvait se raser ; en quatre mois, la cure était complète.

Quatrième observation. — Une dame âgée de vingt-sept ans, d'un tempérament lymphatique, était affectée depuis trois ans d'une dartre croûteuse occupant les deux côtés du nez. Des croûtes grisâtres, abreuvées par une certaine quantité de pus, tombaient au bout de quelques jours pour être remplacées par d'autres. Elle fut traitée sans succès par beaucoup de médecins. Ma méthode triompha de cette affection en cinq mois environ.

(ESPÈCE CINQUIÈME.)

(Dartre rongeante. *Herpes exedens.*)

Que de noms divers cette dartre a reçus ! Quand une maladie est fréquente, quand elle cause des maux graves ou nombreux, il semble que les langues deviennent plus expressives pour la désigner. De là vient que la dartre dont je vais parler est indiquée, dans les livres de l'art, sous une multitude de dénominations effrayantes, qui peignent avec plus ou moins de force l'étendue ou l'intensité de ses ravages, C'est ainsi que les titres d'*herpes exedens*, d'*herpes estiomenus*, de *lupus vorax*, de *papula fera*, lui ont été successivement prodigués. En effet, quels traits de différence nous présente la marche de cette affection désastreuse, quand on la compare avec celle des autres espèces de dartres! Celles-ci n'attaquent communément que la peau; mais la dartre dont il s'agit n'épargne aucun des tissus divers dont le système dermoïde se compose. Elle est le foyer d'une ulcération profonde, d'où s'échappe continuellement une matière purulente, fétide et corrosive, qui va jusqu'à détruire les muscles, les vaisseaux, les membranes, les cartilages, et même les os. Elle fait quelquefois de tels progrès sur la face, qu'elle provoque la chûte de tous les poils, en labourant en quelque sorte le visage. Combien d'individus ont perdu la barbe par le triste effet de cette affection désespérante !

Cette dartre offre plusieurs degrés aux regards de l'observateur. Avant que cette sorte de décomposition rongeante ne se manifeste sur le corps vivant, tout semble annoncer la malignité prochaine des symptômes qui doivent éclater. Le tissu de la peau rougit avec intensité, devient dur, bosselé, inégal. Une douleur sourde se déclare dans l'endroit même où commence le dé-

7

veloppement de la dartre. La surface de la peau est atteinte d'une démangeaison assez incommode, que les malades cherchent vainement à apaiser par un frottement continuel et très nuisible. Alors il conviendrait de prévenir la formation de ce mal horrible, ou du moins de l'arrêter dès son début; mais les malades savent à peine ce que doit devenir ce premier point d'irritation : très souvent on n'y attache aucune importance, et on ne prend aucune mesure pour détourner un pareil fléau. Semblables à ces germes funestes de putréfaction qui détruisent avec promptitude la substance intérieure des plus beaux fruits, ce levain de corruption morbifique se déploie bientôt sans qu'on puisse arrêter son affreux développement. Cette décomposition effrayante marche au gré des causes qui la favorisent : l'épiderme se soulève, se déchire et tombe; la peau entière s'irrite, se gonfle; du sein d'une pustule ulcérée jaillit une matière d'une qualité si âcre, qu'elle enflamme et rougit les parties environnantes, et qu'elle devient ensuite une des causes les plus actives de l'accroissement du mal.

Il est un troisième degré de cette affection dans lequel elle gagne considérablement en profondeur; elle traverse, en les corrodant, les parties adjacentes à la peau; les os sont atteints e cariés; et c'est alors qne la matière purulent devient plus épaisse, plus fétide et plus corro sive. Le sommeil des malades commence à être interrompu ; une fièvre lente vient les consumer; les fonctions internes se troublent et se dérangent, particulièrement la digestion ; il survient une diarrhée qui ne manque pas d'être funeste, parce qu'elle affaiblit journellement les forces.

Enfin, tous les parties du corps participent à l'infection locale. Le système lymphatique se prend, et tous les organes du ventre commencent à s'engorger; le teint verdâtre des malades annonce que la rate est obstruée; le foie ne tarde pas à subir la même altération ; une infiltration gagne bientôt les parties inférieures : alors le dévoiement devient perpétuel au lieu d'être intermittent, c'est, à proprement parler, un dévoiement colliquatif auquel succède la mort.

La dartre rongeante est susceptible de plusieurs complications dont l'étude est du plus haut intérêt, en raison du traitement qu'elle réclame. Lorsqu'elle est combinée avec le scorbut, elle a un aspect livide et la peau est pour ainsi dire vergetée de taches bleuâtres ; lorsqu'elle tient à un vice vénérien, elle présente une teinte cuivreuse qui est propre à cette affreuse maladie; enfin, lorsqu'elle·est fomentée par le principe écrouelleux, on aperçoit des élévations charnues, et un tel gonflement du tissu cellulaire, que la tête de certains individus en est monstrueuse.

La dartre rongeante est presque toujours une et solitaire sur un point particulier de la surface du corps ; je dois ajouter qu'elle semble se jeter de préférence sur certaines parties. C'est ainsi que le visage en est le plus fréquemment atteint, et qu'on la voit ordinairement se manifester sur le nez et sur la lèvre supérieure de la bouche. Comme elle conserve le caractère rampant des autres dartres, quelquefois elle s'avance jusqu'au front qu'elle ronge profondément. Enfin les lombes et les reins peuvent être lacérés par ce fléau déplorable.

Est-il une dartre plus redoutable que celle dont je viens de tracer le tableau ? Elle attaque tous les âges et toutes les conditions de la vie humaine. Cette dégénération affreuse se rencontre chez les enfans, chez les hommes d'un âge mûr, chez les vieillards ; elle peut atteindre l'un et l'autre sexe ; on la trouve chez les riches aussi bien que chez les pauvres, etc. Pourquoi faut-il que l'espèce la plus fatale soit aussi la plus répandue ! C'est un spectacle digne de pitié que de voir des individus dont le visage est affreusement défiguré, et qui sont privés, par la dartre rongeante, des traits les plus importans dont se compose la physionomie humaine.

Observations relatives à la Dartre rongeante.

Première observation. — M. F..., d'un tempérament nervoso-lymphatique, âgé de quarante-cinq ans, s'adressa à moi pour se faire guérir d'une dartre rongeante, qui occupait tout le côté droit de la lèvre inférieure jusqu'à sa commissure, ainsi que toute la partie du menton correspondante. Cet ulcère, qui occasionnait des douleurs atroces, laissait échapper avec abondance une humeur puante, et tellement corrosive, qu'elle irritait et enflammait toutes les parties environnantes. Cette plaie horrible était d'un rouge verdâtre vers ses bords. M. F. dormait mal, et avait toujours un peu de fièvre. L'appétit était assez bon. Il avait vainement consulté les médecins les plus distingués de la capitale. Il fut mis à l'usage de la poudre végétale, il se purgea trois fois par mois, la plaie fut pansée avec la pommade. Sa guérison fut radicale au bout de huit mois et dix jours.

Deuxième observation. — Un serrurier de Laon vint à l'Hôtel-Dieu, pour se faire traiter d'une dartre rongeante qui occupait la presque totalité de la joue

BIBLIOTHÈQUE ROYALE

gauche. Le mal n'était rien lorsqu'il commença. Le malade ne remarquait alors que quelques petits boutons, quelques légères écailles farineuses qui lui paraissaient de peu d'importance. Cette affection négligée fit d'immenses progrès. Tous les moyens employés furent inutiles. Cet infortuné était livré au plus affreux désespoir. Sa vue inspirait l'effroi ; il avait lui-même horreur de sa position. Soumis à mon traitement pendant quatorze mois, il a obtenu une guérison radicale.

Troisième observation. — Madame G..., âgée de vingt-huit ans, d'un tempérament lymphatique, avait eu dès sa jeunesse les glandes du cou engorgées, sa peau farinait assez facilement, elle se régla à l'âge de seize ans, et tous ces symptômes disparurent. Elle se maria et eut plusieurs enfans qui se portent bien. Il y a trois ans environ qu'un bouton se déclara sur le bout du nez : à force de le toucher, il s'envenima au point que son existence devenait fort inquiétante. Des médecins furent consultés sans succès, le mal grandit, et au mépris de toutes les ressources de l'art, cet ulcère dévora la pointe du nez et le cartilage qui en sépare les deux cavités. Le désespoir de la malade était à son comble ; il n'est pas de moyens qu'elle ne mit en usage, et toujours sans le moindre succès. Le mal s'accrût encore sous l'influence d'une profonde affliction, et lorsque je vis cette dame pour la première fois, le nez était totalement détruit, et un vaste ulcère, qui mettait à jour les cavités nazales, donnait lieu à une suppuration fétide, et d'une telle âcreté que les parties environnantes en étaient enflammées. Quelle position cruelle : jeune encore, et naguère jolie, être réduite à cet état déplorable ! Je conçus l'espérance d'opérer une cicatrisation et d'empêcher ainsi la mort de cette infortunée. Elle se résigna à tout : le succès le plus éclatant couronna mes efforts. Sous l'influence du dépuratif, je combattis le principe dartreux qu'elle portait depuis sa tendre enfance; par des purgatifs réitérés, j'opérai sur le canal intestinal une dérivation éminemment salutaire; la plaie fut pansée matin et soir; enfin, des améliorations remarquables ne se firent pas attendre, et, après onze mois d'un traitement suivi avec la plus grande ponctualité, nous obtînmes une cure radicale. La cicatrice a été complète, et un nez postiche, qui fait illusion par les soins que cette dame à de porter des lunettes, a autant que possible réparé les ravages d'un mal qui devait occasionner la mort la plus affreuse, et qu'on aurait pu prévenir par un traitement préservatif.

Quatrième observation. — M. B..., ancien militaire, âgé de soixante ans environ, vint me consulter pour une dartre rongeante qui occupait la partie inférieure et postérieure de l'oreille gauche. Ce mal faisait tous les jours des progrès, et déjà cet organe était rongé dans son tiers inférieur. Tous les moyens idinaires.n'empêchaient pas la marche de cet ulcéré qui était devenu excessivement douloureux, et qui aignait abondamment par le plus léger froissement. Mon traitement dépuratif détruisit en peu de jours la douloureuse sensibilié de la partie affectée, et en six mois environ, la cure était complète. Cette maladie était héréditaire, la mère de M. B. avait eu tout le corps couvert de dartres dont elle n'avait jamais pu guérir.

━━◆━━

ESPÈCE SIXIÈME.

Dartre pustuleuse ou boutonneuse. *Herpes pustulosus.*

Cette espèce de dartre a reçu le nom spécifique de *boutonneuse*, pour exprimer le phénomène le plus apparent qui la caractérise. La peau rougit, s'élève et forme un bouton proéminent; bientôt la tête du bouton blanchit, ce qui décèle la présence d'une certaine quantité de pus. Ce pus se dessèche et forme une écaille ou croûte légère qui tombe ou reste plus ou moins long-temps adhérente à la surface de la peau. A côté de ces boutons desséchés s'élèvent d'autres boutons qui suivent absolument la même marche.

Mais combien ces boutons pustuleux varient par leur forme, leur volume et leur situation

Souvent ils sont petits, enflammés, environnés
d'un cercle rougeâtre, et groupés en corymbe
sur le menton ; plus souvent encore cette éruption partielle masque, pour ainsi dire, le haut
du visage, gonfle le tissu de la peau, et lui
donne une couleur rosée. Quelquefois aussi les
petits boutons diffèrent des précédens, en ce
qu'ils sont d'un gris luisant comme la perle, ce
qui leur donne l'apparence de grains de millet ;
ils se manifestent d'ordinaire à la partie supérieure du front chez les jeunes filles qui approchent de la puberté. Enfin, la dartre dont il s'agit
est assez fréquemment caractérisée par des pustules solitaires plus volumineuses que de coutume, de la grandeur d'un pois, qui sont épar-
ses çà et là sur différentes parties de la peau,
qui pourtant s'étendent, se multiplient insensiblement, jusqu'à ce qu'elles se touchent et deviennent en quelque sorte confluentes.

La dartre boutonneuse peut se montrer à la
tête, sur le devant de la poitrine ou derrière
les épaules ; mais elle attaque plus particulièrement les joues, les pommettes, le nez, le
front, etc., et imprime avec le temps à ces diverses parties une couleur rosacée, de laquelle
est dérivé son nom de COUPEROSE OU GOUTTEROSE.
Il est des personnes qui par habitude ou par
paresse conservent toute leur vie cette infirmité

dégoûtante. Cependant quelle multitude de dé-
sagrémens ne cause-t-elle pas aux individus qui
en sont affligés ! Elle les réduit à devenir un objet de répugnance pour ceux qui les entourent.
Lorsqu'elle parvient à son plus haut degré d'accroissement, elle gonfle d'une manière hideuse
la peau du visage, efface tous les traits de la physionomie. Toutes les fois que la couperose se
déclare, la peau du visage s'enflamme et rougit:
on voit alors naître et se développer çà et là ou
par groupes une multitude de petits boutons ;
d'autres fois ils sont volumineux et durs au toucher, bientôt leur sommet blanchit, ce qui décèle une matière âcre et purulente.

Cette maladie de la peau se complique souvent
d'une affection du foie ; souvent elle est liée à
une dégénération scorbutique qui engorge les
gencives, et prépare la chute des dents dans une
vieillesse prématurée.

Les individus maltraités par la couperose sont
cités comme des types de laideur ; ils inspirent
même une sorte d'effroi, quand leur visage se
couvre d'aspérités et de petites tumeurs sarco-
mateuses. Par le développement et les grands
progrès de cette maladie, souvent le nez grossit
dans toutes ses dimensions ; ainsi que la peau du
front et le tissu graisseux des joues et des lèvres.
Cet accident est des plus redoutables ; il est surtout fréquent chez les femmes, et c'est celui auquel il semble qu'il soit le plus difficile de remé-

dier. On peut, en effet, à l'aide d'un fard plus ou moins ingénieusement inventé, cacher les ravages du temps, corriger des teintes défectueuses, effacer jusqu'aux traces d'une légère affection dartreuse ; mais les prestiges et les soins étudiés de la coquetterie la plus raffinée, ne sauraient dissimuler ces engorgemens partiels qui se forment dans l'épaisseur de la peau, qui changent les rapports et la configuration des traits, qui ôtent à la physionomie sa régularité, sa finesse et son charme.

Dans quelques circonstances, les malades atteints de la dartre boutonneuse éprouvent à peine quelques démangeaisons ; dans d'autres circonstances, ils ont la face tout enflammée, et souvent ils sont contraints de la baigner dans l'eau fraîche pour apaiser les feux irritans qui la dévorent : c'est ce qui arrive souvent à ceux dont la figure est couperosée ; ils ressentent des bouffées de chaleur qui leur montent à la tête après avoir bu et mangé, ou après un exercice fatigant. C'est surtout lorsqu'ils s'approchent du feu qu'ils sont douloureusement affectés.

L'action de la chaleur excite sur la peau une sensation analogue à celle que pourraient occasionner les piqûres simultanées de plusieurs aiguilles ; c'est quelquefois une douleur pungitive, et d'autres fois une démangeaison. La dartre boutonneuse qui occupe le menton donne lieu à des fourmillemens ; celle qui attaque le front et les tempes fait éprouver une tension incommode ; enfin celle qui est répandue sur différentes parties du corps, donne lieu à des démangeaisons véhémentes qui occasionnent un grand feu et surviennent par intervalles.

Tel est le tableau le plus ordinaire de la dartre boutonneuse dans tous ses degrés.

Observations relatives à la Dartre boutonneuse.

Première observation. — M. L..., âgé de vingt-cinq ans, d'une bonne constitution, avait depuis trois ans le menton tout couvert d'une multitude de petits boutons très rouges ; la matière qu'ils fournissaient était grise, et formait des croûtes qui étaient enlevées par le rasoir, dont l'action aggravait la maladie. Toute la peau du menton était rugueuse, et donnait à la physionomie un aspect dégoûtant.

L'emploi des préparations végétales, du purgatif et de la pommade, amenèrent en huit mois et demi la guérison d'une dartre qui s'était montrée rebelle à tous les moyens mis en usage.

Deuxième observation. — M. D..., serrurier, âgé de cinquante-quatre ans, d'un tempérament bilieux, était affecté depuis long-temps d'une dartre boutonneuse occupant le nez, le front, les pommettes et la lèvre supérieure. Cette affection, désignée sous le nom de *goutte rose*, était caractérisée par une grande quantité de petites pustules rougeâtres, très rapprochées les unes des autres, et contenant du pus à leur sommet. Cette maladie devait son développement à des excès de boissons spiritueuses ; elle s'était encore beaucoup aggravée par le feu de la forge. M. D... fut long-temps à Saint-Louis ; il n'obtint pas le moindre soulagement des moyens qui furent mis en usage. Fatigué de quinze mois de traitement, il sortit de l'hospice. Je lui prodiguai mes soins pendant onze mois, et j'eus la satisfaction d'obtenir une guérison radicale. Je lui conseillai de ne plus s'exposer au feu de la forge, et de se soumettre à un régime sévère. Il a suivi mes avis, et, depuis cette époque, le plus léger bouton ne s'est pas manifesté sur son visage.

Troisième observation. — Une dame âgée de vingt-huit ans était affectée, depuis six ans environ, d'une dartre boutonneuse occupant tout le nez, le front, le menton et les pommettes. Ces boutons arrivaient lentement à suppuration ; le tissu de la peau était gonflé, et sa rougeur était couleur lie de vin. Le visage de cette dame avait un aspect repoussant. Que de moyens n'employa-t-elle pas, et sans le moindre succès : elle était désespérée. J'eus le bonheur de la guérir en treize mois.

⸺⸱⸺

ESPÈCE SEPTIÈME.

Dartre phlycténoïde ou vésiculaire. *Herpes phlyctenoides.*

Cette affection dartreuse offre ce caractère particulier, qu'elle est presque toujours accompagnée d'une fièvre plus ou moins violente : mais cette fièvre qui suit l'éruption ne se manifeste que par intervalles ; c'est en quelque sorte un accident symptomatique : aussi la dartre vésiculaire dure-t-elle quelquefois plusieurs années. Lorsque cette éruption se déclare, on voit naître çà et là sur la peau des boutons rouges et douloureux qui se convertissent en petites ampoules pleines d'une sérosité limpide et transparente, qui peut avoir aussi la couleur d'un jaune paille. Ces vésicules affectent tantôt une figure sphérique, tantôt une figure parfaitement ronde. Il en est qui présentent la forme d'une amande divisée dans sa longueur. Quand elles sont très considérables par leur volume, elles ressemblent à des bulles de savon ou à ces vésicules que produit l'application de l'eau bouillante sur la peau.

La disposition de ces vésicules sur la peau est aussi variable que leur situation : tantôt elles sont séparées et très distantes les unes des autres ; tantôt elles se touchent par leurs bords ; quelquefois elles se confondent et occupent de cette manière l'universalité de la peau.

Combien de fois ne voit-on pas cette dartre se propager dans l'intérieur de la bouche, de l'œsophage, de l'estomac et du conduit intestinal ! La dartre vésiculaire ne produit pas toujours des ravages aussi étendus ; on peut même dire que le plus souvent elle n'attaque qu'une seule partie du corps ; elle forme ordinairement une sorte de bande ou de ceinture en serpentant autour de la moitié du corps : le nom de *zona* ou de *zoster* lui est généralement donné par les praticiens. Elle fait quelquefois un cercle complet. J'ai vu des éruptions vésiculaires entourer le cou comme une cravate, s'étaler en larges plaques sur le cuir chevelu, sur le front, sur le visage, sur la poitrine, s'étendre comme un ruban le long des bras et des cuisses, etc.

Si l'on suit la marche des boutons vésiculeux, on voit que la sérosité qu'ils contiennent devient trouble, opaque, et qu'elle acquiert plus de consistance : bientôt ces boutons se brisent spontanément, ou s'affaissent en formant des plis et des rides sur la peau.

Las vésicules ne se montrent point simultanément sur toute la surface de la peau ; elles se
succèdent, pour ainsi dire, les unes aux autres,
et elles se déssèchent également d'une manière
progressive.

La dartre vésiculaire se manifeste avec des démangeaisons aiguës et brûlantes. Ces démangeaisons surviennent comme des crises, et durent
plusieurs heures ; quelquefois ce sont des élancemens difficiles à décrire. Ce qu'il y a de déplorable, c'est qu'elles ne disparaissent pas toujours lorsque l'éruption s'évanouit.

La dartre phlycténoïde ou vésiculaire conduit fréquemment à la mort, lorsqu'elle devient confluente et qu'elle envahit toute la
peau : elle est quelquefois si universellement
répandue, que les individus qui en sont frappés
perdent la faculté de se mouvoir ; toutes leurs
fonctions sont embarrassées : aux douleurs locales viennent se joindre des souffrances inté-
rieures qui sont d'une violence excessive, des
anxiétés, des mouvemens spasmodiqnes, de fréquentes défaillances. Du reste, les symptômes
qui se manifestent sont absolument analogues à la
direction que prend le virus dartreux. S'il se porte
vers la tête, il y a douleur vive de cette partie, un
délire et affreux tintement d'oreilles ; s'il gagne la
poitrine, il y a des palpitations et une gène continuelle dans la respiration ; enfin, s'il s'étend jus-

qu'aux intestins, il survient un sentiment de tension et de brûlure dans le ventre et dans les aines ; les malades sont épuisés par une diarrhée continuelle, etc. C'est alors que les urines sont rouges et très enflammées. Parlerai-je des ulcérations produites par la dartre vésiculaire ? elles rendent une humeur noire et corrompue ; presque toujours elles sont superficielles. Cependant la dartre rampe dans l'intérieur du corps ; elle occasionne quelquefois une toux opiniâtre et l'expectoration de quelques crachats purulens. Pourquoi faut-il que dans cette déplorable circonstance le malade n'avale par fois qu'avec une peine extrême ? Quelquefois on a vu la gangrène suivre l'éruption de cette horrible dartre, provoquer la chûte des doigts, et causer d'affreux ravages sur tous les membres. On a vu des malades succomber par la seule violence des vésicules, qui, se multipliant à l'infini, déchiraient universellement la peau, et la couvraient de plaies livides et noirâtres.

Observations relatives à la Dartre vésiculaire.

Première observation. — Madame J..., âgée de trente-deux ans, d'un tempérament très nerveux, me consulta pour une dartre vésiculaire qui occupait la partie postérieure du dos ; elle avait environ dix pouces de longueur sur six de large. Cette affection devait son origine à des peines morales et à une vive frayeur. La partie malade était devenue le siège d'une vive démangeaison. Peu de temps après, se déclarèrent une grande quantité de petits boutons très rapprochés les uns des autres ; ils ne tardèrent pas à se convertir en vésicules dont quelques-unes avaient une grande dimension ; elles laissaient échapper une humeur jaunâtre. La peau était souillée çà et là par de petits ulcères qui suppuraient ; elle était très rouge et les cuissons très vives. Comme madame J. n'était pas bien réglée, je fis poser quinze sangsues à la vulve ; des cataplasmes furent appliqués sur la partie affectée. Nous ne tardâmes pas à obtenir une amélioration sensible ; l'inflammation se dissipa, mais les vésicules brisées étaient bientôt remplacées par d'autres, et les ulcérations, quoique moins étendues, existaient toujours. Elle fut soumise au nouveau mode de traitement, et fut radicalement guérie au bout de sept mois et cinq jours.

Comme la dartre vésiculaire a une grande tendance à se reproduire, je fis appliquer de nouveau des sangsues, et fis continuer long-temps encore le traitement, afin d'empêcher toute récidive. J'ai vu cette dame long-temps après ; elle ne s'était plus ressentie de rien.

Deuxième observation. — Mademoiselle D..., d'une bonne constitution, âgée de quinze ans, déjà

bien réglée, et jouissant d'une santé parfaite, eut
sur la moitié droite du front, et sans cause connue,
une dartre vésiculaire. Une abondante suppuration
donnait lieu à la formation de croûtes verdâtres. La
cuisson que suscitait cette affection était tellement
violente, qu'elle se déchirait jusqu'au sang. Environ
quatre mois de traitement suffirent à son entier réta-
blissement.

ESPÈCE HUITIÈME.

Dartre érythémoïde. *Herpes erythemoides.*

Cette espèce de dartre se manifeste sur une
ou plusieurs parties de la peau par des élevures
rouges et enflammées. Ces échauboulures se terminent à la longue par de légères exfolations de
l'épiderme.

Cette affection a été rarement observée ; cependant Vogel paraît l'avoir connue. En effet,
cet auteur fait mention d'une maladie qui se déclare par des plaques d'un rouge foncé, lesquelles sont ardentes et excitent de la démangeaison ; elles viennent avec ou sans fièvre : elles sont
accompagnées de douleurs vagues dans la tête
ou dans les épaules ; ensuite ces plaques pâlissent
et se terminent par une chûte d'écailles légères.

Je reconnais dans ce tableau la plupart des

phénomènes que je décris. Ce sont pareillement des taches rouges, isolées, qui s'étalent sur le dos des mains, sur le visage, sur la poitrine, etc. Ces taches laissent entre elles des intervalles où la peau est parfaitement saine et naturelle. On croirait, au premier coup-d'œil, que le malade a été piqué par des insectes venimeux, tels que les cousins, les frelons, les abeilles, etc.

Dans tous les endroits affectés, la peau s'irrite et se gonfle; après quelques jours, lorsque l'état inflammatoire diminue, elle se ride ou se gerce en s'affaissant. Elle était d'abord d'un rouge cinâbre; mais ensuite elle prend une teinte bleuâtre ou violacée, quelquefois jaunâtre; enfin son épiderme se résout en matière farineuse.

Des malades éprouvent des picotemens légers et superficiels, analogues à ceux que ferait éprouver l'application d'une eau âcre ou saline sur une plaie, un sentiment de gêne et de raideur, et une sorte de fourmillement. Lorsqu'il y a de la fièvre, la tête est affectée d'une douleur sourde et pesante, etc.

Cette dartre a beaucoup d'analogie avec la dartre vésiculaire, relativement à la marche des phénomènes. Elles ont en outre cela de commun, qu'elles parcourent toutes deux leurs périodes tantôt en peu de jours, tantôt en plusieurs mois. Cependant cette dartre peut durer long-temps et

affecter un caractère chronique, car les échauboulures ne s'évanouissent sur une partie du
corps que pour se porter sur une autre.

Observation relative à la Dartre érythémoïde.

Mademoiselle B., âgée de 22 ans, d'un tempérament
sanguin, éprouva, sans cause connue, une forte fièvre;
en même temps se développèrent, sur la totalité de la
poitrine et du ventre, des élevures ou taches rouges très
saillantes, de la dimension d'une pièce de dix sous;
elles étaient extrêmement multipliées, et excitaient
d'insupportables démangeaisons. Une saignée au bras
fut pratiquée, on appliqua deux fois des sangsues à
la vulve; la fièvre cessa, et la peau, qui était légèrement rouge dans l'intervalle des plaques, recouvra
sa couleur naturelle. Ces élevures se flétrissaient dans
une partie pour se raviver dans d'autres. La santé
était fort bonne. La dartre affecta un caractère de
chronicité qui me permit de la combattre par le nouveau procédé. Environ cinq mois de traitement suffirent à sa guérison.

ESPÈCE NEUVIÈME.

Dartre tuberculeuse. *Herpes tuberculosus.*

Cette espèce de dartre se manifeste sur une ou plusieurs parties du corps par des tubercules ou des tumeurs, des végétations, des fongosités, qui rendent le corps des malades plus ou moins hideux.

Souvent cette affection ne se manifeste que par un léger gonflement de la peau, qui bientôt prend plus de saillie et d'étendue ; elle forme de petites tumeurs aplaties, souvent irrégulières, le plus ordinairement ovales ; elles sont luisantes, dures et résistent au toucher, leur couleur est quelquefois d'un rouge foncé, d'autres fois d'un rose pâle ; du reste, cette coloration présente quelques différences selon la température, et chez les femmes aux époques menstruelles.

Ces petites tumeurs tuberculeuses qui peuvent acquérir plusieurs pouces de diamètre, siègent le plus ordinairement à la partie antérieure de la poitrine. Cependant on les voit se manifester sur le cou, au visage, sur les bras et dans d'autres parties du corps. Quelquefois, on les voit avec le temps se ramollir, s'ouvrir, et fournir un pus épais, gommeux, d'une couleur verdâtre ; d'autres fois il en résulte des ulcères vi-

rulens, et le liquide qui en découle est d'une
telle acrimonie qu'il cause la mortification de la
peau. Quelquefois cette espèce de dartres se manifeste par des excroissances composées de petits
lobules granulés qui rendent une humeur âcre,
qui pullulent et se développent à la manière des
fraises et des framboises dont elles ont la forme,
la couleur et très souvent le volume. Ces petites pustules granulées et fongueuses, qui crois-
sent successivement et s'élèvent considérablement au-dessus du niveau de la peau, sont rougeâtres ou d'un violet foncé, isolées ou réunies,
et donnent lieu à l'écoulement d'une matière visqueuse et gluante. Si cette humeur séjourne
long-temps sur ces excroissances, elle devient
d'une puanteur excessive; les malades éprouvent des démangeaisons et une sorte de tension
dans la totalité de la peau. Dans le premier
temps de son existence, ces végétations sont tellement dures qu'on est loin de soupçonner une
suppuration prochaine; mais dans la seconde période, la peau qui les recouvre se déchire, et
chaque tubercule devient un ulcère fétide : c'est
par les progrès de leur décomposition que ces
tubercules prennent successivement la couleur
d'un noir verdâtre, ou une teinte violacée très
obscure. On s'imagine voir des fruits se pourrir
sur la tige qui les supporte.

Quand cette maladie prend le masque de la

maladie vénérienne, ces désordres sont presque toujours plus horribles. Lorsque ce mal affreux a fait des progrès considérables, la peau est si profondément altérée que les cheveux et les poils perdent leur couleur; souvent le virus pénètre dans le système osseux et y produit des ravages considérables. Les os, frappés par la douleur, se gonflent, deviennent spongieux et se carient.

La tête de certains malades se couvre de végétations spongieuses et d'ulcères dont les bords sont calleux et comme déchirés : ces ulcères sont d'une puanteur si intolérable, que les corps de ceux qui en sont atteints sont, pour ainsi dire, corrompus avant leur mort. Rien n'excite davantage la compassion que les cris que leur arrache la douleur.

Enfin la dartre tuberculeuse est quelquefois poussée à un tel degré d'intensité qu'elle constitue ce que l'on nomme la *lèpre*, la plus redoutable des maladies cutanées, une de celles qui tiennent la première place dans l'histoire des malheurs du genre humain. Nos pères la regardaient comme un signe non équivoque de la vengeance céleste; son nom seul inspirait de l'horreur à tous les peuples. Il est peu de désartres qui aient fait autant de victimes; et, ce qu'il y a de plus triste, c'est que la mort ne termine que lentement les souffrances des infortunés qui en sont atteints. « Il semble que ce mal, dit énergiquement M. de Pons, en veuille moins à l'existence de l'homme qu'à ses formes, et qu'il fasse plutôt consister son triomphe à dégrader qu'à détruire. » Une seule observation recueillie à l'hôpital Saint-Louis suffira pour mettre au jour cette vérité, et retracera beaucoup mieux, je le pense, les symptômes de cette épouvantable maladie.

Le nommé Arnout, pauvre bûcheron de la forêt des Ardennes, fait le sujet de cette observation. Cet homme, qui pouvait avoir atteint l'âge d'environ trente ans, rapportait l'origine de sa maladie à une chute de cheval qu'il avait faite dans l'eau. (Il est probable que cet individu portait le germe funeste de la lèpre, et que cette circonstance, ainsi que le coup qu'il reçut plus tard, la développa.) Il fut exposé à un froid très vif et très prolongé. A cet accident succéda une fièvre très véhémente. Une contusion forte qu'il reçut à la jambe droite fut suivie, deux mois après, d'un épaississement prodigieux de l'épiderme, et d'un engorgement consécutif de cette même jambe. Il était alors âgé de quatorze à quinze ans. Cet engorgement dura jusqu'à vingt ans, époque à laquelle il se prolongea jusqu'à la cuisse : dans la suite la jambe et la cuisse gauche furent également attaquées ; elles étaient recouvertes d'écailles qui se desséchaient, tombaient et étaient remplacées par d'autres : tel est du moins le rapport que le malade fit de ce qui avait précédé lorsqu'il se présenta à l'hôpital. Mais alors sa peau avait totalement contracté la dégénération lépreuse ; elle était dure, calleuse, hérissée de tumeurs et de tubercules, hideusement traversée par des rides profondes ; elle était d'une couleur grisâtre semblable à celle de l'éléphant (1) ou du chien de mer. Plusieurs personnes furent alors à même d'observer des fragmens de cette peau dégénérée, que M. le docteur Ruette présenta à différentes sociétés savantes. D'ailleurs, le malade avait les autres symptômes qui caractérisent la lèpre tuberculeuse : son visage était horriblement gonflé, il offrait deux larges sillons le long de la commissure des deux lèvres, devenues très épaisses. Le front était saillant, et présentait beaucoup de rides ; les oreilles et les ailes du nez avaient monstrueusement grossi ; sa face était huileuse et blafarde, etc. ; son haleine était pestiférée. Le malade ne rendait que des sons rauques et glapissans ; le ventre était extrêmement gonflé, etc. ; le malade succomba.

Tel est le triste et douloureux tableau de la dartre tuberculeuse lorsqu'elle a fait des progrès

______

(1) On a aussi donné à la lèpre le nom d'*éléphantiasis*, parce que ceux qui en sont attaqués ont la peau dure, écailleuse, épaisse, inégale et ridée, comme celle des éléphans.

considérables, et qu'elle se développe avec toute son énergie.

Observations relatives à la Dartre tuberculeuse.

Première observation. — M. D..., d'un tempérament très sanguin, âgé de cinquante-quatre ans, né de parens dartreux, éprouva à la tête de très vives démangeaisons; une matière farineuse s'en échappait. Plusieurs tubercules se manifestèrent au menton; ils étaient d'une extrême dureté. En même temps toute l'étendue de la peau se couvrit, de proche en proche, de plaques dartreuses arrondies, d'une très grande étendue; elle devint d'une excessive dureté : elle était sèche comme du bois, et laissait échapper une grande quantité d'écailles. De très vives démangeaisons se faisaient ressentir, et, lorsqu'il se grattait, il lui semblait qu'un voile était interposé entre ses doigts et la partie qu'il touchait. Tous les moyens qui furent mis en usage contre cette affreuse maladie échouèrent. Le visage ne tarda pas à s'affecter; le nez, les oreilles et le front s'engorgèrent, et prirent un accroissement considérable. Différentes ulcérations formées çà et là laissaient échapper une matière infecte, en même temps qu'il naissait de ces foyers purulens des excroissances charnues qui donnaient à la physionomie l'aspect le plus hideux. Les ongles acquirent une teinte jaunâtre, et la barbe et les cheveux tombèrent en totalité. Rien ne peut dépeindre tout ce qu'avait de dégoûtant et d'affreux un être qui avait perdu la physionomie humaine, et dont la peau raboteuse était à la fois recouverte d'ulcères, de croûtes, de végétations et de rides profondes ; telle était la situation déplorable de M. D. lorsqu'il vint me consulter. Quoiqu'il fût livré au plus affreux désespoir, toutes les fonctions s'opéraient avec intégrité, et les forces n'avaient été nullement altérées. Je ne me dissimulai pas les difficultés sans nombre que j'aurais à vaincre ; cependant la force, le courage de ce malheureux doublèrent mon zèle, et je me décidai à le soumettre à mon traitement. Un mois s'était à peine écoulé, qu'une légère amélioration se fit ressentir ; au bout de trois mois, le visage était parfaitement nétoyé ; graduellement la peau acquit plus de sensibilité ; les croûtes et les écailles étaient moins abondantes ; enfin, après vingt mois d'un traitement sévère, nous obtînmes une guérison radicale. La barbe repoussa, mais les cheveux furent perdus. Au moment où j'écris, ce monsieur est de retour d'Italie, et sous l'influence d'une chaleur atmosphérique plus pénétrante, sa peau ne s'est pas recouverte du plus léger bouton.

Deuxième observation. — M. de V..., âgé de trente-neuf ans, d'une constitution éminement lymphatique, né d'un père écrouelleux, éprouva quelques démangeaisons sur les parties latérales du cou ; en même temps de petites tumeurs ovales de la dimension d'une grosse fève se développèrent ; elles

étaient d'une couleur rose. Elles acquirent une grande dimension, et la démangsaison qu'éprouvait alors le
malade était vive et lancinante. Le plus gros de ces tubercules s'enflamma, et une suppuration se manifesta
bientôt après. Telle était la position de M. de V.
lorsqu'il vint me consulter, après six mois d'un traitement infructeux. Je le soumis de suite au dépuratif
interne; j'associai à ces moyens des substances toniques
susceptibles de ranimer sa constitution affaiblie, et
j'eus la satisfaction d'opérer en neuf mois une guérison radicale.

Troisième observation. — M. B..., âgé de vingt-
sept ans environ, portait depuis trois ans à la cuisse
droite un ulcère de la dimension d'une pièce de six
francs. Du sein de cette plaie s'élevait une excroissance charnue qui simulait plusieurs framboises
groupées ; de leurs granulations s'échappait une humeur âcre et d'une extrême fétidité. Les démangeaisons les plus vives se faisaient ressentir plus particulièrement sous l'influence de la chaleur du lit. Plus
de cent bains de vapeur et des sirops de toute espèce
ne produisirent pas la plus légère amélioration. Soumis au nouveau mode de traitement, au bout de huit
mois et demi, il obtint une guérison radicale.

DES CAUSES

·DES

AFFECTIONS DARTREUSES.

Les causes des affections dartreuses peuvent être divisées en deux grandes classes : les unes sont organiques, c'est-à-dire inhérentes au sujet même ; les autres sont extérieures ou accidentelles. Une des principales causes appartenant à la première classe, est le trouble apporté à l'acte de la transpiration. Lorsque cette fonction est viciée, les particules salines, glutineuses et huileuses auxquelles la peau sert d'émonctoire se rassemblent sous l'épiderme, y déterminent des points d'irritation, et introduisent dans l'économie une acrimonie particulière qui est une source des affections dartreuses.

Parmi les causes organiques des dartres, il faut compter en second lieu la transmission du principe dartreux des pères aux enfans. Lory ne pense pas que l'on puisse nier la possibilité et l'existence de cette transmission. J'ai d'ailleurs des faits très nombreux qui la prouvent, et telle est l'opinion du professeur Alibert, qu'il étaie de plusieurs observations : « J'ai donné, dit-il, des soins à une famille dans laquelle tous les enfans, au nombre de cinq, étaient tourmentés d'une dartre boutonneuse dont leurs parens avaient été affectés. » Je dois faire ici une observation fort importante, c'est que cette disposition héréditaire, dont les progrès donnent naissance à une maladie si cruelle, mérite d'être observée dès son origine, afin que l'on puisse prévenir les maux dont elle menace ceux qui en portent le germe. Ses commencemens se manisfestent par de petits boutons épars çà et là, qui n'incommodent que par un léger prurit, et dont on s'aperçoit à peine lorsque le visage n'en est pas le siège. Plutôt que de s'assujettir dès cette époque à un traitement convenable, on se fie trop à une santé d'ailleurs florissante ; mais bientôt cette éruption dartreuse, qui n'eût été rien dès son principe, se développe avec force, et devient la source des plus graves accidens.

Il faut une prédisposition particulière pour pouvoir contracter des dartres ; elle est si grande chez certains individus, que la moindre égratignure donne lieu à leur développement. Les vieillards, les femmes à l'époque de leur retour et les tempéramens lymphatiques et nerveux réunis y sont plus exposés que les autres individus. Toutes les inflammations boutonneuses de la peau peuvent prendre le caractère dartreux : on les voit souvent survenir aussi autour des cautères, des sétons ou des vésicatoires que l'on irrite depuis long-temps pour les faire suppurer.

Il n'est pas rare de voir les dartres succéder aux hémorrhoïdes, au desséchement de certains ulcères, et à la suppression des règles ou de toute autre évacuation naturelle ou artificielle, telle qu'un cautère. On voit aussi ces maladies se développer avec assez d'intensité chez les femmes qui ont atteint leur âge critique.

Les dartres peuvent devoir leur origine aux ravages de la petite vérole, de la rougeole et de la gale, surtout lorsqu'elle a vieilli sur la peau. Elles tiennent souvent à un vice vénérien, scrofuleux scorbutique, dégénéré. Les maladies du foie, de la rate et des autres organes du bas-ventre, y donnent quelquefois lieu. On les voit se manifester avec une très grande intensité à la suite des couches mal soignées; elles ont alors reçu le nom de *dartres laiteuses*. J'en ai guéri plusieurs qui avaient leur siège aux parties génitales, et qui ne laissaient pas un moment de calme aux personnes qui en étaient atteintes, tant les démangeaisons qu'elles suscitaient étaient insupportables. Enfin, les enfans conçus pendant l'époque de la menstruation portent souvent en naissant le germe de cette funeste maladie.

Il me reste à parler maintenant des causes extérieures qui favorisent le développement des dartres. On a observé qu'elles sont plus communes dans les pays chauds que dans les climats tempérés ou les régions septentrionales. Dans les contrées où nous vivons, c'est plus particulièrement l'été que les affections dartreuses se déclarent. Cependant, dans quelques circonstances, plus rares, à la vérité, je les ai vues se manifester au gros de l'hiver.

Les dartres doivent aussi leur origine aux habitations humides, malpropres et peu aérées ; souvent elles dépendent d'une nourriture malsaine et de difficile digestion, telle que le gibier, les viandes salées, fumées, séchées, les vins verts, acerbes, les eaux stagnantes ou corrompues. C'est une observation commune de voir des dartreux éprouver des démangeaisons plus vives lorsqu'ils ont mangé quelque nourriture échauffante et indigeste. Du temps de la disette révolutionnaire, lorsque le peuple se nourrissait à Paris des viandes gâtées, et qui souvent appartenaient à des animaux morts de quelque maladie, les dartres sévirent d'une manière presque épidémique.

Les individus qui négligent les ressources de l'hygiène, qui vivent dans la malpropreté, qui portent toujours le même linge et les mêmes vê-

temens, sont très exposés aux éruptions dartreuses. Les fatigues, les veilles, les travaux du ca-
binet, la vie sédentaire, suscitent aussi leur développement. Des causes mécaniques, telles que
des coups, mettant en jeu une acrimonie existant déjà dans l'économie, deviennent très souvent la source de ces maladies. J'ai vu plusieurs dartres rongeantes qui n'avaient pas d'autre origine.

Le genre d'occupation, les arts, les métiers, etc.,
sont des causes extérieures non moins agissan-
tes. Les cuisiniers, les pâtissiers, les boulangers,
les meûniers, les amidonniers, les tanneurs,
toutes les personnes qui manient des substances
irritantes, et celles qui travaillent journellement
dans les mines, ont souvent le corps dévoré par
des éruptions dartreuses.

Des exhalaisons fétides süffisent quelquefois
pour développer sur la peau des boutons qui
finissent par prendre le caractère dartreux.
Je possède à ce sujet un fait très remarquable. Pendant l'épidémie du choléra, une dame
qui habitait une rue où passait beaucoup de
convois, en sentait les approches par des boutons qui se développaient sur ses mains. Sans en
être avertie et par la seule irritation qu'elle
éprouvait à la peau, elle prédisait qu'un corps
mort passait dans la rue. Si la puissance de ces
émanations putrides offre quelque chose de sin-

gulier, ne doit-on pas être surpris davantage encore qu'on n'ait compté dans cette même rue
qu'une maison où il y ait eu des cholériques, et
quand, d'après le fait précédent, on devait redouter dans ce quartier tous les ravages de l'épidémie,
ce qui n'a pas eu lieu ; n'est-il pas permis de dire
qu'il est en médecine des choses inexplicables,
et qu'on doit se contenter seulement de pouvoir
les apprécier.

C'est aux peines morales que l'on doit le plus
communément le développement des maladies
dartreuses : elles pervertissent, affaiblissent notre
raison, minent sourdement les ressorts de notre
organisation, et ont une telle influence sur toute
l'étendue de la peau, qu'elles détériorent sa texture, sa couleur, ses propriétés vitales, et laissent sur tous nos traits des traces indélébiles de
nos souffrances.

De nombreuses observations m'ont éclairé sur
toute l'influence que peuvent avoir les troubles
moraux sur le développement des affections dartreuses. Il me suffira d'en rappeler une seule,
dont le souvenir ne s'échappera jamais de ma
mémoire.

Madame de B.... habitait Nîmes lorsque les
troubles de 1815 éclatèrent ; sa maison fut sac-
cagée ; son mari, égorgé, mourut victime de ses
opinions politiques ; elle n'échappa qu'avec peine
au fer des assassins qui portaient la désolation

et la mort dans cette contrée. Il semblait que le malheur s'attachât à ses pas, car elle venait de perdre un fils qu'elle chérissait tendrement, ce qui avait déjà beaucoup altéré sa santé. En proie à la douleur la plus amère, elle quitta ce sol ensanglanté, et vint à Paris près d'une sœur qu'elle y avait. Tout faisait espérer que le temps et les consolations de l'amitié apporteraient quelque calme au chagrin profond qui la dévorait. Vain espoir ! sa santé se détériorait tous les jours de plus en plus ; à peine pouvait-elle goûter quelques instans de repos : des rêves affreux venaient déchirer son âme ; la plus grande vigilance ne l'empêchait pas quelquefois de sortir spontanément de son lit, et de parcourir son appartement à moitié éveillée et dans un état presque comparable au somnambulisme ; rien ne pouvait apporter du calme à son affreuse situation. Cependant une dartre croûteuse se développa sur toute la figure et la partie antérieure de la poitrine. Les progrès de l'inflammation qui l'accompagnait furent tels que la tête devint énorme. Les traits de cette dame étaient décomposés, au point de la rendre méconnaissable. A l'aide d'une saignée et des sangsues appliquées au cou, la tête revint à son état naturel ; mais l'éruption croûteuse subsista, et des ulcérations très profondes se formèrent ; une humeur fétide et très abondante s'en échappait. Des moyens adaptés à sa position furent mis en usage ; en peu de jours son état physique s'améliora, mais sa mélancolie augmentait sous l'influence du mal qui la dévorait, elle ne répondait à aucune des questions qu'on lui adressait ; elle semblait méditer quelque funeste projet. Un jour, sous un prétexte, elle renvoya sa garde, s'enferma chez elle et accomplit un affreux suicide. On trouva cette infortunée, à peine âgée de trente-six ans, baignée dans son sang ; elle s'était donné la mort à l'aide d'un couteau ; elle venait d'expirer ! Jetons un voile sur cette scène d'horreur et de désolation trop affligeante pour l'humanité !

J'ai signalé les principales causes qui produisent les affections dartreuses ; elles sont tellement multipliées, qu'il deviendrait fastidieux de les passer toutes en revue, et d'ailleurs le pourrais-je, lorsque leur appréciation est souvent si difficile, je dirai même impossible ?

DU TRAITEMENT DES DARTRES

ET

DU RÉGIME A SUIVRE

DANS CES MALADIES.

I.

La cure des dartres doit être regardée comme une des plus difficiles que présente l'exercice de la médecine. Il n'est pas de moyens qu'on n'ait mis en usage pour les combattre, et toujours sans le moindre succès. Cette affection désespérante résistera toujours aux médecins qui n'en ont pas fait un objet spécial de leurs études; il m'a fallu près de dix-sept années de travaux pour établir sur des bases solides ma doctrine et pour confirmer l'efficacité de mon procédé médical.

II.

Par suite d'une ancienne théorie, quelques médecins n'ont voulu opposer aux maladies de la peau que des moyens externes sans l'emploi d'aucun moyen interne capable de dépurer le sang; qu'en est-il souvent résulté? la disparition de l'affection dartreuse, qui refoulée à l'intérieur, a donné lieu aux désordres les plus graves, désordres organiques qui se sont montrés rebelles à toutes les ressources de l'art.

III.

D'autres médecins, tombant dans un excès contraire, prétendent guérir les affections dartreuses par le seul emploi des moyens internes. Dans leur inexpérience, ils ne s'aperçoivent pas que ces maladies exigent des applications externes. Sans doute que, par des moyens internes, il faut détruire le principe, mais l'effet produit ne devient-il pas lui-même, à son tour, cause de la maladie; la peau n'absorbe-t-elle pas, ne pompe-t-elle pas ces humeurs que le sang vicié jette à sa surface, et dès lors n'est-il pas nécessaire, tout en détruisant le foyer intérieur du mal, d'extirper par des moyens externes, ces boutons, ces écailles, ces croûtes, ces impuretés qui irritent la peau, la détériorent et occasionnent souvent de très vives, d'insupportables démangeaisons? Que conclure de ces faits, si ce n'est que le traitement des dartres doit se composer à la fois de moyens internes et externes habilement combinés. C'est là une vérité au-delà de laquelle il n'y a qu'erreur.

IV.

Débarrasser l'économie du principe dartreux
dont elle est infectée, tel est le but qu'on doit se
proposer, et pour y arriver, plusieurs indications
à remplir se présentent : c'est d'exciter l'écoulement des urines et de favoriser la transpiration
insensible, deux voies par lesquelles on peut dépurer le sang, car c'est par elles que la nature se
dépouille des impuretés qui l'assiégent; c'est d'entretenir la liberté du ventre, de nétoyer la peau
et de fortifier son tissu radicalement affaibli dans
ce genre de maladie.

V.

On remplit une première indication en soumettant le malade à l'usage de la *poudre végétale*
prise à la dose indiquée. (*Voy.* page 36.) Ce médicament dépuratf, tout en adoucissant l'estomac
et les intestins, favorise la transpiration insensible, facilite l'écoulement des urines et expulse
ainsi jusqu'à la dernière parcelle du principe
dartreux; ce moyen dépuratif s'adapte à tous les
âges, aux constitutions les plus faibles et les plus
délicates : cependant, étant obligé de soumettre
très souvent à ce traitement anti-dartreux des
enfans qui ne comptaient encore que quelques

mois d'existence, je l'ai prescrit à leurs nourrices, dans le but de communiquer à leur lait des propriétés dépuratives; je n'ai eu qu'à me louer de cette méthode. (*Voy*. pages 37 et 38.)

VI.

Le malade se purgera deux fois par mois si l'affection est légère, et trois fois par mois si elle est plus grave. Ce purgatif est d'un emploi facile (*voy*. page 39, la manière d'en user), et tout en évacuant les matières humorales des premières voies qui deviennent si souvent le foyer d'un grand nombre de maladies, et entre autres des affections dartreuses, il produit sur l'estomac et sur les intestins un effet tonique essentiellement salutaire et qui est dû à la rhubarbe qui entre dans sa composition; tout en profitant des avantages que les purgatifs peuvent offrir, il faut les interrompre lorsque les malades se trouvent fatigués, il faut aussi proportionner leur dose à l'âge des malades. (*Voy*. page 41.)

VII.

Toutes les parties affectées de dartres seront frictionnées avec la pommade anti-dartreuse. Lorsque l'affection est grave, la friction doit être faite matin et soir, si elle est légère, une fois par jour seulement suffit. (*Voy.* page 42, la manière d'user de la pommade.) Elle fait cesser promptement les démangeaisons qui tourmentent les malades, sous son influence la peau se nétoie, se fortifie et se rapproche graduellement de son aspect naturel. Comme c'est quelquefois vers le milieu de la nuit qu'un accès de démangeaison se manifeste, le malade pourra immédiatement se soulager en faisant une friction qui ramenera promptement le calme et le sommeil.

Nota. Toutes les parties affectées de dartres seront frictionnées avec la pommade anti-dartreuse. Mais si la dartre était rouge, douloureuse, il serait bon, avant d'en venir à la pommade, d'appliquer à nu sur les parties malades, des cataplasmes de mie de pain et d'eau, et si l'inflammation persistait, il deviendrait nécessaire d'appliquer quelques sangsues sur la partie ou pratiquer une saignée, si le malade était sanguin. Ces cas assez rares doivent faire l'objet d'une consultation particulière.

VIII.

Les moyens les plus propres à la guérison des dartres étant ceux qui favorisent la transpiration, nul doute que les bains tièdes simples ne puissent convenir pour remplir ce but; en effet, une expérience journalière me prouve qu'ils sont d'une grande efficacité pour combattre ces maladies où il est nécessaire de rafraîchir toute l'organisation, d'adoucir, de calmer l'irritation de la peau, de la nétoyer, soit pour faciliter la transpiration, soit pour faire pénétrer la pom-

made avec plus de facilité dans les pores ou ouvertures dont elle est criblée.

IX.

Lorsque la dartre est grave et qu'elle occupe
une grande étendue sur la peau, trois ou quatre
bains par semaine sont nécessaires. Lorsque l'affection est moindre, deux bains suffisent, si elle
est très légère, un seul remplira l'indication vou-
lue. Le bain sera pris à une température agréable,
on devra y rester une bonne heure et davantage.
J'ai donné mes soins à des malades qui y sont
restés des heures entières avec beaucoup d'avantage. Sous l'influence de cette immersion prolongée, la peau s'épanouit, le système nerveux
fait retentir au loin dans les profondeurs de nos
organes, ce calme qu'il éprouve; et si on a soin
d'entrer dans un lit chaud après ce bain, on obtient des effets essentiellement salutaires.

Quoiqu'une expérience journalière m'ait prouvé qu'ils sont d'une grande efficacité dans ces maladies, je dois cependant faire observer qu'il est quelques cas où il faut en user avec prudence. Il est
en effet quelques malades chez lesquels l'affection dartreuse est arrivée à un tel degré, qu'ils
ne peuvent guère les supporter sans de grandes
anxiétés, des palpitations de cœur, des lassitudes
et des maux de tête.

Il faut donc, dans certaines circonstances, les interdire, mais les employer dans le plus grand nombre des cas; car il est d'observation que les dartreux éprouvent une amélioration sensible dans leur état, après l'usage d'un bain.

En été, les bains froids, de mer ou de rivière, offrent quelquefois des avantages réels, mais il ne s'agit que de bien apprécier dans quelle espèce de dartre et à quelle période de la maladie il convient de les employer, afin d'en obtenir un résultat favorable. Ces cas doivent faire l'objet d'une consultation particulière.

X.

Le régime à suivre, est celui que j'ai tracé page 46 de ce Mémoire. J'ajouterai seulement que les personnes affectées de dartres se priveront des coquillages, de viande de porc, et ne mangeront que rarement du poisson, elles ne prendront absolument rien de trop salé ou épicé, elles s'abstiendront de liqueurs, d'eau-de-vie, et ne boiront jamais que le vin bien trempé.

Leurs alimens seront adoucissans et rafraîchissans, tels que les plantes potagères douces, les viandes blanches, le lait, le riz, les œufs, les fruits mûrs, etc.

TRAITEMENT

DE

LA TEIGNE ET DE LA GALE.

Je ne puis passer sous silence le traitement barbare désigné sous le nom de *calotte*, et que beaucoup de médecins emploient encore pour combattre la teigne. Ce procédé consiste à étendre sur la toile une préparation composée de farine de seigle, de fort vinaigre et de poix. C'est après avoir préalablement ramolli et fait tomber les croûtes par des cataplasmes, qu'on pose l'emplâtre dont s'agit, et qu'on le laisse séjourner et sécher sur le cuir chevelu. Trois jours après, on l'en arrache avec violence et on en renouvelle l'application. On continue cette opération si cruelle pendant plusieurs mois, et chaque pansement entraîne l'avulsion d'une certaine quantité de cheveux. Ni les souffrances, ni les cris des enfans, pendant qu'on les torture pour arracher la calotte, n'ont pu faire abandonner ce procédé extraordinaire, dont les trop faibles avantages ne sauraient, dans aucun cas, compenser les graves inconvéniens.

Ma méthode, appliquée à cette maladie de l'enfance, est non seulement toujours certaine dans ses résultats, mais encore elle seconde parfaitement les vues de la nature, puisqu'elle tend à chasser du sang le principe de cette affection si funeste pour des êtres qui commencent la vie et qui ont un si grand besoin de notre intérêt et de notre appui. Le traitement et le régime à suivre dans le traitement de la teigne et de la gale, est celui que je viens de tracer pour les dartres. Je me borne donc à renvoyer le lecteur au chapitre précédent (page 134), j'ajouterai seulement que les cheveux de l'enfant affecté de la teigne, seront coupés très courts ; si l'affection est légère, ils seront souvent brossés et lavés avec de l'eau savonneuse chaude ou tiède, selon la saison. Si la teigne est grave, les cheveux seront rasés, c'est le moyen d'ailleurs d'empêcher que l'enfant ne reste chauve.

SCROFULES ou ECROUELLES

(HUMEURS FROIDES).

Il existe, ainsi que je l'ai déjà dit, une analogie incontestable entre les écrouelles, les dartres et les maladies vénériennes. En effet, ces trois maladies altèrent la peau par des pustules, des végétations, des ulcérations; elles produisent l'engorgement des glandes, se portent sur les membranes muqueuses qui tapissent les cavités et y produisent des écoulemens. Elles attaquent le système osseux, y occasionnent des caries, et peuvent exciter le gonflement des articulations et produire ce qu'on appelle des tumeurs blanches; enfin, un dernier trait qui vient confirmer l'analogie de ces trois affections, c'est qu'elles réclament le même mode de traitement, et qu'elles se développent sous l'influence des mêmes causes.

II.

Parmi les maladies chroniques qui affligent l'espèce humaine, il n'en est aucune qui soit plus digne de fixer l'attention des médecins que les écrouelles. C'est un des vices originaires les plus communs et les plus rebelles aux moyens curatifs journellement employés. Il n'en est guère de plus funeste, au jugement d'Hippocrate. Quelquefois le temps lui donne des forces, et ajoute en quelque sorte à l'horreur de ses symptômes. Quoiqu'il n'excite pas de grandes souffrances, il attriste les plus beaux jours de l'existence. Ce mal dégoûtant, qui nous rend le rebut de nos semblables, fait redouter l'union conjugale, il se transmet à nos descendans, il frappe l'enfant dans les bras de sa mère, et transforme les plus belles années de la vie en une série de peines et de souffrances.

III.

Cette maladie trouble toutes les lois de l'accroissement, souvent elle l'arrête, et plusieurs individus, par leur petitesse et leur difformité, sont un objet de commisération ou de rebut pour le reste des hommes. Quelquefois c'est un phénomène tout contraire, on a vu à l'hôpital Saint-Louis un homme écrouelleux, âgé de trente-deux ans ; il était né faible et resté maigre jusqu'à quatorze ans ; mais à cette époque, sa taille s'accrut à un tel point, qu'elle arriva presque soudainement à six pieds quatre pouces ; ses bras, ses mains, ses cuisses et ses pieds étaient d'un volume proportionné, c'est-à-dire du double de l'état ordinaire ; sa figure était alongée, sa langue d'une largeur considérable, sa voix était rauque et ressemblait à celle d'un acteur qui contrefait la voix d'un vieillard. Ce géant écrouelleux éprouvait des tiraillemens dans les jambes et des douleurs continuelles dans les reins. Il était tourmenté d'une soif si vive qu'il buvait jusqu'à dix-huit bouteilles d'eau pure tous les jours. Cet homme colossal urinait parfois avec tant d'abondance qu'il produisait une sorte d'inondation dans les lieux où il se trouvait, il avait d'autres infirmités qui sont inutiles à décrire, il n'éprouvait aucun attrait pour le sexe féminin.

IV.

Personne n'ignore que les premières atteintes de la maladie écrouelleuse se dirigent communément vers les glandes du cou ; c'est de ce premier siège que ses progrès s'étendent, et qu'elle se propage successivement jusqu'aux systèmes ou appareils dont l'économie animale se compose. Le vulgaire, qui a observé la lenteur avec laquelle cette affection parcourt ordinairement ses périodes, la désigne sous le nom d'*humeurs froides*. Une semblable épithète exprime une des plus justes idées dont la multitude soit en possession.

Les glandes les plus susceptibles d'être infectées par le vice scrofuleux se rencontrent surtout
aux deux angles de la mâchoire inférieure et au
cou. Ces glandes s'engorgent, augmentent de
volume, et deviennent très saillantes. Elles contractent une dureté très remarquable ; la peau
qui les recouvre conserve d'abord sa couleur naturelle, et n'a pas plus de sensibilité que de coutume ; mais, à mesure que les glandes s'irritent
pour devenir le centre d'un travail suppuratoire,
elles s'altèrent et prennent une couleur rougeâtre
ou purpurine ; enfin elles s'ulcèrent dans plu-
sièurs endroits, et laissent échapper une matière blanche, caséeuse, âcre et plus ou moins
fétide, selon qu'elle a plus ou moins séjourné
dans le foyer où elle a pris naissance.

V.

Les cicatrices qui succèdent aux ulcérations
ne sont jamais régulières, la peau reste dépri-
mée dans l'endroit où elles s'opèrent, et leurs
bords sont fongueux et proéminens, comme s'ils
avaient été réunis par une suture grossière. On
en voit qui restent béantes ou qui se rouvrent
instantanément lorsque le ciment muqueux n'a
point les conditions requises pour les consolider.
D'autres cicatrices se recouvrent d'une croûte
verdâtre et tuberculeuse, d'autres d'un bour-

soufflement celluleux. Enfin, il est des circonstances où la matière purulente, loin de se vider au dehors, s'épanche au contraire, sous la
peau pour y détruire les glandes et pour y former de vastes et tortueux dépôts. Cet accident
ne saurait avoir lieu sans que le malade soit con-
sumé par une fièvre continue, qui dessèche et
dévore progressivement tout le corps de l'individu.

VI.

Il est plusieurs maladies, dépendantes des
écrouelles. Si le poumon est attaqué d'une faiblesse
hériditaire ou acquise, les glandes bronchiales
s'engorgent, forment des tubercules qui suppurent, et établissent la pulmonie écrouelleuse.

Si, par l'usage d'une mauvaise nourriture, les
glandes situées dans le ventre ont été fatiguées,
c'est en elles que l'engorgement écrouelleux s'é-
tablit et forme ce qu'on appelle le *carreau* mal,
d'autant plus redoutable, qu'il attaque la vie
dans son aliment, en fermant le passage au chyle
réparateur. Alors le ventre de l'enfant est dur,
ballonné, les jambes maigrissent, la diarrhée est
continuelle et le marasme extrême: d'autres fois,
par l'effet du vice écrouelleux, les parties spongieuses des os s'engorgent spontanément; la carie succède au gonflement, ou bien le *rachitisme*

survient, et alors les os ramollis se courbent et cèdent au poids du corps ; la colonne épinière se courbe en divers sens , les organes renfermés dans l'intérieur de la poitrine éprouvent une grande gêne ; les vertèbres et les côtes quittent leur direction accoutumée et forment d'horribles saillies. Aussi voit-on qu'en général ces êtres infirmes , et dont les jambes s'alongent , ont des mouvemens qui sont d'une lenteur extrême, ils se voutent comme des vieillards décrépits, ils ont les glandes du cou en suppuration , et souvent leurs jambes se couvrent d'ulcères hideux.

VII.

La maladie écrouelleuse attaque souvent toutes les parties de notre organisation , elle introduit même dans toutes les secrétions muqueuses un ferment corrupteur qui les détériore. Il n'est pas rare de voir suinter de l'intérieur des narines une matière purulente qui a des qualités plus ou moins âcres; le cerumen , espèce de cire, qui découle de l'intérieur des oreilles et la chassie qui s'accumule autour des yeux, ont souvent la même âcreté, la même purulence; la sueur est d'un jaune verdâtre, les urines sont presque sablonneuses et sédimenteuses.

VIII.

Enfin des ulcérations s'établissent quelquefois sur différentes parties du corps, et sont constamment abreuvées par une humeur jaunâtre et ichoreuse. Cette activité corrosive semble se diriger de préférence vers la peau et les cartilages qui concourent à la formation du nez : ces parties sont presque toujours corrodées, ainsi que les paupières et la lèvre supérieure. Quand cet accident funeste s'unit au gonflement des joues et au boursouflement du tissu cellulaire ambiant, le patient perd alors tous les caractères distinctifs de la figure humaine. L'hôpital Saint-Louis est en quelque sorte peuplé de ces êtres infirmes et horriblement dégradés, dont l'aspect hideux épouvante les personnes qui ne sont pas dès long-temps aguerries à la contemplation des misères humaines.

IV.

Les bornes de ce Mémoire ne me permettent pas de suivre la maladie écrouelleuse dans toutes les parties de l'économie animale, car il est des circonstances où elle n'en épargne aucune : aussi me contenterai-je de faire observer que tant d'infirmités ne sont pas toujours préjudiciables à l'exercice plein et entier des fonctions cérébrales ; mais on remarque, au contraire, que la plupart des individus nés scrofuleux sont capables des plus grands grands efforts de l'esprit, que plusieurs se sont éminemment distingués par un entendement vaste et par une mémoire prodigieuse. Le médecin philosophe s'étonne

lorsqu'il voit ainsi les prodiges de la pensée humaine s'allier avec l'état maladif des organes. A
la vérité, l'anatomie nous démontre que le cerveau a plus de volume chez tous les sujets dont
la constitution est écrouelleuse : il serait à sou-
haiter que les métaphysiciens étudiassent profondément les effets de maladies physiques sur
l'énergie des facultés morales; ils y puiseraient
des renseignemens précieux pour l'agrandisse-
ment d'une science dont ils ne possèdent que des
lambeaux.

X.

Les écrouelles surviennent depuis l'âge de
trois ans jusqu'à sept ; cependant elles se manifestent aussi plus tard; on les a même vues paraître à un âge très avancé. Elles attaquent plus
particulièrement les personnes d'un tempérament lymphatique, celles qui habitent des lieux
humides, qui sont mal nourries, qui mènent une
vie indolente ou qui se livrent à des affections
tristes. Cette maladie est héréditaire; elle peut
épargner la première génération, et ne se manifester qu'à la seconde.

Il n'est pas rare de voir des enfans nés de
pères dartreux ou vénériens donner dès leur
naissance des signes du vice écrouelleux, et à
leur tour des pères écrouelleux transmettre à
leur descendans tous les symptômes des maladies
dartreuses.

XI.

J'ai souvent appelé mon attention sur cette multitude de jeunes filles qui, parvenues à la fleur de l'âge, viennent réclamer des soins à l'hôpital Saint-Louis pour quelque accident de la maladie scrofuleuse. On est réellement surpris de tous le contrastes que l'on observe sur une peau fraîche et souvent colorée d'un vif incarnat ; on voit s'élever çà et là, sur une seule partie du corps, des pustules et des croûtes sordides qui se changent en ulcères hideux. Le mal semble s'être, pour ainsi dire, concentré sur un point des tégumens, tandis que les autres présentent l'aspect de la santé la plus régulière et la plus brillante.

C'est surtout chez les femmes et chez les enfans que l'on remarque ces formes arrondies, ces contours polis, et surtout cette fraîcheur, qui tient à l'abondance des sucs muqueux répandus sur la peau. Telle était une femme du monde : aucune n'avait des regards plus expressifs et plus animés, un teint plus pur, plus éclatant de blancheur. Elle charmait par l'esprit et la grâce infinie de ses attitudes, etc. Cependant, elle portait sur l'une des parties latérales de son cou un ulcère très purulent, dont il fallait sans cesse masquer la présence par une fraise de gaze ou pallier la fétidité par des parfums.

XII.

Pour mieux faire ressortir tous les symptômes qui caractériseut l'affection écrouelleuse, je crois devoir consigner ici l'histoire d'un enfant digne de pitié. La douleur et la mort furent le seul héritage que lui légua son père, qui perdit la vie par suite d'une dartre vénérienne, qui lui dévora le nez et le front. Ce jeune garçon, âgé de quatorze ans, était rongé par les écrouelles depuis sa plus tendre enfance ; il eut un accroissement très pénible. Lorsqu'on le présenta à l'hôpital Saint-Louis, il avait l'air d'un *déterré* ; et certes une semblable expression n'est pas trop forte pour exprimer la triste situation où il se trouvait : son visage était couleur de feuille morte ; son nez était mince, court, écrasé ; ses yeux étaient ternes, et il n'y avait pas d'ailleurs le moindre jeu dans l'ensemble de sa physionomie. Toutes les glandes du cou étaient en suppuration ; le dos était courbé, les deux pieds avaient affecté des directions vicieuses ; les os de ce pauvre enfant ployaient sous le poids de son corps, si amaigri. On observait sur ses lèvres quelques croûtes sèches et noirâtres, et sur sa tête quelques cheveux rares et clairsemés comme on en rencontre sur le crâne des momies ou des cadavres embaumés depuis plusieurs siècles ; les dents se trouvaient habituellement recouvertes par un enduit noirâtre; tout le cartilage des deux oreilles était endurci comme du parchemin. Les mains de cet individu paraissaient raccornies, comme si elles avaient été rôties par le feu; les ongles manquaient ou croissaient à peine. Toute les articulations des doigts étaient comme soudées entre elles : aussi le malade ne pouvait en user pour saisir les objets qui se trouvaient à sa portée. Il avait une voix faible et grêle, en sorte qu'il fallait s'approcher très près de lui pour entendre les paroles qu'il proférait. Ses camarades de l'hôpital essayaient quelquefois de l'exciter à la gaîté, mais rien de plus sinistre que le sourire errant sur les lèvres d'un être dont la peau flétrie, offrait les couleurs et les dégradations de la mort.

XIII.

Je viens d'exposer les traits généraux et caractéristiques de la maladie écrouelleuse, telle que nous l'observons dans l'intérieur de nos grandes villes; mais il est des malades qui diffèrent absolument de ceux dont nous venons de parler, quant au physique et quant au moral, tels sont ceux qui naissent en quelque sorte victimes des circonstances locales et endémiques (1). Au sein

(1) Par maladies endémiques on entend celles qui sont par-

même des nations les plus civilisées , il est des
lieux marécageux , dont la population entière se
trouve entachée d'une espèce particulière d'é-
crouelle, qui mériterait une description à part,
elle se complique souvent de rhumatisme qui
rend une multitude d'individus boîteux ou absolument impotens. Cette infirmité s'accroît avec
l'âge, et comme leurs membres et leur corps
sont privés d'exercice , qu'ils ne se nourrissent
que de mauvais alimens, le sang circule à peine
dans leurs veines , ils maigrissent et se dessèchent comme des squelettes.

XIV.

Chez ces écrouelleux , on n'observe ni ces formes arrondies , ni cette blancheur de la peau ,
ni ce teint frais et rosé, ni cette vivacité morale
qui donne tant d'expression à la physionomie et
qui trompe souvent l'observateur sur la santé de
nos scrofuleux citadins. En général, leur peau
est flétrie, d'un jaune sale et comme terreux, leur
stature est grêle et raccourcie, leur corps décharné , leur visage abattu , leur regard terne ,
presque éteint ; on en voit qui ressemblent à

ticulières à certains pays, à certains peuples, comme le scorbut dans les contrées maritimes, la peste en Orient , la fièvre
jaune en Amérique, les écrouelles dans les pays bas et humides , dans les vallées sombres, les endroits marécageux.

des fantômes, et qui, peu avancés dans leur carrière , portent déjà sur leur visage toutes les rides de la décrépitude et d'une effrayante vétusté ; leur marche est lente comme celle des
vieillards , leur voix est sourde et cassée , leur
âme est inerte comme les rochers qu'ils habitent;
ils sont mornes, et presque toujours silencieux ,
comme les solitudes qui les environnent ; il en
est qui sont presque idiots , et ceux dont la tête
est moins mal organisée, sont ignorans et enclins
à la superstition. En général, rien de plus triste
que la misérable condition de ces villageois qui
errent comme des spectres dans les lieux sauvages où règne une nature marâtre, qui existent
sans manifester aucune énergie intérieure, et
dont la vie enfin n'est qu'une obscure végétation
depuis la naissance jusqu'à la mort.

DES CAUSES

DES

ECROUELLES.

1° Personne ne doute aujourd'hui que les écrouelles ne soient héréditaires. Les faits militent à chaque instant en faveur de cette opinion. Cette cause est, je dois le dire, la plus fréquente; il suffit que des parens soient infectés de ce vice pour que la postérité ne soit pas épargnée. Alors même qu'il ne se développe pas, il n'est pas difficile de s'apercevoir que les enfans en portent le germe dans leur économie physique.

2° Les causes qui disposent aux écrouelles tiennent donc communément à une disposition native, et aucune maladie ne se transmet plus aisément par voie de génération. Un père qui est naturellement faible et qui se trouve encore trop jeune lorsqu'il se marie, doit engendrer un être débile. Lorsqu'il y a chez lesparens une altération de glandes lymphatiques, cette

altération doit nécessairement passer à leur pro-
géniture, et se retrouver dans la construction
et la mixtion de leurs organes.

3° Les enfans qui ont le malheur d'être nés
de pères et de mères malades, dont la constitution est viciée par la vérole et l'abus du mercure, par les dartres, par le scorbut, par le
rhumatisme ou par toute autre maladie chronique, sont exposés aux écrouelles. Il suffit
quelquefois d'être né de parens trop jeunes ou
trop vieux pour apporter une disposition à cette
maladie. Les enfans qui sont engendrés pendant
la durée de l'écoulement des règles jouissent
d'une faible santé et sont plus particulièrement
disposés aux humeurs froides ; elles peuvent encore être la suite des maladies qui affaiblissent
le tempérament ou vicient les humeurs, comme
la petite vérole, la rougeole, la teigne, etc. ; et
si des blessures, des coups et autres accidens
extérieurs produisent quelquefois des ulcères
écrouelleux, n'est-il pas certain que le sujet avait
une disposition prochaine à cette maladie?

4° Tout ce qui tend à vicier les humeurs fraie
le chemin aux écrouelles. Le défaut d'exercice,
un air froid et humide, la privation des rayons
solaires, des alimens malsains, peu substan-
ciels, des eaux corrompues, des affections tristes,

des maladies graves ou prolongées, la disparition subite de quelque maladie de peau, telles sont les circonstances que l'on considère comme propres à déterminer le développement des écrouelles. On les observe fréquemment en Angleterre, en Hollande et dans les Pays-Bas, dans le Valais, le Dauphiné, le Vivarais et la Basse-Bretagne. Dans les grandes villes, elles sévissent de préférence sur les enfans des portiers, des cordonniers, des tailleurs, des tisserands; j'ajouterai encore, que laisser les enfans dans l'ordure et la malpropreté, que les nourrir avec le lait d'une femme infirme, c'est les exposer à tous les funestes ravages de cette maladie.

DU

TRAITEMENT DES ÉCROUELLES

ET

DU REGIME A SUIVRE.

I.

Il est une vérité incontestable, c'est que presque tous les enfans affectés d'écrouelles sont en proie à une petite fièvre lente, qui les mine. Presque tous ont une irritation permanente de l'estomac et des intestins; ils ont des saignemens de nez fréquens, ce qui indique chez eux beaucoup d'échauffement et la nécessité d'avoir recours à la fois, à des moyens doux, dépuratifs et rafraîchissans, et de rejeter toutes les substances incendiaires que la médecine d'autrefois préconisait et qui n'obtenaient jamais le moindre résultat. Aussi sera-ce agir avec prudence et conformément aux principes d'une saine expérience, que de proscrire la magnésie, l'eau de chaux, le savon, le mercure, les eaux minérales,

sulfureuses, ferrugineuses, le houblon, la patience, la gentiane, le quinquina et le vin scorbutique, médicamens irritans, dont on abuse, et
qui ne font que hâter le dépérissement et la
mort du malade soumis à ce genre de traitement.

II.

Le malade sera soumis à l'usage de la poudre
dépurative jusqu'à complète guérison. Il en
usera de la manière indiquée, et selon son âge.
(*Voy* pages 36 et 37.) S'il est en nourrice, celle
qui l'allaitera sera soumise à ce dépuratif.

III.

Si les glandes engorgées sont dures, rouges, et
que le malade soit d'ailleurs d'un tempérament
sanguin, échauffé, l'application de quelques
sangsues sur les glandes irritées devient un
puissant secours. L'emploi des cataplasmes d'eau
de guimauve et de mie de pain, appliqués à nu
sur les parties affectées, ont souvent produit les
plus heureux effets. Avouons toutefois que ces
moyens aidés du traitement intérieur n'ont jamais suffi pour opérer le dégorgement des glandes et la cicatrisation des plaies. Aussi, dès que
l'irritation de ces glandes est moins vive, ce qui
a lieu au bout de quelques jours après l'application des sangsues et des cataplasmes, il est nécessaire d'avoir recours à l'emploi de la pom-

made résolutive. Matin et soir les glandes engorgées seront frictionnées, et s'il y a des plaies,
elles seront pansées avec cette même pommade
(*Voy*.p. 42 et suivantes.)

IV.

Rien de plus pernicieux dans cette maladie
que de purger les enfans avec de fortes mé-
decines, car en augmentant la faiblesse d'une
part, et de l'autre l'irritation du canal intestinal, on accroît la maladie. Sans doute qu'il est
nécessaire de tenir le ventre libre et de chasser
les mucosités, les glaires qui engorgent les intestins, mais il ne faut y procéder qu'avec beaucoup de précaution. Si l'enfant a moins de huit
ans, il sera purgé deux fois par mois ; au-dessus
de cet âge, trois fois par mois (*Voyez* p. 39,
40, 41, 42.)

V.

Je conseille trois lavemens par semaine, avec
une décoction de racine de guimauve.

VI.

Un ou deux bains tièdes par semaine seront
favorables; on y restera une demi-heure. Si
l'enfant ne tousse pas et qu'il soit encore assez
robuste, je conseille de prendre dans la belle
saison deux bains froids par semaine, et de n'y
rester qu'un quart-d'heure.

VII.

Quelquefois, par suite des écrouelles, les yeux sont enflammés et rendent une matière purulente, ce qui arrive assez fréquemment. Pour combattre cet accident, il est nécessaire de les baigner plusieurs fois par jour, avec de l'eau de guimauve, et si l'inflammation est très vive et que le malade ne puisse que faiblement supporter la lumière, on appliquera six sangsues derrière chaque oreille. Plus tard, c'est-à-dire après la cessation des symptômes inflammatoires, huit à dix jours après l'emploi des sangsues, les yeux seront baignés plusieurs fois par jour avec la préparation suivante :

Collyre détersif.

Eau de roses,	3 onces,
Eau commune,	2 onces.
Laudanum liquide,	20 gouttes.
Sulfate d'alumine,	24 grains.

Si ce collyre, qui doit être employé froid, piquait trop les yeux, on pourrait y ajouter égale quantité d'eau pure et davantage, si nécessité il y avait. On agitera le flacon chaque fois, afin que le mélange soit parfait. Si les paupières étaient malades, il serait bon de les frictionner matin et soir avec la pommade résolutive, mélangée à égale quantité de sain-doux et de pommade de concombre. (*Voy.* p. 42 et suivantes.)

VIII.

Si l'inflammation des yeux est très grave et que des taies ou taches s'y fassent remarquer, on devra, après l'application des sangsues, mettre un vésicatoire derrière l'oreille, du côté le plus affecté, et souffler matin et soir sur les taches une pincée de la poudre suivante :

Tuthie préparée,	2 gros.
Sucre candi,	2 gros.
Calomélas anglais,	2 gros.
Mêlez.	

Les paupières étant écartées et une pincée de cette poudre étant placée dans un tuyau de plume, elle sera soufflée sur l'œil ou les yeux. Le malade ne devra laver ni essuyer ses yeux après cette opération. Il ne pourra le faire que trois heures après. Lorsqu'il n'y a que taie ou tache, sans inflammation, la poudre soufflée dans les yeux suffit, et l'eau indiquée (collyre détersif) est alors inutile.

IX.

Quelquefois des écoulemens d'oreille sont le résultat du vice écrouelleux : dans ce cas, il est nécessaire de faire matin et soir, à l'aide d'une petite seringue, une injection dans l'oreille ou les oreilles avec le liquide suivant :

Injection acoustique résolutive.

Sulfate de zinc,	demi-gros.
Vin rouge,	4 onces.
Eau distillée,	1 livre.
Mêlez.	

Il faut agiter le flacon chaque fois, avant de s'en servir.

Pour bien faire l'injection, il faut pousser très doucement le liquide ; il sera employé froid. Le liquide que contient une seringue sera injecté en deux fois, à cinq minutes d'intervalle; on usera de deux seringues, matin et soir, aux heures qu'on voudra. Si cette injection produisait de l'irritation dans l'oreille, il serait utile d'y ajouter égale quantité d'eau pure et davantage au besoin ; l'application d'un vésicatoire derrière l'oreille malade, secondera parfaitement l'effet des injections.

X.

Dans ces maladies, quelquefois le nez devient le siège d'un écoulement purulent : dans ce cas, les injections indiquées ci-dessus et faites dans les fosses nasales, obtiennent les plus heureux résultats. Deux seringues matin et soir, employées de la même manière, atteignent le but qu'on se propose. Lorsque cet écoulement se montre rebelle, on doit avoir recours à la pommade résolutive anti-dartreuse; un petit morceau de bois mince et alongé, recouvert de plusieurs tours de linge bien enduit de pommade, doit être porté dans le nez et promené quelques minutes sur les surfaces malades. Si la pommade piquait trop, on en diminuerait l'activité. (*Voy.* p. 42.)

XI.

Les personnes affectées d'écrouelles doivent habiter des endroits secs et bien aérés, et faire un exercice modéré. Elles doivent se nourrir d'alimens sains, nourrissans et faciles à digérer; les plantes potagères, les fruits bien mûrs, le bœuf, le mouton, le veau, les œufs sont des alimens convenables. L'eau devra être très pure, et on n'usera de bon vin qu'avec beaucoup de modération. Il serait imprudent de donner aux enfans du vin avant l'âge de quatre ou cinq ans, et encore faudrait-il ne l'employer qu'avec beaucoup de circonspection; il faudrait d'ailleurs pour que l'enfant pût le supporter, qu'il n'éprouvât pas la moindre inflammation dans l'estomac et les intestins; la bouillie dont on les gorge leur est essentiellement nuisible. La propreté, les vêtemens de flanelle, les frictions sur la peau faites avec une brosse anglaise ou un morceau de flanelle, sont des moyens très avantageux. Lorsque la mère de l'enfant est disposée aux maladies écrouelleuses, qu'elle est lymphatique, il est prudent qu'elle n'allaite pas son enfant; le lait d'une chèvre ou d'une nourrice bien portante réunit les conditions voulues. Enfin on doit éviter les contusions qui déterminent quelquefois les écrouelles chez les sujets dans lesquels on n'observe même pas une disposition à cette maladie.

Ces conseils s'appliquent également à tous les individus affectés d'écrouelles, quel que soit d'ailleurs leur âge ou leur sexe.

OBSERVATIONS

RELATIVES

AUX ECROUELLES.

Première observation. — Un peintre-vitrier, âgé de vingt-trois ans, né d'un père couvert de dartres et d'une mère morte d'une maladie de poitrine, vint réclamer mes soins. De toutes les glandes du cou, les unes étaient très rouges, très engorgées, et les autres dans un état complet de suppuration. Le malade, habituellement enrhumé du cerveau, avait le bout du nez rouge et couvert d'une dartre croûteuse; toute la partie inférieure de la jambe droite était très gonflée et très rouge, et d'une vaste ulcération occupant la cheville externe, s'écoulait habituellement une matière abondante, âcre et limpide. Le malade, dont la taille était de cinq pieds quatre pouces, paraissait fort et robuste; ses membres étaient fortement développés et son visage très coloré; cependant il ne pouvait supporter la moindre fatigue; il ne pouvait monter les escaliers sans être essouflé; mon traitement amena une amélioration marquée en vingt-cinq jours : en cinq mois, la cure était complète, et ce qui est digne d'observation, c'est que le malade n'a pas quitté un seul instant ses occupations.

***

Deuxième observation. — Un jeune garçon, âgé de huit ans, né d'un père mort à cinquante ans, me fut amené dans un état vraiment déplorable : depuis quatre ans environ, ses yeux étaient rouges et enflammés au point qu'ils pouvaient à peine supporter la lumière, ils coulaient abondamment; de temps en temps on lui appliquait des sangsues derrière les oreilles, ce qui le soulageait pour quelques jours. Sa tête était couverte d'une dartre farineuse; les glandes du cou étaient très engorgées, et celle située sous l'oreille droite était en suppuration. Les deux coudes offraient des ulcérations fistuleuses; le pouce de la main droite était quadruplé, entièrement déformé, rouge, couvert de petites croûtes et de petits ulcères au nombre de onze. L'enfant, d'ailleurs, mangeait et dormait bien. Soumis au traitement anti-écrouelleux le 5 décembre 1829, sa guérison était complète le 4 août de l'année suivante.

Troisième observation. — Une couturière, âgée de vingt ans, avait, depuis sa tendre enfance, les glandes du cou engorgées, son nez était gonflé et d'un rouge violet, la lèvre supérieure était double de grosseur et se fendillait dans plusieurs endroits. Des maux de tête fréquens ne se dissipaient qu'après un saignement de nez. Je ferai observer que cette malade était très mal réglée. Un traitement de six mois opéra une cure radicale.

Quatrième observation. — Un enfant de onze ans, né d'un père ayant eu plusieurs fois la syphilis, était, depuis sa naissance, dévoré par les écrouelles ; toutes les glandes du cou étaient en suppuration, les deux joues, très gonflées, offraient des plaies profondes, l'oreille était détruite dans son quart inférieur par les progrès d'une ulcération que rien n'avait pu arrêter ; plusieurs autres parties du corps étaient en suppuration ; le ventre était gonflé, et un amaigrissement considérable, suivi de diarrhée, complétait ce funeste tableau. La teinte cuivrée répandue sur toute la superficie du corps du petit malade, ne me permit pas de douter que l'affection écrouelleuse ne dût son origine à une infection vénérienne héréditaire. A cet effet, un traitement combiné fut administré, il réussit au-delà de mes espérances. Le célèbre Chaussier fut le témoin de cette cure miraculeuse qui s'opéra en quinze mois.

Cinquième observation.—Une demoiselle âgée de dix-neuf ans, née d'un père et d'une mère très avancés en âge (1), était, dès l'âge de cinq ans, en proie aux ravages de la maladie écrouelleuse. Gonflement et suppuration des glandes du cou, nez d'un rouge noirâtre, couvert de boutons, écoulement d'oreilles, ulcération à la partie interne du genou droit; tels étaient les symptômes qui caractérisaient sa position. Sept mois de traitement suffirent pour opérer sa guérison.

Sixième observation. — M. D... âgé de trente-deux ans, né d'un père goutteux mort à 51 ans, avait eu dans sa jeunesse une très forte gourme sur toute la tête; les glandes du cou avaient été engorgées jusqu'à l'âge de douze ans. A dater de cette époque, tout avait disparu, et des engelures et quelques démangeaisons aux parties génitales étaient la seule incommodité à

(1) Naître de parens vieux est une cause de beaucoup de maladies, et surtout des écrouelles : c'est une remarque que j'ai faite plusieurs fois.

laquelle il était en proie, lorsque à l'âge de vingt-quatre ans, après un rhume qui durait depuis quelques jours, il fut pris d'un crachement de sang abondant; la toux continuait, et malgré l'emploi du régime et de nombreuses évacuations sanguines, le crachement de sang se manifestait assez souvent. Une expectoration abondante s'établit, et tout faisait présager que cet état devait être mortel, lorsqu'un jour, sans cause connue, un dépôt se forma sur le coude-pied droit, il fut ouvert; mais la cicatrisation ne pouvait s'opérer, et l'ensemble de la plaie prit la physionomie écrouelleuse. Cette circonstance m'éclaira : je ne doutai plus qu'il n'y eût des tubercules dans les poumons, et que le principe scrofuleux ne fût la source de tous les phénomènes auxquels M. D.... était en proie. Je le soumis à un traitement convenable : en trente jours, la plaie du coude-pied était cicatrisée; en cinq mois, la cure était radicale.—Le seul inconvénient qu'éprouve aujourd'hui ce malade, c'est de ne pouvoir monter les escaliers sans être essoufflé.

Septième observation. — Un enfant de six ans, affecté de la teigne, avait les glandes qui longent l'épine dorsale entièrement engorgées, quelques-unes étaient en suppuration, le ventre était balloné, les jambes amaigries pouvaient à peine le supporter. Sept mois de traitement suffirent pour opérer sa guérison.

Huitième observation.—Un jeune homme de vingt-deux ans, avait depuis l'âge de treize ans la lèvre supérieure fortement gonflée ; une multitude de boutons très rouges couvraient le menton ; les glandes des aines et des aisselles étaient gorgées et douloureuses, rien n'avait pu améliorer cet état, qui était héréditaire , car sa mère, écrouelleuse dans sa jeunesse, était morte d'un cancer à la matrice, à son retour d'âge. En un mois il ressentit les avantages de ma méthode, en cinq mois je cessai de lui donner des soins. On ne pourrait apercevoir la plus légère trace de sa maladie.

Neuvième observation. — Une demoiselle de vingt-quatre ans, écrouelleuse depuis son enfance, se rétablit entièrement à seize ans , époque à laquelle elle se régla. La seule indisposition qui lui était restée c'était de moucher avec abondance et d'être sujette à des panaris. Lorsque je vis cette personne pour la première fois, tous ses doigts étaient dans un déplorable état les ongles, détruits ou dépolis, ne poussaient qu'avec peine; de nombreuses cicatrices attestaient tout ce qu'elle avait souffert. La moindre piqûre, la moindre compression développait de nouveau ces accidens. (C'est une remarque que beaucoup de médecins ont faite que le vice écrouelleux dispose aux panaris.) Détruire le principe de ce mal était le seul moyen de s'opposer à ses effets. Huit mois d'un traitement rigoureux nous ont donné le plus heureux résultat.

DU RACHITIS OU NONCURE.

BOSSUS.

I.

Cette maladie, qui n'est qu'une variété, qu'une forme du vice écrouelleux, a pour caractère principal le gonflement, le ramollissement et la déviation des os de leur direction naturelle. Comme dans la plupart des cas les articulations sont volumineuses et qu'elles présentent des bourrelets ou renflemens qu'on a comparés à des nœuds, les personnes étrangères à la médecine regardent les enfans qui sont affectés de cette maladie comme *noués*; il est donc bon de savoir que lorsqu'on dit de quelqu'un : Il est *noué*, il est question du rachitisme.

II.

Cette maladie est particulière aux enfans; elle commence à se manifester depuis l'âge de huit à neuf mois, jusqu'à celui de deux ou trois ans, et quelquefois mais rarement plus tard. Cependant

on peut citer des exemples de courbure et de ramollissement des os dans l'âge adulte ou la vieillesse; quelques enfans en sont affectés en venant
au monde, mais ces exemples sont excessivement rares, car je ne possède qu'un exemple de
cette nature.

III.

Au commencement de cette maladie, les chairs
de l'enfant deviennent molles et flasques, ses forces diminuent, il perd sa gaîté ordinaire, il paraît
plus grave, plus composé que ne le comporte son
âge, le mouvement lui répugne bientôt, la tête et
le ventre acquièrent un volume considérable, relativement aux autres parties du corps; le visage
est pâle et bouffi. Les os commencent ensuite à
s'affecter surtout dans les parties les plus molles
et les plus spongieuses : les poignets et les chevilles des pieds deviennent plus gros que dans leur
état naturel.

IV.

Ce n'est pas seulement sur ces parties que le
rachitisme porté ses ravages, il attaque l'épine
du dos, qui se courbe et fléchit en divers sens, et
donne lieu à des gibbosités plus ou moins considérables. La poitrine est comme enfoncée vers les
côtes; le sternum (os de la poitrine) s'élève, et

la charpente monte quelquefois plus haut d'un côté que de l'autre ou se jette tout d'un côté. Les côtes s'élargissent; il s'y forme des nœuds, les clavicules se courbent considérablement, quelques os s'aplatissent et se contournent, tels que l'os de la cuisse, celui de la jambe et, quand la maladie est très grave, les deux os de l'avant-bras.

V.

D'autres parties peuvent encore ressentir tous les funestes effets du rachitisme. Les os du bassin se renfoncent, se dévoient et en rétrécissent la capacité. D'autres os ne prennent pas leur accroissement naturel, et, ce qui arrive quelquefois, ils se ramollissent et perdent la consistance osseuse qu'ils doivent avoir : de là vient ce raccourcissement sensible qu'on a remarqué chez quelques enfans. Les os, chez les enfans rachitiques, deviennent quelquefois tellement fiables qu'ils se cassent les jambes à la moindre chute. Enfin l'enfant s'affaiblit peu à peu, au point qu'il n'est plus en état de quitter le lit ni même de bouger. Il est continuellement dévoré par une fièvre lente qui redouble la nuit et qui achève d'absorber le peu de graisse qui reste à la peau. Quelques sujets ont une toux humide ou sèche, indice certain que le poumon participe à l'affection générale. A tous ces symptômes se joint une difficulté de respirer qui s'augmente au point que les malades sont près de suffoquer si on ne les met sur leur séant. La sueur sort par gouttes, les yeux pleurent, et viennent les convulsions qui terminent cet état déplorable.

VI.

Tout ce qui tend à débiliter l'économie générale peut donner lieu au développement du rachitisme : les habitations froides et humides, peu aérées et rarement éclairées par le soleil, le défaut d'une bonne nourriture, une vie sédentaire et inactive, quelquefois l'empressement de faire marcher les enfans avant que leurs membres et la colonne vertébrale puissent supporter le poids de leur corps.

De tout ce qui précède, il sera facile d'expliquer pourquoi on remarque tant de bossus, de bancals et de gens contrefaits, dans les villes très populeuses, telles que Paris, Londres, Amsterdam, etc., tandis qu'on n'en rencontre presque pas dans les campagnes. Cette maladie, plus répandue parmi les pauvres que les riches, se transmet de génération en génération. Elle n'est le plus souvent qu'un symptôme du mal vénérien, du scorbut, des écrouelles et de la goutte; elle est aussi occasionée par des maladies dartreuses, par la masturbation et la castration.

TRAITEMENT

DU RACHITISME.

I.

Dès qu'on aperçoit qu'un enfant se décolore, qu'il commence à s'établir chez lui des symptômes de rachitisme, ou qu'il est né de parens rachitiques eux-mêmes ou écrouelleux, il faut le faire élever à la campagne, dans un air vif, sec, chaud et bien exposé au soleil. Si on le laisse croupir dans des rues étroites, au fond d'une vallée sombre, dans un pays humide soustrait à l'influence bienfaisante de la lumière solaire, sa constitution ne se réparera pas. Les enfans rachitiques doivent généralement éviter l'usage du lait, des alimens farineux; il leur faut de bonne heure une nourriture plus substantielle, telle que le bon bouillon, les œufs, les gelées de viande, etc.

II.

Plus tard, dès que les enfans peuvent marcher, leur régime doit être de plus en plus nourrissant, et leurs alimens consisteront principalement en viandes rôties ou bouillies, auxquelles on joindra l'usage journalier de quelques cuillerées de vieux vin rouge à chaque repas, mélangé avec beaucoup d'eau, et qu'on devrait discontinuer s'il irritait l'estomac ou les intestins. L'eau pure ou sucrée serait alors la seule boisson employée. Les enfans rachitiques seront tenus très proprement et très chaudement ; leur faire soir et matin sur tout le corps des frictions avec une flanelle ou une brosse anglaise, est chose très utile ; des frictions avec l'eau de Cologne impriment à la peau plus d'activité et sont essentiellement salutaires.

III.

On ne doit pas trop se presser de faire marcher les enfans rachitiques ou qui sont disposés à le devenir, parce que, lorsque la maladie est récente, les os sont très mous, et qu'en conséquence le poids du corps en augmenterait naturellement la courbure. Il est très bon, ainsi que cela se pratique ordinairement, de les faire coucher sur la fougère ou d'autres plantes aromatiques sèches, de les laisser jouer, se rouler au soleil et en plein air sur des tapis, ou de les promener dans des petits chariots. A une époque plus avancée, lorsque les os commencent à prendre de la consistance, on les laisse se livrer à toutes sortes d'exercices, à la gymnastique, à la course, à la natation s'ils sont assez âgés pour cela ; car généralement les os reprennent d'autant plus promptement leur direction naturelle que les malades font plus d'exercice. Cependant, si les déviations sont considérables, on attendrait en vain un redressement complet, des moyens hygiéniques dont il vient d'être fait mention. De nos jours, on a inventé diverses machines propres à obtenir cet effet ; et la branche de l'art qui tend spécialement à ce but s'appelle orthopédie ; à l'aide de moyens ingénieux, on corrige parfaitement les difformités de la taille, les piébots, les déviations de diverses parties osseuses. J'ai obtenu plusieurs cures de ce genre fort remarquables.

IV.

C'est vainement que tous ces divers moyens seraient employés, si le malade n'était soumis à l'emploi du traitement dépuratif ; à cet effet, il prendra la poudre végétale aux doses indiquées (page 37). Si l'enfant est affecté du carreau, qui est la complication la plus ordinaire, on emploiera le traitement qui a été indiqué pour cette maladie (*voyez* carreau) ; il en sera de même s'il est affecté de coqueluche, de catarrhe, de teigne, de dartres, de mal aux yeux (*voyez* ces

mots). Mais tout en s'occupant de ces complications, on ne doit jamais perdre de vue le rachitisme.

V.

Sous le nom de *mal vertébral,* on a désigné
l'inflammation chronique du tissu osseux et li-
gamenteux de la colonne épinière sur un ou
plusieurs points de son étendue, caractérisée par
de vives douleurs fixes dans cette région : par
une ou plusieurs gibbosités, par l'engourdissement et ensuite la paralysie du tronc et des
membres situés au-dessous de cette saillie, qui a
pour résultat les plus grands désordres et enfin
la mort : employer des cautères de chaque côté
de la gibbosité, soumettre le malade à l'usage
de la poudre dépurative, telle est la marche à
suivre. Je regarde les purgatifs comme ne devant
être administrés qu'avec beaucoup de prudence ;
aussi leur emploi doit-il faire l'objet d'une consultation particulière.

J'ajouterai que, si le rachitisme était compli-
qué de mal aux yeux ou d'écoulement d'oreilles,
on suivrait le traitement prescrit (pages 162,
163 et 164.).

DU CARREAU

ou

GONFLEMENT DU VENTRE.

I.

Cette maladie, caractérisée par le gonflement et la dureté du ventre, n'est point une maladie particulière à l'enfance, ainsi qu'on le croit vulgairement, car on la voit attaquer tous les âges de la vie. Cependant, comme elle se lie et qu'elle dépend souvent du vice écrouelleux, on ne doit pas être étonné qu'elle soit plus fréquente aux premières années de la vie, et c'est probablement pour cette raison qu'on en avait fait une maladie propre seulement aux enfans.

II.

Les causes du carreau sont en général toutes celles des inflammations du canal intestinal. Mais il faut bien reconnaître qu'il existe une disposition particulière à cette maladie, puisque l'on voit fréquemment un grand nombre d'enfans de la même famille succomber au carreau : cette disposition est la même que celle des écrouelles. En effet, parmi les enfans qui naissent de parens écrouelleux, les uns sont sujets aux engorgemens des glandes du cou ; quelques-uns ont les yeux rouges et chassieux ; chez d'autres, ce sont les glandes des organes du ventre qui se gonflent, et c'est à ce gonflement que l'on a donné le nom de *carreau*. Quelquefois tous ces symptômes existent simultanément, en sorte que le même enfant peut être à la fois rachitique (noué), affecté du carreau, avoir les glandes du cou engorgées, le teint blafard, les yeux chassieux et rouges, etc. Mais de ce que cette affection se rencontre plus communément chez les enfans écrouelleux que chez ceux qui ne le sont pas, il ne faut pas en conclure que ces derniers en soient toujours exempts. J'ajouterai que la vérole et le scorbut, maladies communiquées par les parens ou les nourrices, deviennent encore des causes fréquentes du carreau.

III.

L'habitation dans des lieux obscurs et humides, la misère, le défaut d'exercice, peuvent contribuer au développement de cette maladie, surtout chez les sujets qui y sont prédisposés,

Une nourriture trop substantielle, trop excitante, et qui n'est pas en rapport avec l'extrême
sensibilité des organes de la digestion des enfans, en maintenant dans ces organes un état
habituel d'irritation, peut donner lieu au carreau (inflammation chronique des entrailles).
Je ne saurais trop appeler l'attention des mères
sur cette dernière cause, parce que leur zèle
peu éclairé les rend souvent complices d'un
mal qu'elles pourraient éviter si elles étaient
bien convaincues que la frugalité est encore
plus nécessaire aux enfans qu'aux adultes, à
cause de la plus grande facilité avec laquelle
leurs organes s'irritent et s'enflamment. Si une
nourriture trop substantielle est dangereuse, le
défaut d'alimentation l'est également; mais, il
faut bien le dire, on voit bien plus d'exemples
de maladies d'entrailles, chez les enfans, causées par l'excès que par le défaut de nourriture.

IV.

Les signes auxquels on reconnaît qu'un enfant
est affecté du carreau sont les suivans. Dans
les premiers temps, les digestions sont mauvaises, il y a dévoiement par intervalles, la langue est blanche, le petit malade a des douleurs
passagères du ventre, la face est pâle et quelquefois bouffie, l'haleine est forte, la transpiration

a une odeur acide, la respiration paraît être gênée, l'appétit diminue, et l'enfant même le plus
gai devient triste et mélancolique. Le ventre se
gonfle, devient dur et sensible, laissant quelquefois apercevoir au toucher des tumeurs dures,
arrondies, bosselées, plus ou moins nombreuses ;
c'est ce qu'on appelle vulgairement des *obstructions*. Il y a tantôt dégoût des alimens, tantôt
faim insatiable ; le dévoiement est presque continuel, l'amaigrissement devient extrême ; les
lèvres, la bouche et la langue sont d'un rouge
de feu ; il y a fièvre, quelquefois l'hydropisie
survient, et enfin la mort termine la scène.

TRAITEMENT DU CARREAU

ET

RÉGIME A SUIVRE.

I.

L'enfant sera mis à l'usage de la poudre végétale, aux doses indiquées (pages 37 et 38); elle devra être prise dans une boisson adoucissante, telle que l'eau d'orge, la tisane de riz, édulcorée avec du sirop d'orgeat ou de gomme. Si l'inflammation est vive, ce dont il est facile de s'assurer par la rougeur plus ou moins vive de la langue, l'opiniâtreté du dévoiement, le défaut d'appétit, on retranchera toute espèce de nourriture, et on attaquera directement l'inflammation en plaçant six, huit ou dix et même un plus grand nombre de sangsues sur le ventre, et s'il y a dévoiement, autour de l'anus. On reviendra de temps en temps à ce moyen, par exemple tous les dix jours jusqu'à ce que l'inflammation soit apaisée; on couvrira le ventre de cataplasmes à la graine de lin ou de compresses émollientes :

je préfère le premier de ces deux moyens. Le malade prendra tous les jours un lavement à l'eau de guimauve.

II.

Si les symptômes de l'inflammation sont peu prononcés et que l'on n'aperçoive pour ainsi dire que les signes qui annoncent la prédisposition à la maladie, on se contentera d'éloigner l'enfant des causes qui pourraient la développer. Ainsi, on diminuera la quantité de la nourriture si elle est trop abondante; on ne lui donnera que des alimens d'une digestion facile et en très petite quantité à la fois, tels que le lait, les potages de semoule, de fécule, de vermicelle, de tapioca, etc.; un air libre et sec, l'habitation à la campagne, joints au régime prescrit, sont des moyens qui contribuent puissamment à détruire la maladie qui nous occupe. Enfin, lorsque la convalescence se prononce, on revient par degrés à une nourriture plus forte, mais telle qu'elle ne soit pas une seconde cause de maladie. Ainsi, on donnera des viandes blanches de poulet, d'agneau, de veau; des végétaux frais, tels que l'oseille, la laitue, l'épinard, la chicorée.

III.

Dès que les premiers symptômes de l'irritation seront passés, il sera bon de purger deux ou trois fois le malade à vingt jours d'intervalle, dans le but de débarrasser les intestins et d'évacuer les matières glaireuses qu'ils peuvent contenir ; mais il faudra d'abord avoir calmé l'inflammation soit par la poudre végétale, les boissons adoucissantes, les cataplasmes et les sangsues. Le purgatif se prend aux doses indiquées pages 41 et 42.

IV.

Si le carreau est lié aux écrouelles, au rachitisme, et qu'il y ait complication de mal aux yeux, d'écoulement d'oreilles, de teigne, de dartres, de gale, il faut avoir recours aux moyens indiqués au traitement de chacune de ces maladies. (*Voyez* page 134 pour les dartres, page 159 pour les écrouelles; page 141 pour la teigne et la gale; pages 162, 163 et 164, pour le mal aux yeux et les écoulemens d'oreilles.)

INTRODUCTION

AUX

MALADIES VENERIENNES.

I.

Le mal vénérien attaque la génération dans ses sources les plus secrètes, porte atteinte à ses fruits, de sorte que les femmes qui conçoivent après un commerce impur, ont rarement des couches heureuses : elles font des fausses couches ; les enfans qu'elles mettent au monde, quand ils échappent, ce qui est très rare, à l'infection vénérienne, sont maigres, et apportent en naissant des dispositions à plusieurs maladies, surtout aux affections dartreuses, écrouelleuses et rachitiques. La plupart meurent en bas âge ; et lorsqu'ils vivent, ils ont, à leur tour, des enfans qui sont souvent atteints de maux analogues à ceux qui ont affligé leurs premières années. Les filles, nées de parens qui ont été atteints de la syphilis, ont beaucoup de peine à se régler, et leur taille tourne facilement. Enfin, le mal vénérien porte une funeste influence sur l'enfant qu'il arrête dans son développement, sur l'homme, jeune encore, auquel il prépare une vieillesse prématurée, sur le vieillard dont il hâte la décrépitude et la mort la plus déplorable.

II.

La plus petite portion du virus vénérien suffit pour produire dans tous le corps les plus grands désordres; elle paraît s'étendre par une espèce de fermentation. Lorsque ce virus a été appliqué au corps humain, il lui faut, comme aux autres matières contagieuses, un certain intervalle de temps pour produire cette espèce d'incubation qui détermine la maladie. On ne sait pas bien au juste combien de temps le principe vénérien, après être entré dans la masse du sang, peut rester caché ou inactif dans le corps. Le plus ordinairement, trois, cinq, dix ou quinze jours suffisent pour qu'il produise des ulcères, des poulains ou des écoulemens. Dans quelques cas beaucoup plus rares, ses effets se montrent douze ou vingt-quatre heures après le contact impur; et par opposition, il est resté plusieurs semaines ou même plusieurs mois sans causer aucun symptôme apparent. J'ai eu occasion de voir surtout un cas dans lequel, après avoir été comme assoupi pendant six mois, il se manifesta

par des symptômes non équivoques; il semble
même, dans quelques cas, avoir besoin de quelque autre cause pour exciter ou développer son
énergie. C'est ainsi que, dernièrement, j'ai vu
un monsieur, affecté de la *grippe,* dont la peau
s'est entièrement recouverte de boutons vénériens de couleur verdâtre. Il a été heureux pour
lui que la fièvre ait poussé au-dehors ce principe
dont il se croyait débarrassé, et qui eût pu produire en lui les plus funestes résultats.

III.

Il est des personnes chez lesquelles le principe
vénérien, une fois introduit dans le sang, ne
peut se faire jour au-dehors et donner lieu au
développement des symptômes qui caractérisent
ce mal. Cette circonstance est affligeante, parce
que le malade, se livrant à une parfaite sécurité,
et ignorant qu'il recèle en son sein ce ferment
corrupteur, néglige les ressources de l'art, et se
prépare ainsi des maux à venir qui minent sourdement son organisation et menacent sa vie.
Aussi, est-il du plus grand intérêt de pouvoir
s'assurer s'il y a eu contagion. Les symptômes
suivans qui se développent peu de jours et souvent peu d'instans après un rapprochement avec
une personne douteuse peuvent nous éclairer.
On éprouve une courbature générale, des envies

de dormir, les digestions se dérangent, un cra-
chottement continuel se joint à des envies fréquentes d'uriner. D'autres fois, la fièvre se développe, les yeux se cavent, se cernent, on mouche
davantage, les selles se dérangent, on éprouve
des douleurs çà et là dans différentes parties du
corps, le cœur bat avec plus de force, la fièvre
survient, la paume des mains est chaude, on est
triste, morose, on perd le goût du travail, de
l'étude; enfin, on sent que l'on n'est pas ce que
l'on était; on pense, on vit, on existe différem-
ment. Il n'est pas nécessaire d'être soumis à tous
ces dérangemens pour avoir la conviction qu'on
a contracté la maladie vénérienne; quelques-uns
suffisent pour nous éclairer, et doivent nous déterminer à recourir à des moyens capables de la
combattre, car sans cela on s'exposerait à de
graves dangers.

IV.

Quelques malades, après avoir vu disparaître
tous les symptômes de la maladie vénérienne, conservent quelquefois un certain degré d'irritation
dans les parties génitales, qui annonce que le
traitement qu'ils ont subi n'a été que palliatif.
Ils éprouvent une sensation de fourmillement
dans le canal, qui se prolonge quelquefois jusqu'à la vessie et au fondement, où ils ressentent
soit de la démangeaison, soit de la pesanteur.

D'autres fois, ils éprouvent un roulement ondula-
toire des testicules, et de la douleur et des tirail-
mens se font ressentir dans ces organes qui sont
très susceptibles de s'engorger. Des envies fréquentes d'uriner, l'écoulement d'une matière
blanchâtre, quelquefois des maux d'estomac,
des coliques, des épreintes plus ou moins douloureuses, et enfin un malaise général, tels sont
les phénomènes qui complètent le tableau des
sensations extraordinaires que j'ai voulu tracer ;
et qu'éprouvent beaucoup de malades après des
traitemens mercuriels qui les ont irrités sans détruire leur mal.

V.

Tous les individus ne sont pas également susceptibles de contracter la maladie vénérienne.
Ceux qui sont faibles ou qui ont un sang impur,
échauffé, acrimonieux, sont plus susceptibles
d'en être infectés. Le principe vénérien est un,
quelle que soit d'ailleurs la forme sous laquelle il
puisse se présenter. L'observation suivante en
est une preuve : « Trois jeunes gens furent en-
» semble chez une femme publique, et eurent
» successivement commerce avec elle. L'un fut
» pris d'un écoulement au bout de trois jours ;
» un bubon (poulain) parut chez le second, au
» dixième jour, et le dernier n'éprouva pas le
» moindre signe d'infection : il s'est toujours

13

» bien porté. J'ai donné des soins aux deux ma-
» lades ; et leur ayant manifesté le désir de voir la
» fille qui les avait ainsi gâtés, ils la firent venir ;
» je la visitai trois ou quatre fois à différentes
» époques, et je suis resté convaincu qu'elle
» n'avait qu'u nsimple écoulement sans la plus
» légère ulcération. »

VI.

Les femmes et les hommes sont en général
également sensibles aux effets dévastateurs de
cette maladie. Les individus d'un tempérament
sanguin sont moins maltraités par la syphilis
que ceux qui sont bilieux, secs et irritables.
Les personnes faibles, maladives, écrouelleuses,
dartreuses, ou scorbutiques, ou affectées de
quelque maladie chronique de la poitrine ou
du ventre, sont celles qui ont le plus à redouter
les ravages du mal vénérien. J'ajouterai que les
personnes qui ont les cheveux roussâtres et la
peau très blanche en souffrent davantage ; et
que les ulcères de la gorge et autres symptômes
de cette affection sont, chez ces mêmes personnes, plus opiniâtres qu'ils ne le sont chez des
personnes brunes qui sont d'un tempérament
moins humoral. Toutefois, il est une vérité incontestable, c'est que la constitution la plus
robuste ne peut, par elle-même, surmonter le
principe vénérien, et en triompher quand une

fois il est passé dans le sang. Se fier à sa *constitution*, en pareil cas, c'est un grand abus, parce
qu'il est prouvé qu'il faut toujours avoir recours à un traitement qui est d'une absolue nécessité.

VII.

Le virus vénérien, une fois introduit dans
notre économie, charrié dans le torrent de la
circulation, mêlé à nos humeurs, donne lieu
aux désordres les plus affreux. Il est donc de la
plus grande importance de toujours apprécier
la véritable cause de ces maux qu'on est souvent
bien loin de soupçonner lorsqu'on ne s'est point
habitué de bonne heure à étudier la physionomie de la syphilis et les formes infiniment variées qu'elle est susceptible d'acquérir. Le principe vénérien dégénère en dartres, écrouelles,
scorbut; des ulcères rongeurs de la gorge, du
palais, des cartilages et des os du nez, sont encore des symptômes de ce mal qui rend quelquefois les os fragiles, mous et plians comme de
la cire. D'autres fois, ce vice destructeur produit
des engorgemens au cou, au ventre, aux aisselles; d'autres fois, il détermine de l'inflammation, de la douleur, de la démangeaison aux
yeux; il occasionne la perte de la vue, produit
un tintement dans les oreilles, et détermine
souvent la surdité, l'ulcération, l'écoulement et la
carie des os qui forment l'organe de l'ouïe.

VIII.

Par suite des progrès de ce principe, les fonctions animales, vitales et naturelles, sont viciées; des maladies du cerveau, du cœur, du foie, des intestins, de l'estomac et des reins, se développent. Quelquefois les organes génitaux acquièrent une irritabilité fatigante; d'autres fois ils sont flétris et d'une faiblesse extrême, et l'*impuissance* en est le résultat. Lorsque ce mal a jeté de profondes racines dans le sang, le visage devient pâle et livide, les yeux se cernent, se cavent, des symptômes de jaunisse et d'hydropisie se manifestent, la vue s'affaiblit, les cheveux tombent, les ongles se dépolissent, des irritations nerveuses, des sensations extraordinaires se font ressentir, les digestions sont pénibles, et une toux sèche, accompagnée d'une salivation abondante, indiquent que le poumon s'altère. Enfin, le malheureux, affecté de cette maladie, devient incapable de penser et de sentir, inhabile au moindre mouvement : il tombe dans un dépérissement mortel.

IX.

Les femmes éprouvent des symptômes particuliers à leur sexe : tels sont le cancer au sein, les règles excessives ou leur suppression, les flueurs blanches, l'affection histérique, l'inflam-

mation, l'abcès, le squirre, la gangrène, le cancer ou l'ulcère de la matrice. Les femmes qui ont
cette maladie, sont, pour l'ordinaire, stériles ou
sujettes à avorter, ou si elles accouchent, leurs
enfans sont, en naissant, en partie corrompus,
ou tout couverts d'ulcères ou de dartres. C'est
lorsque les femmes cessent d'être réglées, que le
mal vénérien produit chez elles les plus grands
ravages. Alors commencent leurs souffrances,
des milliers de maux viennent les accabler ; si
elles ne sont promptement et énergiquement
secourues, elles meurent dans l'état le plus affreux, le plus déplorable, et leurs corps, qui se
putréfient en quelques heures, laissent échapper une insupportable fétidité.

X.

Telle est la liste des affreux symptômes qui
accompagnent cette terrible maladie quand elle
est invétérée et que le sang et nos organes sont
abreuvés de ce limon corrupteur ; on ne peut
trop se presser de l'expulser, car chaque instant,
chaque minute lui donne de nouvelles forces ;
il s'identifie avec notre corps, il vit avec lui, il
mine sourdement la texture de nos organes, il
trouble les lois de la nutrition, il colore nos
traits d'une teinte cuivreuse, jaunâtre, plombée,
il trouble nos facultés intellectuelles, il jette le

découragement dans le cœur, et pervertissant à
la fois le moral et le physique, il nous rend un
objet de pitié, et ne nous conduit à la mort, qu'à
travers mille douleurs, mille tourmens!

CONSIDÉRATIONS GÉNÉRALES

SUR

LA MALADIE VÉNÉRIENNE.

La maladie vénérienne, généralement connue sous le nom de *Syphilis*, se transmet, le plus ordinairement, par le rapprochement des sexes; elle se contracte aussi par l'alaitement, et beaucoup d'enfans trouvent ainsi un poison destructeur dans le premier aliment de la vie. Elle se communique aussi par des baisers voluptueux, par l'application du principe virulent sur différentes parties du corps. On possède plusieurs exemples de la communicatien de la syphylis par la saignée faite avec une lancette qui, après avoir servi à l'ouverture des pustules véroliques, n'avait pas été ensuite suffisamment nétoyée. Un rasoir malpropre peut encore la communiquer. M. B., dit le docteur Richerand, présidait à la rédaction d'un compte; fatigué de la lenteur et de la difficulté d'un calcul, il prend la plume des mains de son commis, et, après s'en être servi, la porte inconsidérément à sa bouche. Ce commis avait des chancres aux lèvres et sur la langue; il était dans le cours d'un traitement mercuriel secret : la salivation était imminente. Imprégnée de cette bave envenimée, la barbe de la plume, transmit la maladie qui se développa peu de jours après.

Fabrice de Hilden rapporte un fait extraordinaire : il s'agit d'une demoiselle qui contracta la maladie vénérienne pour s'être masquée avec les vêtemens d'un homme qui en était atteint depuis long-temps.

Le virus vénérien peut rester nombre d'années dans le sang avant de produire des effets sensibles, ainsi que l'avait souvent observé Cataneus. (*Tract. de morbo gallico.*) Il n'est aucun médecin qui n'ait été à même de faire de semblables remarques. J'ai donné mes soins à une dame qui, après avoir cohabité avec une personne saine en apparence, fut bientôt après attaquée d'un écoulement vénérien et d'un chancre de même nature occupant le fond du gosier; et tout cela sans qu'on aperçût la moindre incommodité chez l'individu qui avait communiqué cette maladie.

Un monsieur vint me consulter pour un ulcère qui avait rongé une grande partie du nez et de la lèvre supérieure. Son aspect me fit juger, au premier coup-d'œil, qu'il était de nature vé-

nérienne, quoique le malade prétendît n'avoir
jamais éprouvé aux parties génitales le moindre
symptôme qui pût lui faire soupçonner cette maladie. Les médecins qui le soignèrent n'obtin-
rent pas la moindre amélioration, parce qu'ils
s'abusèrent sur la cause de cette affection. Ne me
départant pas de ma première pensée, je soumis ce monsieur au traitement anti-vénérien,
cinq mois suffirent pour amener la cicatrisation
de cette affreuse plaie et opérer une solide et
complète guérison. Ces faits et beaucoup d'autres que je pourrais citer, prouvent que le principe vénérien peut non seulement être absorbé
dans l'économie sans laisser au dehors la moindre
trace de son existence, mais encore ne produire
ses ravages que long-temps après sa contagion.

Des praticiens distingués pensent, d'après de
nombreuses observations, que la maladie vénérienne peut s'engendrer dans le corps de l'homme.
Ils l'ont vue, disent-ils, se développer spontanément chez des personnes très saines, après un
coït immodéré, surtout pendant l'époque de la
menstruation. J'ai été à même de faire quelques
observations semblables. Partageant cette opinion, que la syphilis n'est autre que la lèpre
dégénérée, il ne me répugne point de penser que
des personnes affectées de dartres, d'écrouelles ou
de toute autre espèce d'acrimonie humorale,
puissent, par l'effet de la cohabitation, donner

lieu au développement des symptômes qui constituent le mal vénérien.

Le docteur Weizemann, médecin à Bucharest,
prétend qu'on voit souvent la syphilis se développer spontanément ; et plusieurs fois il a traité
avec le plus grand succès, par les anti-vénériens,
des écoulemens, des chancres et des bubons qui
avaient été contractés, pendant la première nuit
des noces avec de jeunes houris dont la santé et
la virginité ne pouvaient être mises en doute.

Des écrivains modernes assurent qu'on peut
prendre cette maladie an couchant dans le même
lit avec une personne qui en est infectée. Pour-
rait-on ne pas admettre cette opinion, lorsqu'on
sait qu'à l'époque de l'apparition de la vérole en
Europe, cette maladie se communiquait alors
par l'air, par les vêtemens, par les ustensiles et
le moindre contact? Le docteur Bowman nous
apprend que les habitans de Saint-Paul en Canada, où la maladie n'avait été apportée que depuis très peu de temps, la gagnaient par l'air, en
mangeant avec la même cuillère, en buvant dans
le même vase, en fumant avec la même pipe.
J'ai été à même de donner mes soins à une dame
qui avait contracté la maladie vénérienne en buvant dans le verre de sa domestique qui en était
affectée. Le même docteur Bowman dit, dans
son rapport au gouvernement anglais, que les
malades au Canada perdent le nez, la langue, les

yeux, et des portions des extrémités, par ce virus, sans avoir souvent la moindre affection aux parties génitales ; ce qui prouve qu'une personne peut être affectée de la syphilis sans avoir eu ni gonorrhée, ni ulcère, ni aucun autre mal aux organes de la génération.

Les premiers auteurs qui ont décrit les effets de ce poison subtil sur l'économie, datent de la fin du xve siècle, époque à laquelle ce mal, qui très probablement a existé de tout temps sous des formes et des noms différens, quoique avec des degrés d'intensité très variables avait pris un aspect si menaçant, et suivi une marche si violente, que toutes les classes de la société en furent fortement effrayées ; car il paraît qu'alors sa communication était encore plus facile que de nos jours, et qu'il y avait infiniment peu de familles qui n'eussent, dans un instant donné, plusieurs de leurs membres qui en fussent atteints. Les opinions diffèrent beaucoup sur l'origine de ce mal destructeur.

Syedenham et plusieurs autres médecins ont cru que la maladie syphilitique tirait son origine de la maladie connue en Afrique, sous le nom de *Yaws* ou *Pian*.

D'autres écrivains pensent qu'elle tire son origine de l'Asie. Un ouvrage précieux, imprimé à Calcutta, et publié par une société d'hommes instruits, semble justifier cette assertion. Nous trou-

vons, dans le second volume de cet intéressant
ouvrage, que la maladie vénérienne est connue
dans l'Indostan depuis un temps immémorial
sous le nom de *feu persan*, et qu'elle y existait
avant les voyages de Colomb et de Vespuce dans
l'hémisphère occidental. Oviédo partageant des
idées contraires fait venir la maladie vénérienne
d'Amérique, apportée par les soldats de Chris-
tophe Colomb, débarqués dans le royaume de
Naples en mai 1495, après avoir séjourné quelque temps à Séville et à Barcelone, où ils avaient
commencé à la répandre.

Enfin une dernière opinion et qui semble la
plus accréditée, c'est celle qui considère la syphilis comme une dégénération de la lèpre, les
symptômes qui caractérisent ces deux affections
sont presque identiques, puisque toutes deux se
manifestent par des pustules, des endurcisse-
mens de la peau, des excroissances hideuses, des
ulcères rongeans, des exostoses, et des douleurs
nocturnes aux os. Pouvais-je ne point voir dans
ces phénomènes la dégénération d'une autre maladie? Pouvais-je ne point partager cette opinion,
que le mal vénérien n'est qu'une modification de
la lèpre?

Sans vouloir balancer les autorités d'une multitude d'écrivains célèbres, sans prononcer au
milieu des peuples qu'on a vus s'accuser récipro-
quement d'avoir propagé cette horrible peste, je

me contente de faire observer que M. Sprengel a puissamment combattu l'opinion de ceux qui font provenir la maladie vénérienne des Indes Occidentales. Les annales des nations contiennent des témoignages irrécusables qui prouvent l'existence de ses symptômes, long-temps avant que Chistophe Colomb ne mît à la voile pour entreprendre son immortelle découverte.

Quoi qu'il en soit de l'origine de la syphilis, il est certain que les peuples de l'Europe ont contribué à étendre cette affection. La propagation de ce fléau est une des suites fâcheuses de leurs voyages, de leur commerce, de leur industrie, de leurs guerres, de leurs victoires, de leur domination. Ajoutons que cette maladie a dû augmenter d'intensité à mesure qu'elle a parcouru le globe terrestre, et que, transportée ainsi de climat en climat, elle a dû s'exaspérer par les influences d'une température étrangère. Ajoutons enfin que l'homme a singulièrement multiplié les effets de cette contagion terrible, en trompant les sages intentions de la nature, en exaltant sa sensibilité par des excès inouïs, en se créant des besoins et des penchans qui sont l'opprobre de l'espèce humaine. Mais en voilà assez sur l'histoire de l'origine du mal vénérien : signalons les désordres qui peuvent résulter de l'absorption du virus syphilitique, et de son séjour plus ou moins prolongé dans l'économie.

Cette affreuse maladie se reproduit sous tant de formes, elle a des aspects si divers, qu'elle sera long-temps encore un objet d'étude pour les médecins. Elle se manifeste le plus souvent par des écoulemens d'une matière jaune verdâtre, d'une telle acrimonie, que lorsqu'elle est appliquée à la surface du corps d'une personne saine et bien portante, elle y produit une irritation et des symptômes inflammatoires plus ou moins violens, qui sont le prélude d'une infection générale: Plusieurs voies peuvent être la source de cet écoulement, qu'accompagnent souvent les plus vives douleurs.

D'autres fois, ce sont des engorgemens glandulaires situés le plus ordinairement aux aines et aux aisselles, qui ont reçu le nom de *bubons*.

Des boutons, qui sont le résultat de ce mal, peuvent se manifester sur toutes les parties du corps ; mais elles se montrent le plus souvent au visage, aux mains, aux pieds, et, dans ce dernier cas, quelquefois les ongles se dessèchent, deviennent rougeâtres et violacés. Ces boutons ont parfois une couleur cuivreuse, verdâtre, qui décèle leur funeste origine. Le front de certains individus en est tellement recouvert, les croûtes qui sont le résultat de leur suppuration sont tellement épaisses et sillonées à leur surface, que leur physionomie présente l'aspect le plus hideux. Lorsqu'elles se détachent, on ne voit que des excavations profondes qui mettent à nu les papilles nerveuses, et causent de vives douleurs. D'autres fois, le virus syphilitique étend ses ravages jusqu'aux os ; il ne se borne pas toujours à produire des douleurs nocturnes atroces : souvent même il les carie profondément, et arrache des cris lamentables aux malheureuses victimes de la syphilis.

C'est par les végétations de formes variées, et occupant le plus souvent les parties sexuelles, que le mal vénérien décèle son existence. Ces excroissances charnues ont reçu le nom de *porreaux*, de *choux-fleurs*, de *crêtes-de-coq*, de *condylômes*, de *verrues*, selon les formes qu'elles affectent, selon qu'elles occupent les parties génitales, le périnée, l'anus, etc. Ces végétations sont susceptibles de croître sur toutes les parties de la peau. On les trouve quelquefois sur les bords des paupières, dans les oreilles, dans l'intérieur des fosses nasales. On les remarque au voile du palais et dans l'intérieur de la bouche. Une femme, dit le docteur Alibert, mourut d'une excroissance énorme qui se forma à la base de la langue, et qui acquit un tel développement, qu'elle finit par empêcher le passage des alimens.

D'autres fois, par suite du principe vénérien on ressent de vives douleurs dans le canal de la verge, on y éprouve une démangeaison insupportable qui donne lieu à de fréquentes érections et à une continuelle déperdition du sperme. Souvent lorsque les malades font des efforts pour aller à la selle, une matière glaireuse s'échappe du canal, et l'urine de quelques-uns contient des flocons blanchâtres qui se déposent au fond du vase. Quelquefois en peu d'instans, les douleurs, les démangeaisons de la verge cessent et ces symptômes se portent au fondement ; elles reviennent bientôt après à la verge et se promènent ainsi d'une partie à l'autre.

Les ulcères syphilitiques désignés sous le nom de *chancres* sont encore le résultat de l'affection que je décris. Ils affectent le plus ordinairement les parties génitales. On en trouve journellement sur les fesses, les cuisses et le ventre des enfans malsains. Ils peuvent occuper toutes les parties du corps. On a observé plusieurs cas où les femmes attaquées de syphilis avaient eu le vagin et la matrice totalement rongés par un chancre très étendu. Le canal de l'urètre, chez l'homme, peut être détruit par des ulcérations vénériennes. Le cuir chevelu, les yeux, les oreilles, le nez, la bouche, la gorge, sont fréquemment infectés par des chancres du plus mauvais caractère.

MM. Sicard et Grellier, médecins d'Angoulême, nous ont communiqué l'observation d'un individu qui était tout couvert d'ulcères syphilitiques. Ces ulcères étaient devenus très profonds

et fistuleux; ils s'étaient agrandis à un tel point,
qu'ils s'étaient tous réunis : en sorte qu'au lieu de
la peau, on voyait sur l'universalité du corps
une vaste croûte suppurante, exhalant une puanteur horrible. Ce malade mourut dans un état
vraiment déplorable.

Quelquefois, pour comble de malheur, le
scorbut vient se joindre à la syphilis invétérée :
c'est alors que les malades sont en proie aux plus
violentes douleurs. Ils maigrissent de jour en
jour; la respiration devient très difficile; ils ont
le hoquet, des tiraillemens atroces dans l'estomac,
des insomnies continuelles; leur teint est cuivreux
et blafard; leurs gencives sont molles, fongueuses et sanguinolentes ; leur haleine est pestiférée; des taches violacées recouvrent çà et là toute
la surface de la peau; il se manifeste des hémorragies nasales ; l'abattement est extrême; les
cheveux tombent, les ongles se rident et se dépolissent, le pouls est déplorable, et la mort vient
mettre fin à tant de souffrances.

Tel est le terrible tableau de cette funeste maladie, lorsque, loin d'arrêter ses progrès, on lui
laisse prendre un accroissement considérable.
Combien d'individus frappés de la contagion syphilitique négligent les ressources de l'art, et
s'abandonnent à une dangereuse sécurité, tandis
que le poison qu'ils recèlent prépare au loin les

douleurs les plus cruelles, les symptômes les plus déplorables, et l'entière désorganisation de tout leur être physique.

TRAITEMENT

DE

LA MALADIE VÉNÉRIENNE

ET

DE SES SYMPTOMES.

DE LA GONORRHÉE,

OU ÉCOULEMENT DE LA VERGE.

Cette maladie, désignée sous le nom d'échauffement, de blennorrhagie, de chaudepisse, est caractérisée par un écoulement de nature glaireuse, puriforme, blanc, jaunâtre ou verdâtre, venant du vagin chez la femme, et du canal de l'urètre chez l'homme, accompagné d'un sentiment plus ou moins vif de chaleur et de cuisson douloureuse dans ce conduit, principalement lors de l'émission des urines.

La cause la plus ordinaire de cette maladie, c'est le principe vénérien qui est absorbé, pompé par la membrane muqueuse qui tapisse le canal. Cet écoulement peut encore se développer; et cela est très fréquent après avoir eu des rapports avec une femme qui a ses règles ou des flueurs blanches âcres. Le pus qui découle d'une ulcération de la matrice, le rapprochement avec des femmes qui ont le sang chaud, âcre, qui ont des dartres, la gale ou des écrouelles, telles sont les circonstances qui peuvent encore produire cette maladie. Des individus eux-mêmes dartreux, galeux, écrouelleux, ayant ou des rhumatismes, ou la goutte, ont souvent été affectés d'écoulement pour s'être trop irrités ou fatigués avec des femmes fort saines d'ailleurs. Il est certain que, dans ce cas, l'humeur acrimoneuse du sang se porte sur les organes génitaux, et y détermine ces écoulemens qui peuvent se communiquer et qui réclament toujours le même traitement.

La gonorrhée ou chaudepisse se montre ordinairement depuis le deuxième jusqu'au huitième jours après le coït avec une femme infectée de maladie vénérienne ou d'âcreté humorale. Quelquefois l'écoulement met quinze jours ou un mois avant de se développer, et quelquefois davantage. Lorsqu'il ne se fait pas jour au-dehors, ce qui arrive quelquefois, on est exposé à de très grands dangers. La gonorrhée ne suit pas toujours une marche simple et régulière. Dans certains cas, par exemple, elle est bénigne et indolente, au point de n'occasionner ni cuisson, ni aucun autre signe d'irritation, les malades ne s'en apercevant que par les traces qu'elle laisse sur le linge. D'autres fois, cette maladie ne manifeste son existence que par un simple chatouillement; il n'y a ni douleur, ni écoulement. Le plus souvent elle s'accompagne de symptômes plus graves; la douleur est plus vive, elle se propage tout le long du canal; la sortie des urines ne se fait que goutte à goutte, elles présentent des filets de sang; quelquefois le sang coule pur et vermeil; des érections fatigantes et douloureuses tourmentent les malades jour et nuit; les aines et les testicules irrités annoncent une chaudepisse cordée. Cet état, que beaucoup d'individus, dans le but de s'abuser, qualifient de simple échauffement, exige toujours, sans exception, l'emploi du traitement végétal.

Quelquefois la chaudepisse est bâtarde, c'est-à-dire, qu'au lieu d'avoir son siège dans le canal, elle est située entre le gland et la peau de la verge qui le recouvre; elle consiste en un écoulement blanchâtre jaunâtre ou verdâtre. Quel que soit le siège de cet écoulement, le traitement est toujours le même.

TRAITEMENT. Le malade se mettra de suite à l'usage de la poudre végétale (*voyez* page 36 la manière de s'en servir) pendant vingt à vingt-cinq jours. Tout le temps qu'il y aura de l'irritation, il sera nécessaire de prendre cette poudre *quatre fois par jour* au lieu de trois fois seulement, et d'ajouter à chaque verre une à deux cuillerées de sirop d'orgeat, s'il y avait possibilité de le faire. Si l'irritation est vive et qu'on soit obligé de trop marcher, ce qu'on doit éviter autant que possible, on portera un suspensoir, on prendra quelques bains entiers, ou bien on baignera la verge dans de l'eau tiède, du lait ou de l'eau de guimauve. Chaque bain entier devra durer une heure et plus; un bain local quinze à vingt minutes. Si la chaudepisse est très douloureuse, on devra ajouter à chaque verre de poudre végétale *six gouttes de laudanum liquide;* le pharmacien délivre cette préparation, qui devra être continuée jusqu'à ce que les fortes douleurs soient passées; et si, malgré cela, l'inflammation ne cessait pas, et que l'émission des urines fût trop douloureuse, on devrait appliquer quinze à vingt sangsues au périnée (endroit situé entre le fondement et les bourses), des cataplasmes de mie de pain et d'eau appliqués à nu sur la verge, et pas trop chauds, concourent à calmer son irritation. Chez quelques sujets, cependant, ils produisent quelquefois un effet tout contraire ; aussi, doit-on, dans ce cas assez rare à la vérité, ne pas les employer. Une deuxième application de sangsues est quelquefois nécessaire pour faire disparaître entièrement l'inflammation. C'est lorsqu'elle a cessé, ou du moins en très grande partie, qu'on se bornera à ne prendre la poudre que trois fois par jour, et qu'on s'occupera d'arrêter l'écoulement.

Manière de terminer les ecoulemens.

Dès que l'inflammation s'est très affaiblie, qu'il n'y a que peu ou point d'irritation, que l'écoulement tire à sa fin, et que le virus vénérien a été combattu per la poudre végétale pendant vingt-cinq à trente jours et quelquefois davantage selon l'intensité de la maladie, on remédie alors à la faiblesse locale, et on supprime entièrement l'écoulement par l'injection suivante, qui est à là fois tonique et calmante, et est très propre par conséquent à faire cesser les douleurs nerveuses que l'on ressent dans une partie plus ou moins étendue du canal de l'urètre :

Prenez, sulfate de zinc. . . . . . 40 grains.
     eau commune. . . . . . 12 onces.
     laudanum liquide. . . . 1 gros.
     acétate de plomb. . . . 1 gros.

Pour les premières injections, on mélange cette préparation à égale quantité d'eau pure, et davantage si ce liquide produit des picotemens.

Au bout de trois jours, on peut essayer l'injection pure ; et si enfin la sensibilité des parties affectées ne permettait pas de l'employer ainsi, on n'en userait que mélangée à égale quantité d'eau pure et davantage au besoin, ainsi que je l'ai déjà indiqué. Comme dans cette préparation, une partie des ingrédiens est sujette à se précipiter, il est nécessaire de bien l'agiter avant de s'en servir. Voici la manière de procéder à son emploi.

On se procure une petite seringue d'étain à canule courte et arrondie, et dont le piston joue avec une certaine liberté. Cet instrument étant rempli, le malade qui a dû rendre par avance ses urines, s'il a besoin de pisser, applique exactement la canule dans l'ouverture du canal, tient la seringue entre le pouce et le doigt du milieu de la main droite, tandis que l'indicateur se place dans l'anneau du piston ; la main gauche assujétisant la verge, et l'alongeant, il fait agir l'instrument avec lenteur, ayant soin de ne lancer que le tiers environ du liquide qu'il contient, ou la moitié si la seringue est très petite. Lorsqu'il a séjourné environ une minute dans le canal, on le rejette en cessant d'en comprimer l'ouverture avec les doigts ; on replace la seringue et on pousse le restant de l'injection. On remplit une seconde fois la seringue, et le liquide en est encore chassé en deux ou trois coups de piston, en laissant entre eux environ une minute d'intervalle. Cette opération, qui est très facile et sans douleur, doit se pratiquer trois fois par jour ; c'est-à-dire qu'on emploiera deux seringues matin et soir et deux dans la journée, en tout six seringues par jour.

Lorsqu'enfin on est parvenu à arrêter l'écoulement par le secours des injections et de la poudre végétale qui au commencement des injections ne devra plus être prise que *trois fois par jour,* il est nécessaire, pour prévenir toute espèce de rechûte, de continuer encore dix à quinze jours la poudre végétale et les injections, mais alors on ne fera qu'une seule injection matin et soir, c'est-à-dire qu'on n'emploiera qu'une seule seringue chaque fois, toujours en deux ou trois temps. Cette continuation de traitement est indispensable afin d'empêcher le retour de l'écoulement qui a une très grande tendance à renaître sous l'influence de la moindre irrégularité dans le régime. A dater du moment où on commencera les injections, on devra se purger trois fois à huit jours d'intervalle.

Ma préférence pour les injections est fondée sur les avantages que j'en obtiens tous les jours et sur les inconvéniens que présentent les diverses préparations internes qu'on met généralement en usage. Elles contiennent toujours du copahu ou du poivre cubèbe, substances qui irritent l'estomac, les intestins, et qui le plus ordinairement n'ont d'autre effet que de dégoûter les malades sans aucun résultat avantageux. Ces médicamens ne peuvent parvenir dans le canal de l'urètre où leur action est nécessaire, qu'après avoir parcouru toute l'organisation, et par conséquent perdu leurs propriétés. Tandis, au contraire, que les injections sont d'un effet plus rationel, puisqu'elles portent d'une manière facile et sans intermédiaire le remède sur le mal.

Le reproche qu'on a fait aux injections de produire des retrécissemens du canal de l'urètre, n'est pas fondé, c'est une erreur grave répandue dans le public et encore chez quelques médecins. Un liquide poussé dans un canal ne fait que le dilater au lieu de le rétrécir. Mais ce qui est réellement la cause des retrécissemens du canal, c'est l'emploi, l'abus des préparations mercurielles, c'est la fréquence des écoulemens, c'est la négligence qu'on apporte quelquefois à les traiter et c'est surtout lorsqu'un écoulement se prolonge par trop, qu'il épaissit, engorge la membrane qui tapisse le canal et y détermine ces retrécissemens auxquels les injections n'ont pas la moindre part, et que je regarde au contraire comme étant le seul moyen capable de combattre avec efficacité, ces écoulemens qui offrent souvent une très grande ténacité.

GONORRHÉE ANCIENNE,

OU SUINTEMENT HABITUEL.

On donne communément le nom de *gonorrhée ancienne* ou *suintement habituel* à un écoulement

qui persiste après que les symptômes inflammatoires ont disparu. Cet écoulement qui vient du
canal chez l'homme et du vagin chez les femmes,
est tantôt purulent, épais, d'autres fois blanc et
clair, très rarement jaunâtre; il n'est accompagné
d'aucune ardeur ni douleur dans le canal. Cet
écoulement, abandonné à la nature, continue
souvent avec opiniâtreté pendant des mois et
même des années, et lorsqu'il est considérable,
ce qui est assez rare, il affaiblit sensiblement la
constitution du malade, et surtout la faculté
d'engendrer. Dans d'autres cas, cet écoulement,
après avoir disparu pendant quelques jours,
quelques semaines, ou même quelques mois,
commence à reparaître, soit après avoir vu une
femme ou après un exercice un peu violent, ou
après une débauche de table. Cet écoulement qui
ne se manifeste souvent que par une seule goutte
le matin, a lieu plus abondamment quand le malade va à la selle. Cette maladie tient ou à une
faiblesse du canal et de la constitution en général, ou bien à un principe vénérien qui n'a
pas été entièrement détruit et qui exerce encore
son action non-seulement sur les organes génitaux, mais encore sur toute l'économie; car beaucoup d'affections dartreuses, d'ulcères de mauvaise nature, sont le résultat de cette infection
permanente. Les enfans qui naissent de personnes affectées de semblables écoulemens ont des

maladies humorales, des dartres, des écrouelles, la teigne, le rachitisme, ils deviennent facilement bossus.

TRAITEMENT. Le malade fera usage de la poudre trois fois par jour. Il se purgera tous les douze jours, en tout six purgatifs. Il fera des injections trois fois par jour, jusqu'à la disparition de l'écoulement, elles seront même encore continuées matin et soir seulement, pendant environ quinze jours pour empêcher le retour de cette matière et consolider l'intérieur du canal. (*Voy.* page 216 la manière de faire les injections.) La nourriture sera de bonne qualité, le vin excellent et pris avec modération. Ce traitement est en tout applicable aux femmes.

CHAUDEPISSE

TOMBÉE DANS LES BOURSES.

Le testicule *vénérien* ou la chaudepisse tombée dans les bourses, est un gonflement inflammatoire de l'un ou des deux testicules, coïncidant avec la diminution ou la suppression totale d'un écoulement. Cet accident est assez fréquent et affecte plutôt le testicule gauche que le droit, on le voit parfois se porter d'un côté à l'autre. Les bains froids, l'exposition à une température froide et humide, les efforts violens, les coups, les sauts, l'escrime, les longues marches sans suspensoir, toute pression forte sur les bourses ou les cordons spermatiques et beaucoup d'autres causes analogues, peuvent produire cet effet lorsque le canal est le siège d'un écoulement vénérien, ou même seulement *acrimonieux.*

TRAITEMENT. On remédiera à cet accident en faisant usage de la poudre végétale quatre fois par jour ; si l'irritation est très vive, on ajoutera alors à chaque verre de poudre huit gouttes de laudanum liquide. On posera quinze à vingt sangsues au périnée (endroit situé entre le fondement et les bourses) et on appliquera des cataplasmes de mie de pain et d'eau de guimauve à nu et non entre deux linges, cataplasmes qu'on laissera cinq à six heures avant de les renouveler, et qui ne devront pas être trop chauds, car ils irriteraient les parties malades. Après l'application des sangsues, le malade se purgera trois fois à huit jours d'intervalle. Lorsque l'inflammation est très légère, le repos, le régime, les cataplasmes, les purgatifs et la poudre végétale suffisent, et on peut se dispenser des sangsues. Mais avouons cependant, que tirer du sang est le moyen de faire avorter une inflammation qui est souvent bien douloureuse. Quelquefois à la suite de cette inflammation, il reste au testicule un peu d'engorgement, on le dissipe en le frictionnant matin et soir pendant une ou deux minutes avec gros comme une petite noisette de pommade résolutive (*Voy*. page 42); mais pour cela faire, il faut attendre que l'inflammation ait totalement disparu, qu'il n'y ait plus de douleur, et ce n'est environ que deux mois après la cessation des accidens qu'il faut recourir à ce moyen.

Nota. Lorsqu'une inflammation du testicule est excessivement opiniâtre et qu'elle ne cède pas à l'emploi des moyens indiqués, il est bon d'introduire dans le canal et plusieurs fois par jour, une sonde de gomme élastique dans le but d'y porter l'irritation et de dégager le testicule, mais je le répète, c'est le dernier moyen à employer.

OPHTALMIE

OU INFLAMMATION VÉNÉRIENNE DES YEUX.

Elle se manifeste communément après la suppression d'une chaudepisse. Les causes les plus ordinaires de cet accident sont l'impression brusque du froid, surtout lorsque les parties génitales y sont exposées.

Quelquefois l'inflammation des yeux est le résultat d'une inoculation directe, et alors elle se dé-

veloppe ·avant que l'écoulement ait éprouvé la
moindre diminution : cette inoculation a lieu lorsqu'un doigt ou tout autre corps chargé de la matière
de l'écoulement ou de la suppuration d'un chancre ou d'un poulain, a été porté sur l'œil. Les
symptômes qui caractérisent cet état sont l'impossibilité de supporter la lumière, le gonflement des
paupières, la rougeur du blanc de l'œil, le suintement d'une matière jaune ou verdâtre. Si on ne
s'empresse de combattre cet état, l'œil peut se
désorganiser, et la perte de la vue est inévitable.

TRAITEMENT. Le malade prendra la poudre
végétale quatre fois par jour. On bassinera
l'œil ou les yeux avec de l'eau de sureau tiède
et très souvent, car la propreté de ces parties est un point essentiel; on les soustraira à
l'influence du jour. Si le malade est sanguin, on
lui fera une saignée du bras. On appliquera
derrière chaque oreille dix à douze sangsues.
Le plus souvent on peut se dispenser de la saignée et on n'a reconrs qu'aux sangsues. On
prendra tous les jours un bain de pieds avec
quatre onces de farine de moutarde, on y restera
jusqu'à ce que les pieds soient très rouges, huit
ou dix minutes environ. Après les sangsues, le
malade sera purgé tous les quatre jours pendant
cinq ou six fois. Lorsque l'inflammation aura
beaucoup diminué, après environ quinze à

vingt jours de traitement, plus ou moins selon l'intensité de la maladie, on bassinera l'œil ou les yeux avec le *collyre détersif* indiqué page 162.

Quand, après le traitement indiqué, il reste de la rougeur, du gonflement, de petites ulcérations aux paupières ou quelques taches sur l'œil, il faut établir un vésicatoire à la nuque, qu'on portera ensuite sur le bras du côté malade et dont la suppuration sera entretenue quelque tems encore après la guérison complète : on aura soin de se purger deux fois au moins, en même temps qu'on le laissera sécher. S'il y a gonflement des paupières, on les oindra avec la pommade indiquée page 42, s'il y a des taches sur les yeux on usera de la poudre indiquée page 163. Le régime sera doux et la diète assez sévère s'il y a fièvre et que la maladie soit grave : dans ce cas quelques potages suffiront. On n'en continuera pas moins jusqu'à complète guérison, la poudre végétale et le *collyre détersif*.

Nota. Un moyen très propre à ramener l'écoulement vénérien de la verge, dont la suppression a occasionné l'inflammation des yeux, c'est d'introduire dans le canal plusieurs fois par jour une sonde de gomme élastique assez fine et enduite de la matière que fournit l'œil enflammé. On a recours à ce moyen lorsque l'affection est grave.

CHANCRES OU ULCÈRES VÉNÉRIENS.

Les ulcères que produit le virus vénérien, en quelque endroit du corps qu'ils soient situés, prennent le nom d'*ulcères vénériens*, ou plus communément de *chancres*, qu'on leur a donné sans doute pour désigner leur naturel rongeur. Ils affectent le plus ordinairement le gland, l'intérieur du prépuce, l'urètre, les grandes lèvres, la bouche, les lèvres, les mamelons; mais on les voit parfois à l'anus, aux yeux, au nez, au palais, au périnée, aux bourses, aux aisselles, aux doigts, aux orteils, tous endroits où la peau est rarement très sèche.

Les chancres débutent communément par de petites taches rouges, inflammatoires, accompagnées de démangeaisons incommodes, dont le centre s'élève rapidement, devient un peu blanc, vésiculeux, transparent, et laisse échapper une matière roussâtre et corrosive. Bientôt le sommet de ce bouton se creuse, les bords se durcissent, et la surface ulcérée fournit une matière purulente, fétide et abondante. D'autres fois, l'activité du principe contagieux est si grande, que les ulcérations deviennent profondes et peuvent détruire les organes affectés, comme cela se voit souvent. Lorsqu'ils attaquent le palais ou les fosses nasales, ils en carient quelquefois les os. Quelquefois les chancres et surtout ceux de la verge sont peu douloureux; d'autres fois ils sont tellement inflammatoires, qu'ils causent l'étranglement inflammatoire du prépuce au devant du gland, appelé *phimosis*, et qui fait qu'on ne peut découvrir la verge, ou l'étranglement derrière le gland formant un bourrelet rouge et très douloureux appelé *paraphimosis*, qui empêche de pouvoir le recouvrir.

TRAITEMENT. Le malade sera mis à l'usage de la poudre végétale, à la dose indiquée page 36. Si les chancres sont bénins, de peu de gravité, ils seront simplement pansés matin et soir avec de la charpie fine, recouverte avec une légère couche de cérat ou de pommade de concombre. Souvent, après quelques jours de traitement, les chancres restent stationnaires, ils n'augmentent ni ne diminuent. Dans ce cas, ils devront être pansés avec la *pommade résolutive*. (*Voyez* page 42.)

Lorsque les chancres sont très inflammatoires, douloureux, le repos, le régime, des bains entiers ou locaux, dans lesquels on restera une heure matin et soir, deviendront nécessaires. Si les douleurs sont excessives, il sera utile de prendre la poudre végétale quatre fois par jour au lieu de trois, et à chaque verre on ajoutera *six gouttes de laudanum liquide.* Le malade devra se purger au début de la maladie, et puis tous les vingt jours; en tout, trois fois environ.

Malgré les soins les plus prompts et les mieux entendus, on n'est pas toujours assez heureux pour arrêter l'inflammation qui complique les chancres, et cela tient dans la majorité des cas à l'irritabilité et au tempérament sanguin du malade, ou à des excès. Dans cet état de choses, la partie malade se gonfle, et il y a alors *phimosis* ou paraphimosis, accident qui empêche de décaloter ou de caloter, et dont j'ai parlé plus haut. Cet état mérite de prompts secours, car la gangrène peut s'emparer de l'organe malade; dans ce cas, on appliquera quinze à vingt sang-sues au périnée (endroit situé entre la verge et le fondement), on prendra des bains locaux à l'eau de guimauve, ils dureront une heure, on les renouvellera souvent, l'eau devra être tiède, car si elle était trop chaude elle irriterait. La nuit et le jour, si cela est possible, des cataplasmes de mie de pain et d'eau seront appliqués sur la verge à nu et non entre deux linges; on devra faire quelques injections à l'eau de guimauve entre le gland et le prépuce (peau qui recouvre la verge); celle-ci devra être tenue dressée contre le ventre, afin de favoriser le retour du sang et de diminuer l'inflammation. Il est essentiel de ne jamais appliquer les sangsues sur la partie malade, le périnée, je le répète, est l'endroit convenable; la racine de la verge serait encore le seul endroit où on pût en permettre l'application. Chez quelques individus sanguins, on a été quelquefois obligé de pratiquer une saignée du bras: ces cas sont assez rares. Lorsqu'il n'y a plus d'inflammation, les chancres devront être pansés avec la *pommade résolutive*; et, quelques parties de la peau que puissent occuper des ulcères ou chancres vénériens, ils seront toujours pansés avec cette pommade s'il n'y a pas inflammation; car, dans le cas contraire, on userait, ainsi que je l'ai déjà dit, du cérat ou de la pommade de concombre.

J'ajouterai que quelquefois après la cicatrisation d'un ulcère vénérien, les bords en restent durs et engorgés; dans ce cas, une friction légère, faite matin et soir sur la partie avec la pommade résolutive, en opère le dégorgement.

Quelquefois après la guérison des chancres, la peau de la verge reste gonflée; dans ce cas, il faut la tremper plusieurs fois par jour dans une *dissolution d'alun* froide, et opérer quelques frictions avec la pommade résolutive sur ladite partie. D'après tout ce qui vient d'être dit, il est facile de voir qu'on ne doit commencer le traitement que par les moyens les plus simples, et n'arriver aux plus énergiques que lorsque la maladie est plus grave.

DE QUELQUES AUTRES ACCIDENS

RÉSULTANS DE LA SUPPRESSION D'UN ÉCOULEMENT VÉNÉRIEN.

La matière d'un écoulement de la verge se supprimant, se porte sur les articulations, et ce cas est assez fréquent. Les genoux sont le plus ordinairement affectés, et deviennent le siège d'engorgemens inflammatoires. Cette maladie, qui s'observe dans les deux sexes également, attaque moins souvent les coudes, les pieds et l'articulation supérieure de la cuisse. Chez les femmes, elle attaque plus particulièrement cette dernière partie. Toutes les causes capables d'arrêter ou de diminuer notablement un écoulement vénérien, coïncidant avec la négligence apportée au traitement interne, peuvent déterminer ce transport humoral sur les articulations, lorsque celles-ci surtout y sont disposées par l'impression d'un froid vif ou de l'humidité, par des coups, d'anciennes blessures, des grandes fatigues, la goutte, le rhumatisme, les écrouelles, ou d'anciennes infections vénériennes qui aient été caractérisées par des douleurs dans les os.

D'autres fois, la matière de l'écoulement se porte sur la membrane qui tapisse le nez, la bouche, la gorge, détermine, dans ces parties, de l'irritation, et donne lieu à la sécrétion d'une humeur semblable à celle qu'on rendait par les parties génitales.

Des éruptions dartreuses de la peau, des affections graves du cerveau, l'apoplexie, des aliénations mentales et la paralysie, peuvent encore être la conséquence de la suppression d'un écoulement.

TRAITEMENT. Les articulations affectées d'engorgement seront recouvertes de cataplasmes de mie de pain et d'eau appliqués à nu ; et quand l'engorgement est plus considérable et que les douleurs sont vives, on doit appliquer dix à quinze sangsues sur le point affecté, application à laquelle on est quelquefois obligé de revenir. Le malade sera purgé quatre à cinq fois, à huit jours d'intervalle, si toutefois il n'y a pas de l'irritation dans les intestins. Le malade prendra la poudre végétale quatre fois par jour.

Il est des cas où il n'y a ni douleur, ni rougeur, mais simplement gonflement, ou bien cet état succède à l'inflammation ; dans cette circons-

tance, il est bon de frictionner ces parties avec
la pommade résolutive. (*Voyez* page 42 la manière de s'en servir.)

Quand le nez ou la bouche se trouvent affectés, il faut se purger souvent; tous les quatre à
cinq jours, user de la poudre végétale quatre fois
par jour, se gargariser avec de l'eau de guimauve
tiède, ou prendre des fumigations d'eau de sureau plusieurs par jour, la tête enveloppée d'une
serviette.

S'il y a dartres, suivre le traitement prescrit
page 134.

S'il y a apoplexie, aliénation mentale, paralysie, *voyez* ces mots et le traitement indiqué.

Dans tous ces cas, il sera utile de passer plusieurs fois, dans le courant de la journée, une
sonde de gomme élastique dans le canal, afin de
l'irriter et de ramener ainsi l'écoulement vénérien vers son siège primitif.

ÉCOULEMENT VÉNÉRIEN DE L'ANUS.

Les deux sexes peuvent être affectés d'écoulemens vénériens par l'anus; ils sont très souvent
la suite d'une vérole ancienne qui se déclare vers
cet organe; d'autres fois, il est le résultat d'un
commerce honteux.

TRAITEMENT. Les soins de propreté, des bains

entiers, une purgation tous les douze jours,
l'emploi de la poudre végétale quatre fois par
jour et un régime doux, tels sont les moyens
les plus convenables pour tarir la source de ces
écoulemens. Quelquefois, ils offrent une telle
ténacité, qu'il faut insister davantage sur ce
traitement, et qu'il est nécessaire d'avoir recours à des injections avec une décoction de tan
(écorce de chêne) ou de noix de galles, injection qui sera prise froide et trois fois par jour.
Chaque seringue contiendra un verre de décoction; et afin que ce liquide tonique puisse séjourner plus long-temps sur l'intestin, il devra
être poussé doucement; c'est le moyen d'assurer
son effet.

INFLAMMATION VÉNÉRIENNE

DE L'OREILLE.

Il existe des exemples assez nombreux qui
prouvent que la suppression d'un écoulement de
la verge peut produire sur l'une ou l'autre oreille,
une inflammation plus ou moins violente qui
attaque l'intérieur du pavillon de l'oreille ou la
cavité même de cet organe. Le symptôme le plus
constant de cette maladie, c'est la perte momen-
tanée de l'ouïe du côté affecté, l'écoulement d'une

matière purulente jaunâtre et des douleurs plus ou moins vives.

TRAITEMENT. Emploi de la poudre végétale à la dose de quatre cuillerées à café par jour. Application de douze à quinze sangsues derrière l'oreille; une saignée du bras si le malade est sanguin et si l'affection est grave. Des injections à l'eau de guimauve, des cataplasmes émolliens (mie de pain et eau de mauve) appliqués à nu sur les parties. Bains de pieds avec quatre onces de farine de moutarde. Un régime doux et le repos. Le malade sera purgé tous les six jours, en tout six purgatifs. Et dans le cas où la maladie se montrerait rebelle, il faudrait passer dans le canal trois ou quatre fois par jour une sonde fine enduite de la matière qui découle de l'oreille. C'est le dernier moyen à employer.

CHAUDEPISSE BATARDE DU GLAND.

L'écoulement, dans ce cas, au lieu de venir du canal, vient de l'espace compris entre le gland et le prépuce (peau de la verge), sa couleur est la même, et l'inflammation, de légère qu'elle peut être, peut arriver à un très haut degré d'intensité, et se termine par des excoriations d'où sort la matière virulente que la plus légère pression rend très manifeste.

Cette affection, qui ne s'observe presque jamais que chez les individus dont le gland est habituellement couvert, survient ordinairement sans qu'il y ait écoulement par le canal, et elle reconnaît à peu près les mêmes causes que ce dernier.

TRAITEMENT. Les règles du traitement sont absolument semblables pour la chaudepisse du canal ou du gland. La poudre végétale prise quatre fois par jour, des bains entiers et locaux, au besoin des cataplasmes, des sangsues, tels sont les moyens à employer; des injections à la guimauve, et à son défaut à l'eau pure tiède seront faites entre le gland et le prépuce (peau de la verge), pour empêcher le croupissement de la matière vénérienne. On ne doit pas essayer de décaloter, à moins que l'inflammation ne soit passée, car ce serait accroître le mal. Mais, dès qu'on le pourra sans inconvénient, on prendra matin et soir un bain local pendant un quart-d'heure, dans la préparation indiquée plus haut (décoction d'écorce de chêne) page 232. Le malade se purgera trois fois aux époques in- diquées dans le traitement de la chaudepisse du canal.

ÉCOULEMENT VÉNÉRIEN DES FEMMES.

Dans quelques cas, les symptômes de cet écoulement vénérien sont si légers, que beaucoup de femmes le regardent comme des *flueurs blanches*, auxquelles d'ailleurs beaucoup d'entre elles sont sujettes. Lorsque cette affection est récente, elle occasionne d'abord une démangeaison incommode, et plus tard un sentiment pénible de tension et de cuisson à la vulve, qui augmente sensiblement pendant l'émission des urines. Les malades éprouvent aussi beaucoup de peine à marcher et à s'asseoir, ce qui est dû à l'irritation dont il vient d'être parlé et au gonflement des parties enflammées, gonflement qui est quelquefois tel, qu'on éprouve de la peine à introduire le doigt dans le vagin. D'ailleurs, tous ces symptômes d'irritation sont encore souvent augmentés par l'âcreté de la matière de l'écoulement, qui est d'un jaune verdâtre, qui occasionne même parfois des excoriations aux grandes et petites lèvres, et jusqu'à la partie supérieure et interne des cuisses. A tous ces symptômes, se joignent quelquefois des douleurs dans la vessie, dans la matrice, dans les aines, dans le dos et dans les reins. Lorsque là gonorrhée des femmes est accompagnée d'une violente irritation locale, il se développe quelquefois, dans l'épaisseur des grandes lèvres, un ou plusieurs abcès (dépôts), du volume d'une noix à peu près. Il n'est pas rare de voir une de ces sortes de tumeurs succéder à une autre, et se développer dans un point de la lèvre saine, précisément correspondant à celui qu'occupait au côté opposé celle qui l'a précédé. En général, ces tumeurs aboutissent presque toujours.

TRAITEMENT. Il est le même que celui employé pour les hommes: poudre végétale quatre fois par jour, des bains entiers ou des bains de siége, des cataplasmes émolliens et des sangsues entre l'anus et le fondement si l'affection est grave, des injections avec le lait, l'eau de graine de lin, de guimauve, de mauve ou de tête de payot, pratiquées trois ou quatre fois par jour avec une seringue destinée aux femmes, produisent d'heureux résultats; l'hiver on les fera tiédir, et l'été elles seront employées à la température de l'atmosphère; des lavemens adoucissans, le repos et un régime doux seconderont parfaitement les moyens que je viens d'indiquer. Après que les symptômes inflammatoires ont cessé et que l'écoulement a beaucoup diminué, c'est-à-dire après vingt-cinq à trente jours de traitement, la malade sera purgée trois fois, à huit jours d'intervalle; il n'y aurait qu'une irritation des intestins qui pût empêcher de remplir cette indication en totalité ou du moins en partie. Souvent, dans ce cas, on se borne à un ou deux purgatifs seulement pour combattre le peu d'écoulement qui subsiste. Après ce traitement, il sera bon d'en venir aux injections toniques; elles se pratiquent avec une seringue à pomme d'arrosoir qui contient un verre de liquide environ; deux seringues matin et soir seront poussées dans le vagin. A chaque verre d'eau pure et froide, ou faiblement dégourdie en hiver, on ajoutera une cuillerée à bouche de la composition suivante:

Sulfate de zinc. . . . . . . 1 once.
Acétate de plomb. . . . . . 1 once.
Vin d'opium. . . . . 4 gros.
Eau commune. . . . . 1 livre.

Ce mélange d'une cuillerée à bouche de cette préparation à un verre d'eau formera l'injection; on en prendra quatre seringues par jour. Les femmes devront se coucher sur le dos pour que l'injection réussisse mieux; elle se fera d'ailleurs comme je l'indique pour les hommes. (*Voyez* page 216.)

Nota. Pendant que les femmes seront réglées, elles ne devront pas se purger, ni faire usage de l'injection; elles s'abstiendront de ces deux moyens deux jours avant les règles et deux jours après leur cessation; mais elles pourront continuer l'emploi de la poudre végétale.

DES BUBONS OU POULAINS.

Le bubon est une grosseur formée par l'engorgement des glandes, des aines, des aisselles ou du cou. Ils se manifestent quelquefois d'emblée, c'est-à-dire sans qu'il y ait d'autre maladie à la verge ; et c'est souvent peu de jours et même vingt-quatre heures après avoir communiqué avec une femme malade, qu'ils commencent à se développer. Cependant il est des cas où ils ne se montrent qu'après un temps plus long ; d'autres fois, les poulains ne se manifestent qu'après l'apparition d'ulcères vénériens, de chaudepisses ou de boutons rouges et humides qui affectent la verge ; d'autres fois ils se manifestent tout d'un coup chez des individus vérolés depuis longtemps. Ces grosseurs se développent donc le plus souvent par la seule influence du principe vénérien qui, après être resté plusieurs mois et quelquefois des années sans action, s'est tout d'un coup et sans cause connue porté sur les glandes des aisselles, des aines, du cou ou d'autres parties du corps ; ils sont alors la preuve d'une vérole ancienne ; on voit quelquefois ces grosseurs aux angles de la mâchoire. Ces poulains ou bubons sont doués de plus ou de moins de sensibilité ; aussi peut-on les diviser en deux grandes classes : la première comprend ceux qui sont essentiellement douloureux , accompagnés de rougeur à la peau, assez souvent de fièvre, et qui ont une marche rapide, et une tendance évidente à la suppuration : on les nomme avec raison *inflammatoires ;* ceux de la seconde classe se développent avec lenteur, sont peu ou point douloureux, sans changement de couleur à la peau et suppurent fort rarement : ce sont les *bubons indolens.* Ces derniers sont le plus souvent le résultat d'une vérole ancienne, tandis que ceux inflammatoires sont fréquemment accompagnés d'écoulemens ou d'ulcérations aux parties génitales.

L'apparition du poulain est ordinairement annoncée par un sentiment de gène, de tiraillement et de douleur à l'aine, et que le malade attribue d'abord à des marches forcées, ou à toute autre espèce de fatigue. Mais bientôt une glande s'engorge et devient sensible, elle roule sous les doigts; bientôt après l'engorgement se communique aux parties environnantes , aux glandes voisines, la grosseur grandit, devient dure, elle gène la marche, la peau rougit, les douleurs s'accroissent peu à peu, elles deviennent quelquefois insupportables, une espèce de battement se fait ressentir, et un amas de pus indique que le poulain ne tardera pas à aboutir.

Quelquefois le bubon n'est accompagné d'aucune douleur, la peau conserve sa couleur ordinaire, le malade n'est pas gêné dans sa marche, les glandes roulent sous les doigts assèz long-temps, et cet état peut durer plusieurs semaines, plusieurs mois, ainsi que j'ai été à même de le voir souvent; et si la suppuration a lieu, ce n'est que rarement ou fort tard. On voit cependant quelques exemples de poulains qui, après s'être montrés froids et sans douleurs, prennent tout d'un coup un caractère inflammatoire et se terminent par suppuration. Il est des cas dans lesquels, de très rouges qu'ils étaient, ils deviennent blancs, se durcissent et restent long-temps dans cet état; d'autres fois, et sans cause connue, ils disparaissent et l'humeur vénérienne se porte ailleurs.

TRAITEMENT. Si le bubon est sans douleur et nullement rouge, il faut chercher à le faire dissoudre; à cet effet, il sera frictionné matin et soir avec la *pommade résolutive* (*voyez* page 42.) Le malade prendra la poudre végétale trois fois par jour, et se purgera tous les cinq jours pendant cinq à six fois. Si le corps est échauffé, il prendra des lavemens à l'eau simple, et continuera la pommade et la poudre végétale jusqu'à la disparition complète de la grosseur.

Lorsque le poulain est inflammatoire, qu'il y a douleur, rougeur, qu'il y a difficulté à remuer la cuisse, et que le moindre mouvement est une

douleur, on doit appliquer quinze à vingt sangsues sur la grosseur, faire bien couler le sang,
recouvrir les parties affectées de cataplasmes de
mie de pain et d'eau pure ou de guimauve appliqués à nu et non entre deux linges, on les renouvelle toutes les six ou huit heures environ;
on rend les cataplasmes plus calmans, en les arrosant *avec vingt-cinq à trente gouttes de laudanum liquide;* quelquefois on revient aux sangsues. Le malade prendra des bains, s'il y a possibilité de le faire; il prendra des lavemens à la
graine de lin. Après les sangsues, le malade se
purgera, et répétera cette purgation six fois, à
six jours d'intervalle; il prendra la poudre végétale quatre fois par jour au lieu de trois, en
raison de l'irritation existante. Quelquefois ces
divers moyens font dissoudre le bubon; mais
plus souvent il vient à suppuration; dans ce cas,
on doit continuer toujours les cataplasmes, les
purgatifs, la poudre végétale, et lorsqu'il aura
percé, on le pressera légèrement matin et soir
pour en faire sortir le pus; ensuite on introduira
dans la plaie de la charpie enduite de cérat pour
empêcher qu'elle ne se ferme; on pousse doucement cette charpie avec un instrument pointu,
et on en introduit en assez grande quantité, car
il faut éviter, je le répète, que le trou ne se
bouche trop vite. On peut ouvrir les bubons avec
le bistouri pour en terminer plus vite; mais un

médecin peut seul pratiquer cette opération qui n'a rien de très douloureux.

Quelquefois un bubon indolent, sans rougeur, ne peut se dissoudre; d'autres fois, à la suite de ceux qui ont été inflammatoires et qui ont suppuré, il reste une grosseur dure qui nécessite, comme je l'ai dit, l'emploi de la pommade résolutive toujours associée à la poudre végétale et aux purgatifs. Lorsque malgré ces moyens, ces grosseurs se montrent rebelles, on doit avoir recours à la pierre à cautère, qui, appliquée sur elles, détermine une plaie qui pansée avec du cérat, suppure et amène le dégorgement de la partie affectée. On n'a recours à ce moyen qu'à la dernière extrémité, et encore ne doit-on l'employer qu'après l'avis du médecin.

DES BOUTONS VÉNÉRIENS.

Ces boutons, qui sont humides, plats et arrondis, surviennent ordinairement à la face interne des grandes lèvres chez les femmes, sur le gland chez les hommes, aux environs de l'anus ou fondement, et au mamelon chez les nourrices qui allaitent des enfans infectés; quelquefois ces boutons se développent sur le scrotum (enveloppe des testicules), à la face externe des grandes lèvres, à la partie supérieure interne des cuisses, au périnée et sur la peau qui recouvre la verge. Ces boutons paraissent six ou huit jours après un rapprochement impur; mais quelquefois ce n'est qu'après quinze jours ou même un mois. Ils sont ordinairement peu nombreux; ils sont d'un rouge plus ou moins foncé, surtout à leur circonférence; ils fournissent une humeur gluante qui a une odeur particulière.

TRAITEMENT. Emploi de la poudre végétale; au bout de douze jours se purger; revenir à la purgation tous les douze jours pendant trois fois; bassiner plusieurs fois dans la journée les boutons avec de l'eau blanchie par *l'extrait de saturne*; prendre quelques bains, et frictionner les boutons avec la *pommade résolutive* s'ils résistent; tels sont les moyens à employer pour obtenir une cure radicale.

EXCROISSANCES VÉNÉRIENNES.

Ces excroissances vénériennes ou végétations, qu'on désigne sous les différens noms de *porreaux*, *verrues*, *choux-fleurs*, *condylomes* ou *crètes-de-coq*, ont ordinairement leur siège sur le gland, à la face interne de la peau qui le recouvre, aux environs du filet; il en paraît quelquefois dans le canal de l'urètre. Chez les femmes, elles peuvent se développer sur le col de la matrice, dans l'intérieur du vagin, sur les

grandes lèvres, au pourtour du canal de l'urine;
on en rencontre encore parfois au périnée, à la
face supérieure et interne des cuisses, près du
pli de l'aine, sur la motte, à l'anus ou fondement, dans l'intérieur de ce canal. Il n'est pas
sans exemple d'en rencontrer un très grand
nombre au palais, à la gorge. Plusieurs personnes et entre autres une jeune fille en avait
une quantité prodigieuse sur la langue. L'intérieur du nez peut en être affecté, ainsi que le
mamelon des nourrices qui allaitent des enfans
vérolés. Ces excroissances indiquent une infection vénérienne ancienne, et se manifestent plusieurs mois ou plusieurs années après avoir eu
des chancres, des boutons, des écoulemens ou
tout autre symptôme de la maladie vénérienne.
Il n'est pas cependant sans exemple d'en voir
survenir quinze jours ou un mois après un rapprochement impur. Ces diverses excroissances
sont blanchâtres lorsqu'elles forment *verrues*;
d'autres fois, elles sont d'un rouge semblable aux
fraises, aux mûres ou framboises; dans le plus
grand nombre des cas, elles sont d'un rouge vif;
et lorsqu'elles sont anciennes, elles se flétrissent
et se décolorent. Ces excroissances laissent échapper une matière jaunâtre, parfois sanguinolente
et toujours assez fétide. Elles sont rarement douloureuse; mais cependant, dans quelques circonstances, elles acquièrent une grande sensibilité.

TRAITEMENT. Le malade se mettra à l'usage de la poudre végétale; il se purgera huit jours après avoir commencé le traitement, et se repurgera tous les quinze jours et six fois environ. Si ces excroissances se trouvent, à leur début, compliquées par un certain degré d'inflammation, et qu'il y ait surcroît de sensibilité, il est nécessaire alors, pour calmer cette irritation, d'avoir recours à des bains entiers et locaux, d'appliquer des cataplasmes à nu sur les parties affectées, de les oindre avec du cérat opiacé. Parfois même l'inflammation est assez vive pour nécessiter l'application de cinq à six sangsues sur les parties affectées; elles procurent un dégorgement sanguin essentiellement salutaire. Lorsque l'irritation, l'inflammation ont cessé, on doit avoir recours, pour détruire ces végétations, à la préparation suivante, que j'appelle *eau caustique*, et qu'on agitera avant de s'en servir :

Esprit de vin. . . . . . . une once et demie.
vinaigre. . . . . une once et demie.
sublimé corrosif. . . . . un gros.
alun. . . . . demi-gros.
camphre. . . . . demi-gros.
céruse. . . . . demi-gros.

A l'aide d'un petit pinceau de charpie elles seront touchées matin et soir avec ce liquide, jusqu'à complète destruction. Si un peu d'irritation se manifestait sur les parties affectées, on discontinuerait l'usage de l'eau détersive, et on n'y reviendrait qu'au bout de quelques jours. Chez quelques individus, la peau est douée de tant de sensibilité, qu'il est nécessaire alors de mélanger deux parties de cette préparation à une d'eau pure. Si les parties affectées ne sont pas enflammées, on peut se dispenser de recourir aux cataplasmes, aux sangsues; on peut en venir de suite à l'*eau détersive*, les bains entiers et locaux ne se montrant alors utiles que comme moyen de propreté. Quelquefois, ce qui est assez rare, et ce qui tient à une disposition particulière du malade, cette eau n'est pas assez efficace contre certaines excroissances très opiniâtres; dans ce cas, on peut les recouvrir d'un petit plumasseau de charpie enduit de *pommade détersive* et saupoudré avec la sabine bien pulvérisée.

<hr>

DOULEURS VÉNÉRIENNES

DANS LES CHAIRS, LES NERFS, LES TENDONS ET LES OS.

Le virus vénérien, après avoir séjourné plus ou moins longtemps dans l'économie animale,

annonce souvent sa présence en attaquant les
os, les chairs, les tendons et les nerfs, qui deviennent le siège de douleurs et de gonflemens
plus ou moins considérables.

Les douleurs vénériennes attaquent particulièrement les os des membres dans leur milieu
ou dans leurs extrémités articulaires, ainsi que
ceux de la poitrine et du crâne. Les malades
sont quelquefois tellement tourmentés qu'ils ne
peuvent se mouvoir en aucune manière; toutes
les régions du corps, les chairs, les tendons, les
nerfs sont en proie à des douleurs atroces, qui
leur rendent la vie insupportable.

Ces douleurs, quoique fixées, se déplacent
facilement pour se porter vers d'autres parties
externes, et même sur des organes intérieurs,
où elles causent des palpitations de cœur, de
vives anxiétés, des affections du foie, de l'estomac, du cerveau, du poumon, de la vessie et
autres accidens plus ou moins graves. Ces douleurs ne sont pas toujours et seulement dues
au virus vénérien, elles sont souvent mercurielles, et tiennent à l'abus que l'on a fait de ce
métal.

Que ces douleurs soient vénériennes ou mercurielles, elles sont si légères, si vagues, si peu
senties pendant le jour, que les malades s'en
aperçoivent à peine, et se livrent, sans beaucoup
de difficulté à leurs occupations; plusieurs

même trouvent que le mouvement et l'action du froid tendent momentanément à effacer le peu qu'ils en ont au sortir de leur lit; mais, aussitôt que le soleil se couche, parfois un peu plus tard, les douleurs commencent à s'éveiller et prennent un accroissement progressif jusque vers minuit à peu près; alors elles sont lancinantes, déchirantes, et font éprouver un sentiment semblable à celui d'une vrille qui percerait les os, et qui arrache au malade des cris de désespoir pendant plusieurs heures. L'aurore amène une diminution dans les souffrances, et le sommeil revient avec les premiers rayons du soleil, instant où elles sont communément presque inaperçues. Du reste, tous les cas ne sont pas aussi graves, et les époques où les douleurs arrivent ordinairement peuvent beaucoup varier.

TRAITEMENT. Le malade sera mis à l'usage de la poudre végétale qui neutralise le principe vénérien, et expulse du sang le mercure qui peut aussi causer les douleurs. Si elles sont vives, on ajoutera à chaque verre dix gouttes de *laudanum liquide*, et on appliquera le soir des cataplasmes émolliens, arrosés avec ce même laudanum liquide, on en met quarante, cinquante, soixante et même quatre-vingts gouttes; il n'y a aucun inconvénient à employer ces doses extérieurement. L'emploi des cataplasmes et de l'opium peut et doit être précédé par une ou deux applications de sangsues sur l'endroit même de la douleur si la sensibilité est exaltée. Tous les matins, les parties affectées seront frictionnées avec la *pommade détersive* et assez fortement; le soir et la journée, si on le peut, on appliquera des cataplasmes avec addition d'opium.

Le malade devra se purger en commençant son traitement, et devra se repurger tous les cinq jours pendant six fois; et au bout de ce temps, il se purgera encore trois ou quatre fois à douze jours d'intervalle. Dans les cas les plus ordinaires, les sangsues et les cataplasmes sont inutiles; la poudre végétale, les purgatifs, la pommade détersive et quelquefois l'opium intérieurement suffisent, soit pour calmer les douleurs, soit pour guérir les exostoses ou gonflement des os, et opérer une cure radicale.

CARIE VÉNÉRIENNE.

La carie est une véritable ulcération des os, maladie dans laquelle leur tissu s'altère dans un point quelconque de leur surface, et donne lieu à la suppuration d'une matière fétide. Toutes nos parties osseuses peuvent se carier. Lorsque

la carie attaque la tête, elle peut déterminer la
surdité et la cécité; elle cause souvent des cancers qui rongent le nez et le gosier. J'ai vu un
individu dont l'os du bras était carié, et qui en-
durait les souffrances les plus déchirantes par suite
de cette cruelle maladie, qui est presque toujours l'indice d'une affection vénérienne fortement invétérée, et qu'on peut apporter en
naissant.

Les plaies qu'occasionne la carie seront pansées matin et soir avec la *pommade résolutive*
dont j'ai déjà parlé. Le malade se purgera tous
les quinze jours, et usera de la poudre végétale
jusqu'à complète guérison.

ULCÈRES VENÉRIENS

DE LA GORGE, DE LA BOUCHE, DU NEZ, DES YEUX, DE L'ANUS ET DU VAGIN.

Ces ulcères dépendent d'une infection vénérienne répandue dans le sang. C'est quelques
semaines, quelques mois et même quelques années après avoir éprouvé des accidens vénériens
aux parties génitales, qu'on voit se développer à
la gorge, à la bouche, aux lèvres, sur le nez ou
dans son intérieur, sur le globe de l'œil et à l'a-
nus, des ulcères qui sont quelquefois d'une telle

gravité, qu'ils peuvent compromettre l'existence
des malades. Quelquefois, mais ce cas est rare,
le principe vénérien a été absorbé, et a circulé
long-temps dans nos humeurs sans qu'il y ait eu
maladie aux parties génitales, et des ulcères arrivent tardivement à la gorge, à la bouche, au
nez, aux yeux. De ces ulcères, les uns sont inflammatoires et douloureux, d'autres ne font
éprouver aucune sensation pénible ; les uns sont
superficiels, les autres profonds, rongeans ; ils
débutent comme les chancres dont j'ai donné la
description page 225. L'apparition des ulcères du
gosier est ordinairement précédée, pendant quelques jours, par un sentiment de gêne dans l'arrière bouche, que le malade prend souvent pour
un mal de gorge ordinaire, de peu de durée, et
produit par l'exposition au froid ; mais, quand
après ce temps, la persévérance de la douleur
porte à examiner la gorge, on est surpris d'y voir
une ou plusieurs ulcérations. Quelquefois, cependant, il y a inflammation vénérienne sans
ulcère ; sa marche est toujours chronique, la
gorge est d'un rouge bleuâtre, c'est à-dire cuivrée, et laisse suinter une humeur filante,
quelquefois semblable à du fromage blanc ; la
nuit semble accroître la sensibilité des parties
malades. La langue, les lèvres, l'intérieur des
joues, les gencives, la luette et les amygdales,
sont le siège le plus fréquent de ces ulcères,

qui finissent quelquefois par carier les os du
palais. Je possède un exemple de cette nature
assez remarquable. Un conducteur de diligences
avait eu plusieurs maladies vénériennes qu'il
négligea; un petit ulcère se manifesta vers le
fond de la gorge; exaspéré par un régime échauf-
fant et par l'abus des mercuriaux, il s'étendit,
détruisit une partie du voile du palais; le palais,
lui-même fut promptement envahi; et lorque je
vis ce malheureux, une partie des os de la voûte
palatine était cariée, la salive et les alimens pénétraient en partie dans le nez, qui, par une
ouverture assez étendue, communiquait avec la
bouche. Un traitement, long-temps continué, a
radicalement guéri le malade, qui n'éprouve
aujourd'hui qu'un peu de difficulté dans le langage, par suite de la destruction d'une partie du
voile du palais qui est cicatrisé.

Les ulcères vénériens, rendant une matière
purulente et fétide, portent souvent leurs ravages sur le nez et même dans l'intérieur de cet
organe; ils prennent quelquefois le caractère
rongeant; et lorsque la mort n'est point la suite
d'une telle désorganisation et que l'art a pu s'opposer à de tels ravages, de larges cicatrices et des
traces hideuses sillonnent le visage, et produisent, aux yeux de nos semblables, une pénible et désagréable impression. D'autres fois,
des ulcérations vénériennes se manifestent sur le

globe de l'œil, et, lorsqu'elles sont négligées, entraînent la perte totale de cet organe.

Lorsque ces ulcères se montrent à l'anus ou fondement, ils se placent dans les plis de la peau, au rebord de cette ouverture; ils sont longs et étroits, et le mot *gerçure* exprime mieux leur physionomie. Quelquefois ces gerçures sont peu douloureuses, superficielles, et ne rendent qu'un pus de bonne qualité; d'autres fois, profondes, douloureuses, elles rendent une matière âcre, sanguinolente, qui corrode, ulcère les parties environnantes. Elles gênent les malades au point de ne pouvoir marcher, s'asseoir, monter à cheval, ni même rendre les excrémens sans souffrir. La cure de ces ulcères est toujours lente, parce que chaque garde-robe opère presque toujours un nouveau déchirement, qui retarde les progrès que pourrait avoir fait la cicatrice, depuis la précédente évacuation. D'autres fois, ces ulcérations rampent ou existent dans l'intérieur de l'intestin, où elles peuvent produire de grands ravages. Le vagin, chez les femmes, peut être tapissé de ces ulcérations, et des *cancers de la matrice* en sont souvent le funeste résultat.

TRAITEMENT. Les malades affectés d'ulcères vénériens, résultats d'ancienne vérole, se soumettront long-temps à l'usage de la poudre végétale; ils se purgeront six à huit fois, à dix jours d'intervalle. Si les ulcères sont à la gorge, au palais, dans la bouche, et s'ils sont douloureux, rouges et enflammés, on se gargarisera avec du lait tiède, de l'eau d'orge ou de guimauve. Par deux verres de liquide, on pourra ajouter une cuillerée de miel et quarante gouttes de *laudanum liquide*. Lorsque la grande irritation aura cessé, on se servira, dans la journée, de ce *gargarisme détersif* qu'on emploiera froid :

Infusion aqueuse de roses de Provins. 20 onces.
           sulfate d'alumine. . . . . . 1 gros.
           miel rosat. . . . . 3 onces.

Si les ulcères n'étaient pas trop irrités, on pourrait en venir de suite à cette préparation ; mais elle semble mieux agir lorsqu'on s'est gargarisé plusieurs jours avec des liquides adoucissans.

Lorsque ces ulcères se montrent rebelles au traitement intérieur et à l'emploi des gargarismes, on doit les toucher deux ou trois fois avec la pierre infernale, en laissant deux jours de repos entre deux applications. On ne se servira pas moins du *gargarisme détersif*. On peut essayer de remplacer la pierre infernale par le chlorure d'oxide de chaux, de Labarraque, que l'on porte pur sur les ulcères à l'aide d'un pinceau de charpie.

Lorsque enfin la maladie se montre rebelle,

on applique avec succès dix à quinze sangsues sous chaque mâchoire; on prend des bains de pieds avec addition de quatre onces de farine de moutarde ; on applique un vésicatoire à la nuque (partie postérieure du cou); on entretient sa suppuration pendant quelque temps et on rapproche l'emploi des purgatifs. Les bains entiers, chauds, sont toujours favorables, quel que soit le degré de l'affection.

Les chancres se manifestent-ils dans le nez et y a-t-il irritation, on prendra, dans la journée, plusieurs fumigations avec l'eau de sureau bien chaude. Lorsqu'ils ne sont pas douloureux, ou que l'irritation a cessé, des injections répétées cinq à six fois par jour avec du chlorure de chaux, alongée avec huit fois son poids d'eau commune, sont un moyen convenable pour corriger l'odeur infecte qu'exhale presque toujours le pus des anciens ulcères vénériens qui siègent dans le nez. Un vésicatoire à la nuque est indiqué si le mal est opiniâtre; et lorsque les ulcérations ne sont pas très éloignées de l'orifice extérieur des narrines, on doit y porter dessus, à l'aide d'un petit pinceau, de la *pommade détersive*. Si l'ulcère est externe, le pansement doit être effectué comme je l'ai déjà dit à l'article chancres. Qu'ils soient internes ou externes, on se trouve fort bien de les toucher avec la pierre infernale comme les ulcères de la gorge.

Si les ulcères affectent le globe des yeux ou les paupières, on suivra le traitement indiqué pages 162 et 163.

Si les ulcères ont lieu à l'ouverture de l'anus, on les panse avec la *pommade détersive* étendue sur de la charpie ou du linge fin. Si l'ulcération est interne, de très longues mèches de charpie, chargées de cette même pommade, doivent être introduites dans le fondement : ce pansement a lieu matin et soir. Le malade doit prendre tous les jours des lavemens à la guimauve, afin d'entretenir la liberté du ventre. Dans ce cas, il sera nécessaire de ne pas user des purgatifs, et c'est là un point très essentiel ; il n'y aurait qu'une constipation très forte qui pût permettre leur emploi, et encore à des doses très minimes : le quart d'un paquet par exemple. Des bains tièdes entiers ou de siège seulement, sont d'une grande utilité, et concourent efficacement à la cure radicale.

Les ulcères qui surviennent aux grandes lèvres, chez les femmes, doivent être pansés avec du cérat ; et s'ils ne se cicatrisent qu'avec peine, ils doivent être pansés avec la *pommade détersive*. S'ils sont internes et qu'ils soient douloureux, on fera des injections à l'eau de guimauve ; plus tard, on introduira, matin et soir, de très fortes mèches de charpie enduites de pommade détersive ; et dans le cas où le pus offrirait une odeur infecte, on ferait tous les jours deux ou trois injections avec l'eau chlorurée, allongée de huit fois son poids d'eau ordinaire. La malade se purgera tous les dix jours.

Quel que soit d'ailleurs le siège des ulcérations vénériennes dues à une infection ancienne, le malade n'en continuera pas moins, jusqu'à complète guérison, la poudre végétale dépurative.

CHUTE DES CHEVEUX ,

CARIE DES DENTS, ALTÉRATION DES ONGLES.

La maladie vénérienne négligée cause très fréquemment la chute des cheveux, des sourcils, des cils, de la barbe; elle carie les dents, gonfle les gencives, les ulcère, les rend saignantes et produit une odeur insupportable de la bouche. Elle altère aussi les ongles, qui deviennent secs et se cassent facilement; d'autres fois, ils ont l'air d'avoir été jaunis par la fumée du tabac; dans beaucoup de cas, ils deviennent spongieux, se dépolissent, et donnent à la main un aspect cadavéreux; enfin, les ongles prennent quelquefois une couleur violacée, ils tombent, et ne se reforment qu'avec beaucoup de lenteur, pour retomber de nouveau , souvent pour ne plus renaître à cause des ulcérations et des caries qui affectent le bout des doigts. Tous ces divers accidens peuvent être dus aussi à une acrimonie du sang, à un principe dartreux, écrouelleux, scorbutique ou rhumatismal.

TRAITEMENT. Le malade prendra la poudre végétale trois fois par jour, et se purgera tous les dix à quinze jours selon la gravité de l'affection. Si les cheveux, les cils, les sourcils et la barbe tombent, les parties où ils naissent seront frictionnées matin et soir avec la pommade résolutive. (*Voyez* pages 42 et 43.)

Si les gencives sont affectées, on se gargarisera avec de l'eau de guimauve tiède ; et dès que l'irritation sera passée, on se servira du gargarisme indiqué page 254. S'il y a ulcération et puanteur de la bouche, ces ulcérations seront touchées deux fois par jour avec le chlorure de chaux pur, à l'aide d'un petit pinceau. On se lavera la bouche avec ce même chlorure de chaux, mêlé à la dose de deux cuillerées à bouche dans un verre d'eau pure et froide. Les ongles sont-ils altérés, des frictions avec la pommade résolutive doivent être opérées matin et soir sur le dessus des doigts, car c'est aux dépends de cette peau que les ongles se forment. Les doigts sont-ils ulcérés, ils doivent être pansés avec cette même pommade.

DARTRES VÉNÉRIENNES,

PUSTULES OU MAUVAIS BOUTONS.

Ces affections doivent fréquemment leur origine au principe vénérien, ayant jeté de profondes racines dans toute l'économie. La poudre végétale, la pommade anti-dartreuse et la poudre purgative sont les moyens à employer pour combattre ces maladies de la peau. Pour plus amples détails, *voyez* pages 134 et suivantes.

IMPUISSANCE, STÉRILITÉ.

L'incapacité dans le rapprochement, l'impossibilité d'exercer le coït, constituent chez l'homme l'impuissance ; l'inaptitude à féconder, à procréer, constitue la stérilité. L'impuissance et la stérilité doivent très souvent leur origine aux maladies vénériennes, à l'emploi des préparations mercurielles ; des acrimonies dartreuses, écrouelleuses, galeuses, rhumatismales peuvent donner lieu à leur développement ; des chagrins profonds, des pertes de sang considérables, des maladies graves, un état de débilité générale, la paralysie et des excès avec les femmes peuvent flétrir les organes génitaux, et leur ravir cette force nécessaire à l'accomplissement de leur fonction. Les individus ainsi frappés de nullité, deviennent faibles, pusillanimes ; la vie leur est à charge, et tout se colore à leurs yeux d'une teinte sombre et mélancolique.

TRAITEMENT. Le malade prendra la poudre végétale, se purgera tous les quinze jours, et ajoutera à chaque verre de poudre dépurative quatre cuillerées à bouche de *vin de quinquina ;* qu'il y ait des dartres aux parties génitales ou qu'il n'y en ait pas, elles devront être frictionnées matin et soir avec la *pommade résolutive ;* la friction se fera sur la verge et plus particulièrement à sa racine, près du ventre, au périnée (partie située entre les bourses et le fondement). Si la faiblesse est extrême, des morceaux de glace seront appliqués sur la verge, à sa racine et au périnée ; on les y laissera fondre. Le malade prendra des bains froids en été ; en hiver, les organes génitaux seront plongés dans de l'eau froide, de l'eau de puits ; elle sera renouvelée, car devenue chaude, elle ne produirait pas l'effet tonique que l'on cherche. Des frictions sèches sur tout le corps, à l'aide d'une brosse douce, tendraient sympathiquement à ranimer la vie de ces organes.

RÉTENTION D'URINES.

La suppression complète ou incomplète des urines, l'envie fréquente de les rendre, accompagnée d'efforts inutiles, de douleurs vives dans

la partie inférieure du bas ventre et des reins ;
de la chaleur dans le canal, une pesanteur au
fondement et au périnée, le plus souvent de la
fièvre, une soif interne et une pénible anxiété,
tels sont les symptômes les plus ordinaires qui
constituent ce qu'on appelle *rétention d'urines.*

Une inflammation violente dans quelque endroit du canal de l'urètre ou dans le col de la
vessie, occasionnée par le luxe de la table, par
l'abus dn vin ou de la bierre, par des exercices
violens, par l'acte vénérien trop souvent répété,
par le froid aux pieds, par la suppression de la
transpiration, par une acrimonie du sang, ou le
plus fréquemment déterminée par une *chaude-*
pisse très inflammatoire, développent cet accident. Ajoutons qu'un état nerveux de ces parties,
des petites pierres ou des graviers arrêtés dans
les voies urinaires, des caillots de sang retenus
dans la vessie, la suppression d'hémorrhoïdes,
et le *rétrécissement du canal de l'urètre*, sont
encore des causes de cet état, auquel il faut
promptement porter remède.

TRAITEMENT. On doit avoir pour but, dans
cette circonstance, d'enlever promptement l'inflammation et de procurer la sortie des urines ;
à cet effet, le malade sera plongé dans un bain,
il y restera plusieurs heures ; il usera de lavemens adoucissans, et prendra d'heure en heure

deux cuillerées de la potion indiquée à la fin de ce chapitre.Si le malade n'urinait pas, on appliquerait vingt-cinq sangsues au périnée; des cataplasmes seraient placés sur la partie inférieure du bas-ventre (région de la vessie). Pour le désaltérer, on lui permettrait de sucer quelques tranches d'oranges seulement, car s'il usait de la poudre végétale ou de quelque autre tisane dans cette période de la maladie, ce serait l'exp oserà de grands dangers par l'augmentation d'urines qu'elles procureraient, qui, s'accumulant dans la vessie et ne pouvant en sortir, en augmenterait le volume, l'inflammation, et ne feraient qu'accroître les áccidens que l'on veut combattre. En place d'orange, le malade pourrait aussi, pour se désaltérer, prendre seulement quelques cuillerées d'eau de groseille, de citron ou d'orange.

Lorsque, malgré les soins les mieux administrés, le malade ne peut uriner, et que la vessie, affaiblie et trop distendue, n'a plus le ressort nécessaire pour l'expulsion des urines, il faut tenter *l'introduction d'une sonde de gomme élastique creuse, à œil.* Aussitôt qu'on a pénétré dans la vessie, le malade rend ses urines qui s'échappent par le canal de la sonde, et un prompt soulagement en est la suite.

Au chapitre suivant, j'indiquerai la manière de pratiquer cette opération.

Potion camphrée pour faciliter les urines.

Camphre. . . . .　20 grains.
Gomme arabique. . . . . . .　1 gros.
Laudanum de Rousseau. . . .　15 gouttes.
Sirop de capillaire. . . . . .　1 once.
Eau de tilleul. . . . .　4 onces.

Deux cuillerées toutes les heures.

Nota. Vingt-quatre heures après avoir uriné, le malade fera usage de la poudre végétale trois fois par jour, et quatre fois s'il y a chaude-pisse.

DES RÉTRÉCISSEMENS
DU CANAL DE L'URÈTRE.

Par ce mot de rétrécissement, on désigne une affection du canal, qui a pour effet ordinaire de rendre la sortie des urines plus ou moins difficile. Ces rétrécissemens peuvent être *passagers*, c'est lorsqu'ils sont spasmodiques ou inflammatoires. Ils sont produits chez les gens irritables par des excès de table, par l'abus des femmes ou de la masturbation, par une chaudepisse très inflammatoire. Ils peuvent dépendre d'une affection dartreuse, rhumatismale ou goutteuse. On a vu quelques individus sujets à la goutte, présenter à chaque nouvel accès les symptômes qui caractérisent un rétrécissement inflammatoire; et dès que les douleurs goutteuses et le gonflement quittaient le gros orteil, la difficulté d'uriner cessait.

Ces rétrécissemens sont *permanens* lorsqu'ils sont dus à un engorgement, un épaississement de la membrane qui tapisse le canal, et à l'endurcissement de la glande *postate* qui entoure le col de la vessie, et qui, lorsqu'elle est malade, fait plus ou moins saillie au périnée (endroit situé entre les bourses et le fondement). Ces rétrécissemens succèdent le plus souvent à des écoulemens lorsqu'ils ont été mal traités, qu'ils ont duré trop long-temps, et ont été entretenus et fréquemment exaspérés par des écarts de régime. Une contusion, une chute sur le périnée, des excès de femmes et de table, les fatigues de l'équitation, peuvent donner lieu à leur développement.

Lorsqu'il existe un rétrécissement peu considérable du canal de l'urètre, l'urine sort par un jet délié, plus court qu'à l'ordinaire, souvent bifurqué ; ce jet s'interrompt quelquefois. La sortie de l'urine se fait avec lenteur ; elle est accompagnée d'un sentiment de cuisson dans le canal, de pesanteur dans le périnée et dans le bas-ventre. Ces symptômes éveillent ordinairement l'attention des malades qui ne font dater leur maladie que du moment de leur apparition, et cependant le mal date depuis long-temps, et ses progrès n'ont été qu'insensibles. Si on ne lui

oppose pas les secours de l'art, ils s'aggravent;
l'urine sort par plusieurs jets comme d'un arrosoir; le mal empire encore; le malade n'urine
que goutte à goutte; la vessie se distend, perd
de son ressort et ne peut plus chasser le liquide
qu'elle contient; les douleurs deviennent vives,
cuisantes; le malade se fatigue en vains efforts;
différentes parties des organes génitaux s'enflamment, s'infiltrent d'urine, et des dépôts fistuleux en sont la suite. Lorsque le mal s'aggrave
encore, les reins éprouvent de très vives douleurs, s'enflamment, suppurent, et tous ces
désordres se terminent par une mort douloureuse.

TRAITEMENT. S'il y a inflammation, douleur, impossibilité totale d'uriner, le traitement
est celui que j'ai indiqué au chapitre précédent,
qui traite de la rétention d'urines. S'il n'y a que
difficulté d'uriner par suite d'obstacles qui existent dans une plus ou moins grande étendue du
canal, il faut avoir recours à l'emploi des sondes
qui ont pour objet de le dilater.

Deux méthodes sont employées pour combattre les rétrécissemens du canal de l'urètre. La
première consiste à *dilater* par des bougies graduées; la deuxième, à *cautériser* à l'aide de la
pierre infernale. La première de ces méthodes
est la plus ancienne et celle qui compte le plus

de partisans, parce qu'elle est la plus douce, la plus facile et qu'elle est à l'abri de tout inconvénient. Des bougies en gomme élastique (1), douces, souples, flexibles, droites et coniques, suffisent pour détruire les plus grands obstacles, lorsque le malade, qui a l'avantage de pouvoir se traiter lui-même, veut mettre de la persévérance dans le traitement à suivre. La deuxième méthode par *cautérisation*, que j'ai vu cependant quelquefois réussir, est entourée de tant de dangers, que je me ferais un cas de conscience de la conseiller. Il n'y a qu'une circonstance où elle doive être employée, c'est lorsque le canal est presque ou entièrement bouché; dans ce cas, il faut cautériser, mais le juste nécessaire pour obtenir le passage d'une sonde, moyen qui doit continuer et terminer la cure. La cautérisation est une opération douloureuse, suivie quelquefois d'inflammation violente et de mort, ainsi que le docteur Blanc et plusieurs autres médecins l'ont prouvé. D'ailleurs, lors même qu'on pourrait brûler les rétrécissemens sans inconvénient, la cicatrice qui serait le résultat de cette brûlure, serait rugueuse, inégale, et laisserait des brides qui seraient encore un obstacle à la sortie de

(1) Les douze bougies graduées convenablement, et préparées par un nouveau procédé, sont du prix de 60 fr. Le plus souvent un seul assortiment suffit. On devra m'écrire directement pour se les procurer, attendu que je suis quelquefois obligé de les modifier selon les circonstances.

l'urine. En résumé, les ouvertures du canal sont quelquefois tellement étroites, que l'instrument destiné à porter la pierre infernale ne peut pas y pénétrer, tandis qu'une bougie pénétrera partout où cet instrument peut passer. Quel serait donc l'avantage de la cautérisation, puisque partout où elle est applicable, les bougies peuvent en tenir lieu. Ces argumens n'ont pu être réfutés victorieusement, et ne pouvaient l'être par les partisans de la cautérisation. Sans doute que les inventions d'Arnott et de Ducamp sont ingénieuses, mais je doute qu'elles puissent se conserver dans la pratique. Les bougies permettent d'atteindre constamment le même but que leurs instrumens, et méritent par leur simplicité, la préférence qu'elles conserveront probablement toujours. Et puisque je rejette la cautérisation, pour donner la préférence aux bougies, préférence appuyée sur de nombreuses observations, il me reste à indiquer la manière de s'en servir.

Manière d'employer les Bougies.

Pour pratiquer cette opération, le malade peut rester debout, s'asseoir, ou se placer sur son lit, couché sur le dos et les jambes fléchies sur les cuisses. Il n'y a pas de position fixe, la plus commode pour lui est la meilleure. La verge est tenue de la main gauche et un peu relevée, et la bougie est poussée de la main droite; on a soin d'abord de l'oindre avec du beurre ou de l'huile afin qu'elle puisse glisser plus facilement; on l'introduit dans l'ouverture du canal, on la pousse doucement et on la fait tourner dans ses doigts comme une vis afin de faciliter son introduction ; il est bon de tenir la verge assez tendue, afin d'effacer les plis qui existent dans le canal et qui accrocherait le bec de la sonde. On la pousse, dis-je, tout doucement, et s'il se trouve quelque légère résistance, on la retire de quelques lignes et on la fait tourner entre ses doigts comme un axe en continuant de la pousser près de l'obstacle. Enfin, on entre dans le rétrécissement, ce qu'il est facile de constater, car en ne voulant plus avancer, la sonde ne tend plus à ressortir et se trouve comme comprimée par sa pointe. On peut être certain du contraire tant qu'elle ressort, dès qu'on cesse de la maintenir et qu'elle n'offre pas de résistance à la main qui veut la retirer ; l'habitude indique assez facilement la différence qui existe entre la bougie *engagée dans le rétrécissement* et celle qui n'est qu'*arrêtée par un obstacle momentané.* Si en cherchant à faire entrer la sonde, le canal paraît trop irrité ou trop douloureux, s'il saigne en abondance ou se contracte spasmodiquement, on doit suspendre toute manœuvre pour y revenir plus tard ; dès que les accidens seront calmés, l'inutilité d'une première tentative ne dit rien pour la seconde. Mille par-

ticularités que l'habitude seule apprend à distinguer, peuvent s'opposer à un succès d'abord et
le permettre après. On doit commencer par se
servir des bougies les plus fines, le n° 1, pour
arriver aux numéros les plus élevés; il y a quel-
quelques numéros doubles, parce qu'il est des
grosseurs dont on se sert plus long-temps. On
en prend d'un peu plus volumineuses (numéro
au - dessus), toutes les fois que la dernière
sonde commence à cheminer, à pénétrer librement dans le canal; et enfin, on arrive insensiblement à employer les numéros qui remplissent
toute l'ouverture du canal de l'urètre. Ce n'est
que lorsqu'on emploie les plus grosses bougies,
qu'il est nécessaire de les courber légèrement
pour faciliter leur introduction. Les petites bougies entrent mieux employées droites; elles sont
tellement souples qu'elles prennent elles-mêmes
la courbure convenable. Enfin, je suppose que la
bougie a franchi l'obstacle, le *rétrécissement*, il
faut la fixer, et pour cela faire, on la replie à
angle droit dans l'étendue d'un pouce ou demi
pouce environ, et on coiffe le tout d'une bande
de toile qui doit être suffisamment serrée pour
maintenir la sonde dans le canal.

Le temps qu'il convient de laisser les bougies
dans le canal varie selon une infinité de circonstances, selon que le canal est plus ou moins
irritable ou sensible, qu'il est plus ou moins

malade, que le rétrécissement est plus ou moins ancien, plus ou moins prononcé. Dans le commencement, la bougie sera gardée une heure matin et soir, et le moins demi-heure chaque fois. Chaque jour que la bougie est introduite et qu'on s'y habitue, on doit la laisser davantage, et enfin finir par la garder trois ou quatre heures matin et soir, mais bien rarement plus long-temps, à moins d'un rétrécissement plus considérable.

J'ai trouvé que ce temps suffit généralement (à part quelques cas particuliers) pour obtenir une guérison radicale et sûre, quoique un peu plus lente. Depuis un grand nombre d'années, j'ai abandonnée entièrement la méthode de laisser les bougies pendant dix ou douze heures, ou même toute la nuit, comme on le conseille généralement pour obtenir une guérison plus prompte. Outre leur incommodité à laquelle on expose le malade par cette méthode forcée, il arrive souvent que quelques semaines ou quelques mois après, le rétrécissement et ses suites fâcheuses reviennent et obligent le malade d'avoir recours à un nouveau traitement; au lieu qu'en traitant cette affection plus lentement et plus graduellement comme je viens de l'indiquer, on n'a pas lieu de craindre une rechute semblable, et le malade peut, pendant que le traitement dure, vaquer à ses affaires comme s'il était bien portant.

L'intervalle de chaque application ne peut avoir rien de fixe. On est quelquefois forcé, dans le commencement, d'attendre deux ou trois jours, tandis que dans d'autres cas, on s'y habitue si rapidement qu'on peut y revenir le lendemain et tous les jours jusqu'à complète guérison, qu'on apprécie assez facilement par la libre sortie des urines et la cessation de l'obstacle.

Il n'est pas nécessaire que la bougie soit enfoncée dans la vessie, parce qu'il en résulterait des envies fréquentes d'uriner; il suffit qu'elle dépasse un peu le rétrécissement, ensuite on la laisse en place, en ne l'ôtant que lorsque le malade a besoin d'uriner, et on peut même la laisser alors, si l'émission de l'urine est possible malgré la présence de l'instrument dans le canal. Cette émission s'effectue alors entre la bougie et le canal. Dans chaque assortiment de bougies, il y en a une de grosseur moyenne qui porte des yeux à son bec; on s'en sert comme des autres, et elle a l'avantage, dans le cas où on ne pourrait pas uriner, d'aider à l'évacuation des urines, qui des yeux s'échapperaient par le canal de la bougie; et lorsqu'on est arrivé à se servir de cette sonde à *œil*, on peut pisser sans la retirer.

La difficulté d'uriner ne vient pas seulement du canal de l'urètre : la *glande prostate*, qui entoure le col de la vessie et qui correspond au périnée (endroit situé entre les bourses et le fondement), s'oppose quelquefois, par son engorgement et sa dureté, à l'émission facile des urines. Dans ce cas il y a le plus ordinairement écoulement de matière jaunâtre, parfois teinte de sang ; et le moindre excès dans le régime, l'impression subite du froid, l'abus du coït peuvent donner à l'engorgement un nouvel accroissement, amener une inflammation dans la partie, d'où peut résulter la rétention complète des urines. Dès lors les règles de traitement rentrent dans ce qui a été dit au chapitre précédent qui traite de la *rétention d'urines*. La cure de ce rétrécissement de la *glande prostate* sans inflammation, mais avec engorgement seulement, doit s'opérer par l'emploi des bougies de la manière indiquée. Il est bien entendu qu'alors les bougies doivent pénétrer aussi profondément que possible, et qu'elles doivent traverser cette espèce de saillie que la glande engorgée forme quelquefois au périnée, endroit où on devra appliquer quelques sangsues avant d'user des bougies ; leur effet sera parfaitement secondé par l'emploi de la poudre végétale prise quatre fois par jour, par un purgatif tous les quinze jours et par des bains tièdes pris très fréquemment.

Je me résume et crois devoir me répéter pour être mieux compris :

1° Pour faire passer une bougie à travers un

rétrécissement, il faut la pousser légèrement, l'avancer doucement, la ramener à soi, en varier l'inclinaison, la tourner entre les doigts, et pour en favoriser le passage dans la glande prostate ou dans la vessie, si nécessité il y a, appuyer le doigt sur le périnée et pancher la verge légère-ment en avant.

2° S'il y a possibilité de le faire sans grande douleur, on passera dans le canal des bougies tous les jours, matin et soir; si ce ne peut être en commençant, du moins plus tard. On les laissera tous les jours séjourner, matin et soir, demi-heure le moins et trois ou quatre heures le plus. Tout cela tient à la sensibilité des parties, à la force de l'obstacle.

3° On commencera par les plus petites bougies et on arrivera insensiblement aux plus grosses, c'est-à-dire du numéro 1 aux numéros plus forts. On les oindra avant de s'en servir avec de l'huile ou du beurre; on les nettoiera avec de l'eau après s'en être servi. On reste souvent 8, 10, 12, 15, 20 jours au même numéro. Le malade seul peut juger s'il y a possibilité d'introduire de plus fortes bougies; il doit le faire le plus tôt possible, car plus il dilate le canal, plus il approche de la gué-rison.

4° Pour uriner, il faut retirer la bougie, excepté celle qui a des yeux. Il en est une grosse, conique, qui dilate d'autant plus qu'on l'enfonce.

18

Il suffit de la retirer de quelques lignes pour pouvoir pisser.

5° Un peu de malaise, de la faiblesse, le gonflement des testicules, et d'autres légères affections du canal qui se manifestent quelquefois par suite de l'emploi des bougies, ne doivent pas nous inquiéter, car ils disparaissent dès que le malade s'est habitué à leur usage; d'ailleurs, des bains entiers et l'usage de la poudre calment bientôt l'irritation développée.

6° Tous les jours, matin et soir, la verge sera frictionnée avec la pommade résolutive. Cette friction aura lieu au périnée, comme je l'ai déjà dit, si la *prostate* est engorgée. Le malade se purgera tous les quinze jours, prendra souvent des lavemens pour se tenir le corps libre, et usera de la poudre végétale quatre fois par jour; car uriner beaucoup, effet que produit la poudre, est déjà un moyen de dilatation.

7° Le régime sera doux; et comme on observe que tous les malades affectés d'obstruction dans le canal de l'urètre, se trouvent constamment mieux en été qu'en hiver, et pendant les vents du sud ou d'ouest que pendant ceux du nord ou d'est, il est essentiel qu'ils soient toujours assez couverts pour ne pas avoir froid; la chaleur leur est essentiellement nécessaire.

8° Les fistules urinaires, qui ne sont que des ulcères profonds, qui se manifestent à la verge, au périnée ou aux bourses, et à travers desquels s'échappe l'urine, se traitent également par la poudre végétale, les purgatifs, et les sondes que l'on garde alors *à demeure*, afin d'empêcher que l'urine ne s'échappe sans cesse par les ulcères. Les bougies dont on doit se servir dans ce cas, doivent être à œil, afin que l'urine puisse passer dans leur cavité. Elles doivent remplir exactement le canal, et ont besoin d'être changées tous les huit jours, afin qu'elles ne s'encroûtent pas des sels de l'urine, ce qui les rendrait friables et susceptibles de se briser dans la vessie. Les ulcères fistuleux doivent être pansés matin et soir avec la *pommade résolutive* étendue sur du linge ou de la charpie; ils doivent être touchés tous les deux ou trois jours avec la pierre infernale, pour détruire leurs bords endurcis et hâter les progrès de la cicatrisation.

9° Ce que je viens de dire sur l'usage des bougies et sur la manière graduée de les employer dans les rétrécissemens du canal de l'urètre, s'applique également aux rétrécissemens du vagin, auxquels les femmes sont quelquefois sujettes après des ulcères qui ont formé des brides, ainsi qu'aux rétrécissemens de même nature qui arrivent quelquefois à l'anus. On empêche le retour des rétrécissemens du vagin, en portant un pessaire en gomme élastique.

Telle est la marche à suivre pour obtenir la

guérison radicale des rétrécissemens du canal de l'urètre. Ce traitement varie pour sa longueur selon que le malade est plus ou moins irritable et que son affection est grave; il ne se termine ordinairement qu'au bout de trois ou quatre mois. J'ai acquis la conviction, par un grand nombre de faits, qu'on peut arriver à de grandes améliorations en vingt-cinq ou trente jours. Mais je le répète, il faut insister long-temps sur ce traitement; et lorsque la guérison est radicale, il n'est pas moins nécessaire que le malade passe de temps en temps une bougie dans le canal, et se soumette à l'usage de la poudre végétale, pour empêcher toute espèce de récidive.

MALADIES VÉNÉRIENNES DÉGUISÉES.

Il est des sujets qui, ayant eu des maladies vénériennes, se croient radicalement guéris parce que les symptômes externes s'en sont promptement dissipés. Il en est d'autres qui, après un funeste rapprochement, recèlent dans leur sang et à leur insu ce principe corrupteur qui ne se fait point jour vers les organes génitaux, et qui, sous un masque insidieux, produit souvent les plus grands ravages dans toute l'économie. Aux pages 191 et 192 j'ai relaté les signes qui peuvent faire croire à la contagion du mal vénérien. Les maladies principales qui peuvent devoir leur origine à ce principe, lors même qu'on est souvent bien loin de s'en douter, sont :

1° Des ulcères de la bouche, de la langue, du voile du palais, des amygdales, ainsi que des maux de gorge.

2° La sécheresse et le gonflement de la membrane prétuitaire qui tapisse l'intérieur du nez, gênant la respiration par le nez, ou bien des croûtes qui s'y forment de temps en temps.

3° Des maux de tête violens et souvent affreux, des douleurs violentes dans différentes parties du corps, ressemblant souvent aux douleurs rhumastismales ou goutteuses, des douleurs vagues dans les os.

4° L'amaigrissement général du corps sans cause apparente; d'autres fois, toux sèche et fièvre lente.

5° Impuissance ou manque de désir vénérien sans cause évidente, difficulté d'uriner; d'autres fois, abondance d'urine, chaleur dans le canal.

6° Lassitude générale, insomnie, agitation, fièvre intermittente.

7° Teint maladif et les yeux cernés, physionomie abattue et harassée.

Voyez, à la table des matières, ces diverses maladies et le traitement qui leur convient.

DE QUELQUES RÈGLES A SUIVRE

DANS LE TRAITEMENT DES MALADIES VÉNÉRIENNES.

1° Il ne suffit pas de faire usage de la poudre végétale, du purgatif et des moyens indiqués, il faut encore se soumettre au régime suivant : se priver de café, de liqueur, d'eau-de-vie, de bière; boire le vin bien trempé, et ne boire que de l'eau pure ou sucrée si l'inflammation est vive. Le laitage, les œufs, les plantes potagères, les légumes sont favorables.

2° Les malades ne doivent pas trop se fatiguer; ils peuvent se promener et vaquer à leurs affaires pendant l'administration de ce traitement; car un exercice modéré, en favorisant la transpiration, est un moyen d'expulser le principe vénérien. Ils doivent être attentifs à se garantir des vicissitudes atmosphériques; le froid, surtout le froid humide, peut leur être très nuisible; ils devront sortir principalement aux heures où le soleil a le plus de force; ils éviteront la fraîcheur des nuits.

3° Les parties malades seront toujours tenues dans un très grand état de propreté. On se lavera avec de l'eau tiède si l'inflammation est vive et si on est en hiver; l'eau sera froide en été si l'inflammation n'est que légère. Des bains entiers tièdes, des bains locaux émolliens, des lavemens à l'eau de guimauve, ce sont là des moyens qui seconderont parfaitement l'emploi du traitement végétal.

4° Comme, par suite d'écoulemens, la chemise des malades est toujours remplie de matière, ce qui la durcit et excite souvent sur les parties affectées une action irritante, on peut obvier à cet inconvénient en plaçant sur l'ouverture du canal une boule de charpie que l'on peut changer facilement, qui est maintenue par l'écoulement et par la chemise qui, par ce moyen, n'est nullement tachée. Que de fois ces taches ont fait connaître un mal que l'on aurait voulu cacher ! Le moyen que j'indique est très facile et très commode.

5° Les malades, en se conformant avec exactitude aux règles que j'ai tracées dans tout ce qui a rapport aux maladies vénériennes, obtiendront assez promptement leur guérison radicale; mais il ne faut pas croire que l'on ait atteint ce but dès que les symptômes extérieurs sont dissipés. L'expérience de tous les jours nous apprend que, malgré la disparition de ces signes apparens d'infection, il faut, si l'on veut détruire complètement le vice intérieur, continuer la poudre végétale quarante à cinquante jours dans les affections récentes, et plus long-temps dans celles qui sont anciennes. On n'a malheureusement que trop d'exemples de personnes qui, par impatience ou par d'autres motifs moins excusables encore, ayant renoncé, malgré mon avis, au dépuratif intérieur dès la cessation des symptômes apparens, ont été reprises après un certain temps par de nouveaux accidens beaucoup plus graves et plus rebelles aux moyens curatifs.

6° Je termine en ajoutant qu'il est des personnes qui sont placées dans une telle position, qu'un écoulement ou chaudepisse peut compromettre leur tranquillité. Dans ce cas, voici ce qu'il y a à faire, pourvu toutefois que l'écoulement n'ait pas plus de douze, quinze, vingt heures d'existence ; on s'injecte de suite comme je l'ai indiqué page 215. L'écoulement se supprime et on ne peut plus rien communiquer ; mais on est obligé de subir un traitement plus long, de continuer la poudre végétale, au moins trois mois, aux doses indiquées page 36, et de se purger tous les quinze jours régulièrement, afin de chasser du sang la moindre parcelle du virus vénérien. Je ferai observer que s'il y avait déjà vive douleur, inflammation, ces injections deviendraient dangereuses. Il faut, je le répète, que l'écoulement n'ait paru que depuis peu d'heures, pour pouvoir pratiquer ces injections sans le moindre inconvénient ; car, dans le cas contraire, il vaut mieux laisser la maladie suivre son cours, et la traiter comme je l'ai indiqué page 213.

DES

MALADIES CHRONIQUES

EN GÉNÉRAL.

I. Une désolante vérité, c'est que la terre est peuplée de milliers d'êtres qui, en proie aux ravages des maladies chroniques, se flétrissent de jour en jour, et arrivent ainsi lentement au terme d'une déplorable existence. Leur vie n'est que privation; les sensations qu'ils éprouvent ne leur arrivent qu'à travers un crêpe mélancolique; l'ennui, le découragement les suivent partout; insensibles aux charmes d'une amitié bienveillante, et occupés d'une seule pensée, la mort et la douleur, ils respirent, ils se traînent, mais ils ne vivent pas. Tel est le sort de tant d'hommes qui, jeunes encore, implorent les secours d'un art salutaire, et dont la vie s'échappe avec les soupirs d'une lente agonie!

II. Par maladies chroniques on entend celles qui parcourent lentement leur période, qui usent nos organes insensiblement, qui font incessamment des progrès lorsqu'on ne leur oppose pas des moyens efficaces, qui durent des mois, des années entières et quelquefois toute la vie. Ces affections, presque toujours accompagnées d'une fièvre lente, décharnent le corps, affaiblissent le moral de l'homme, et l'accablent de souffrances toujours croissantes jusqu'au terme de l'existence; elles sont le plus grand tourment de l'espèce humaine, puisque la vigueur du tempérament et l'énergie de la force vitale ne peuvent quelquefois nous y soustraire. Les maladies aiguës, c'est-à-dire celles où il y a beaucoup de fièvre, où la violence des symptômes annoncent une activité extraordinaire, une marche rapide, prennent quelquefois le caractère chronique lorsqu'elles sont mal traitées. C'est ainsi que des gastrites peuvent produire des cancers de l'estomac (maladie du pylore), et que des fluxions de poitrine ou des rhumes négligés se changent en pulmonie. De là, quelle importance de bien traiter les maladies aiguës, pour éviter qu'elles ne deviennent chroniques!

III. Les maladies chroniques ne sont pas toujours le résultat des maladies aiguës; elles peuvent s'établir insensiblement et très fréquemment sans fièvre. Il s'opère souvent dans nos organes, tels que le poumon, le foie, l'estomac, etc., des changemens très notables sans que nous puis-

sions nous en apercevoir. Souvent on n'éprouve
que quelques légères incommodités auxquelles
on ne fait aucune attention; et lorsque quelquefois en très peu de jours une affection grave se
dessine, le malade s'en étonne; mais le médecin
instruit recherche le passé, et les plus légers
symptômes l'éclairent, parce qu'il a plus d'une
fois apprécié que nos organes peuvent devenir
malades lentement et sans occasioner le moindre
trouble dans l'économie. Que de fois n'ai-je pas
ouvert des corps de suppliciés qui paraissaient
jouir d'une santé parfaite, et qui, cependant,
nous montraient des organes si profondément
affectés, qu'ils n'auraient pu vivre long-temps
avec de telles désorganisations! Ces faits disent
assez que nous devons porter sur nous-mêmes
un œil vigilant, et ne pas traiter avec légèreté
des indispositions qui, en apparence légères ,
ont déjà peut-être jeté en nous de profondes
racines.

IV. Les âges influent d'une manière bien prononcée sur le siège des maladies chroniques
comme des maladies aiguës. Dans l'enfance, la
plupart des affections occupent la tête, et c'est à
cette époque que l'on observe des croûtes de diverses espèces : la teigne, les feux volages, les
gerçures et les excoriations des lèvres, du nez et
des oreilles. Les aphtes, le saignement du nez
l'hydropisie de la tête, la fièvre cérébrale, les

écrouelles, le croup, sont encore des maladies plus particulières à cette période de la vie.

V. A l'époque de la puberté, jusqu'à trente ans environ, c'est la poitrine qui devient le siège de presque toutes les maladies; c'est à cet âge que se montrent les fluxions de poitrine, le crachement de sang, les palpitations, l'asthme et la pulmonie. Dans l'âge mur se développent la plupart des affections chroniques de l'estomac, des intestins, du foie, de la vessie et de la matrice. Les hémorragies qui, dans l'enfance, avaient lieu par le nez, et à la puberté par le poumon, deviennent hémorroïdales dans l'âge mur.

VI. Chez le vieillard, en même temps que le ventre continue à être le siège de diverses affections, et que celles des reins, de la vessie et des voies urinaires en particulier deviennent de plus en plus fréquentes, c'est de nouveau vers la tête que se portent la plupart des maladies. La folie, la paralysie, les épanchemens d'humeurs dans le cerveau ou de sang dans cet organe, l'apoplexie nerveuse, la surdité, la cataracte, sont des affections aussi communes dans la vieillesse que rares dans les autres âges. Cette observation sur la fréquence des maladies de la tête, de la poitrine et du ventre, à certaines époques de la vie, est généralement bien fondée, quoiqu'elle offre des exceptions assez nombreuses.

VII. Le *tempérament* dispose à diverses affections, et imprime à celles qui se développent une
couleur particulière. Dans le tempérament sanguin, il y a disposition à la pléthorre (surabondance de sang dans une ou plusieurs parties du
corps); les inflammations sont plus profondes,
les hémorragies plus fréquentes, plus abondantes.
Les maladies, dans ce tempérament, sont plutôt
aiguës que chroniques; et lorsqu'elles prennent ce
dernier caractère, elles sont moins graves et ne
sont pas en général de longue durée. Le tempérament bilieux prédispose aux fièvres bilieuses,
aux éruptions dartreuses, aux maladies lentes des
organes, et aux maladies cancéreuses. Les individus d'un tempérament lymphatique ont des affections catarrhales, glaireuses ; ils sont plus sujets à des écoulemens opiniâtres, à l'hydropisie,
aux écrouelles et au scorbut. Le tempérament
nerveux dispose particulièrement aux affections
nerveuses de la matrice et des autres organes,
aux convulsions, à l'hypocondrie, à la mélancolie, à la folie.

VIII. La disposition de chaque partie du corps
paraît aussi favoriser le développement de telle
ou telle maladie chronique; le volume considé-
rablé de la tête doit faire craindre les engorgemens sanguins du cerveau dans l'âge mûr; la
largeur remarquable de la poitrine porte à croire
que les organes qu'elle contient offrent un vo-

lume qui n'est pas en proportion avec celui des autres, et cette circonstance prédispose à l'anévrisme du cœur; l'étroitesse de la poitrine dispose à la pulmonie. Les hommes qui ont toutes les cavités larges, et pour me servir de l'expression d'*Hippocrate*, ceux qui ont les organes intérieurs larges, sont, au rapport de ce célèbre médecin, sujets à la goutte; enfin, la situation des os, chez les enfans, favorise leur courbure vicieuse. Il est facile de concevoir que ces diverses dispositions organiques que l'on peut balancer et combattre par un traitement convenable, peuvent se développer entièrement sous l'influence d'une âcreté humorale, et peuvent donner lieu à des maladies chroniques fort graves.

IX. Les individus très forts ont plutôt des maladies aiguës qui se terminent promptement, soit par la guérison ou la mort; tandis que les sujets faibles sont exposés à des maladies fréquentes et légères qu'ils nomment des indispositions, et que la plupart d'entre eux succombent à des maladies chroniques.

X. Les maladies chroniques, ou pour mieux me faire comprendre, celles qui ont une longue durée, attaquent plus particulièrement les personnes âgées; leurs organes affaiblis ne sont pas doués d'assez de force, de vitalité, pour se dégorger d'eux-mêmes, et ils succombent en quelque sorte sous le poids du mal. Des maladies aiguës qui, chez des sujets jeunes et robustes, se termineraient par une prompte guérison , prennent très souvent chez les vieillards un caractère chronique, parce que chez eux la transpiration et même toutes les évacuations ne s'opèrent que faiblement ; ce qui vient encore accroître l'âcreté du sang , et par conséquent donner plus de gravité à la maladie.

XI. Les sujets dont le sang est impur sont plus disposés aux affections chroniques, parce que chez eux, un organe affecté d'inflammation attire à lui, par l'irritation qu'il éprouve, toutes les humeurs âcres que recèle leur sang; et alors même que l'inflammation produite cesse en grande partie, soit par des évacuations sanguines, soit par un traitement rafraîchissant, il n'en reste pas moins, dans la partie affectée, un principe humoral qui, peu à peu, fait subir à l'organe malade des changemens notables, et qui, en préparant sa destruction totale, fait naître sur tous nos traits des indices du mal qui nous dévore. Ne voit-on pas tous les jours, chez certains individus, des rhumes produire la pulmonie, des piqures développer des panaris qui détruisent les phalanges des doigts, des chutes, des coups qui produisent des ulcères , des cancers; tandis que chez d'autres sujets, ces maux ne sont presque rien et passent en peu de jours. Hé bien! cela tient à ce que les uns ont des humeurs âcres qui viennent compliquer leur mal, tandis que d'autres ont un sang pur, qui n'entrave nullement les efforts salutaires de la nature.

XII. Enfin, un dernier fait qui semble caractériser les maladies chroniques et qui les fait différer des affections aiguës, c'est que ces dernières se transmettent plus rarement par l'hérédité, tandis que les maladies chroniques passent toujours des pères aux enfans. « On hérite, a dit » Baillou, des maux de ses parens comme on » hérite de leurs biens; et ce funeste héritage se » transmet d'une manière plus sûre encore que » l'autre. » Cependant elles peuvent, comme on dit, sauter une génération et passer aux petits-fils. Elles ont cela de particulier, que, bien qu'elles puissent se présenter chez tous les enfans d'une même famille, elles ne se montrent le plus souvent que chez quelques-uns. Enfin, je me bornerai à ajouter deux remarques que je ne crois pas sans importance, et qui n'ont été consignées nulle part. La première, c'est que l'aptitude, ou la prédisposition héréditaire à contracter telle ou telle maladie, s'accroît de génération en génération, et que c'est ainsi que les races s'éteignent. La seconde, c'est que la prédisposition héréditaire se transmet, en général, du père aux filles et de la mère aux garçons. Depuis que j'ai eu occasion de vérifier ces faits, je n'ai rencontré que de rares exceptions.

DE LA

CAUSE ESSENTIELLE DES MALADIES,

OU DE LEUR SIÈGE.

I. Sans la connaissance de la nature des ma‑
ladies, il n'y a pas de traitement rationnel pos‑
sible; aussi les médecins de toutes les époques
et de toutes les sectes ont-ils toujours attaché
une grande importance à la découvrir; de là,
une foule d'opinions plus ou moins ingénieuses,
dont l'application a fait naître différens modes
de traitement. Les uns établissent que toutes les
maladies ont exclusivement leur source dans l'â‑
creté, l'altération du sang et des humeurs qui en
sont la source; à ce titre, ils n'emploient que des
dépuratifs et se gardent bien de tirer du sang.
D'autres, ne trouvant l'origine des maladies que
dans la plénitude de l'estomac et des intestins,
qui, gorgés d'humeurs acides et alcalines, ne
peuvent préparer qu'un mauvais chyle, ne trou‑
vent pas de moyens plus rationnels pour guérir,
que de purger et de déblayer ainsi les premières
voies. Ils ne peuvent comprendre les avantages
des évacuations sanguines et en repoussent l'em‑
ploi. D'autres enfin, et ce sont les sectateurs de
Broussais, nient que le sang soit jamais malade,
qu'il puisse subir des altérations; ils ne s'in‑
quiètent nullement des humeurs glaireuses et

19

bilieuses qui peuvent obstruer l'estomac, les intestins, le foie et les divers organes du ventre;
ils les regardent comme l'effet et non la cause
des maladies; et considérant au contraire que
toutes les maladies doivent leur origine à l'irritation, à l'inflammation de nos organes, et toujours sans altération de nos fluides, ils tirent
toujours du sang par la saignée ou les sangsues,
et ne trouvent jamais, disent-ils, la guérison que
dans l'emploi des évacuations sanguines répétées. Ne s'inquiétant souvent en aucune manière
de la faiblesse des malades, ils appliquent des
centaines de sangsues avec la plus grande confiance et saignent quelquefois jusques *au blanc.*
Telles sont les diverses et principales théories
qui comptent plus ou moins de partisans, et
d'où découlent par conséquent des méthodes
bien opposées pour la cure des maladies.

II. La nature se joue de tous nos systèmes,
elle met bien souvent en défaut tous nos raisonnemens les plus spécieux; aussi, pour faire des
progrès dans l'art de guérir, il faut s'éloigner de
ces spéculations séduisantes, de ces théories exclusives, toujours dangereuses, pour ne se livrer
qu'à l'observation des faits; c'est à cette source
seulement qu'on peut s'instruire et trouver la
vérité. Aussi, ne suis-je point étonné de la célébrité d'Hippocrate, et si ses ouvrages tiennent
le premier rang dans l'art de guérir, malgré le

grand nombre de siècles qui nous séparent de lui, n'est-ce pas parce qu'ils sont l'expression de la nature? Sa médecine est naturelle; seule, elle est faite pour durer toujours et triompher de tous les systèmes. Vénération et respect pour ce grand homme. Gloire et honneur aux Stahl, aux Baillou, aux Duret, aux Houliers, aux Sidenham, qui ont si heureusement suivi ses traces, et ont propagé le goût de la médecine d'observation.

III. Pénétré de cette pensée que toute théorie *exclusive* est illusoire, et que le doute seul peut conduire à la vérité, j'ai long-temps soumis au creuzet de l'expérience les divers systèmes dont j'ai parlé. Pour m'éclairer, je me suis livré à une sévère observation des maladies, et j'ai recueilli avec soin tous les phénomènes qu'elles m'ont offert. N'ayant adopté jusqu'alors aucune opinion particulière, je n'ai pas été forcé, pour en soutenir les intérêts, de nier l'existence des faits, ni de me défigurer à moi-même ceux que j'ai eu occasion d'observer; la plupart ont confirmé la vérité des aphorismes d'Hippocrate, qui étaient devenus le principal objet de mes méditations. Pour mettre le complément à mes longues investigations, et examiner s'il y avait toujours rapport constant entre les lésions d'un organe et les symptômes qui s'offraient à mes yeux, j'ai long-temps fréquenté les divers hôpitaux de Paris, théâtre de douleurs, où notre expérience grandit et s'éclaire; c'est là que je me suis livré à de nombreuses ouvertures cadavériques, une des meilleures voies pour découvrir la cause réelle des maladies. C'est ainsi qu'en étudiant la nature morte, en portant un scalpel observateur dans la profondeur de nos organes et en étudiant leurs diverses lésions s'est illustré Morgagni (1). Son ouvrage immortel intitulé, *du Siège et des Causes des maladies*, est un flambeau qui éclairera la marche de notre art, et affermira, sur une base inébranlable, l'édifice médical.

IV. Profitant des leçons d'une longue expérience et élevé à l'école de l'observation, examinons si la cause intime des maladies, loin d'avoir toujours la même origine et d'être toujours *exclusivement* recherchée, ou dans les dégénérations du sang, ou dans les embarras humoraux des premières voies, ou dans l'irritation inflammatoire de nos organes, sans altération des fluides, ne doit pas être au contraire cherchée à la fois dans ces trois diverses sources. Je vais

(1) Morgagni est né à Forli en Italie, d'une famille noble, le 25 février 1682, il est mort à 89 ans passés, il conserva l'usage de ses sens et une bonne santé jusqu'à une extrême vieillesse. Il disait que ce qui avait le plus contribué à sa conservation, ce furent la simplicité dans son genre de vie et dans ses vêtemens, l'ordre régulier de ses repas et de son sommeil, et les précautions qu'il prenait de se mettre à l'abri de l'intempérie des saisons.

discuter ces diverses opinions aussi clairement; aussi succinctement que possible; et m'efforçant d'étayer mes assertions par des faits péremptoires, il en découlera nécessairement un mode de traitement rationnel et qui est l'objet de cet écrit.

DU SANG,

CONSIDÉRÉ COMME SOURCE DE MALADIE.

V. Le corps de l'homme est un composé de solides et de fluides; le sang en forme la sept-huitième partie. Les nerfs, les vaisseaux, les ligamens, les os, les chairs et tous nos organes émanent du sang, qu'on peut appeler avec raison une *chair coulante*. Ce fluide part du cœur, et, poussé par l'impulsion, les battemens de cet organe, dans des vaisseaux appelés *artères*, qui se ramifient à l'infini en filets invisibles, il va porter la force, la chaleur et la vie dans toutes les parties de notre organisation, et revient par les veines au centre d'où il était parti. C'est là ce que l'on appelle circulation.

VI. Le sang se dépouille, dans son trajet à travers nos organes, de tout ce qu'il a de vital; repris par les veines dans lesquelles il monte contre son propre poids. il devient noir, lorsqu'il était dans les artères rouge et écumeux. Chargé

des débris résultant de la continuelle destruction
de nos parties, il revient au cœur, au poumon
pour y puiser des qualités vivifiantes ; car s'il
restait noir comme on le remarque dans le choléra et dans d'autres affections, au lieu de donner la vie à nos organes, il les frapperait de
mort. Il se régénère en se mélangeant, en se
combinant avec le chyle produit de la digestion,
avec la lymphe qui est animalisée et absorbée
de toutes les parties de notre corps; par la respiration il se régénère encore en se dépouillant
de quelques-uns de ces principes auxquels il doit
sa couleur noire, pour s'imprégner de la portion
vitale de l'atmosphère, l'*oxigène*, qui change
tout à coup sa couleur et ses autres propriétés.
Il circule de nouveau dans le tissu de nos organes ; il entretient leur énergie, réveille leur
action, et leur fournit les matériaux à l'aide desquels ils doivent se réparer et s'accroître. Bientôt encore, en parcourant les artères, il perd les
qualités qu'il avait acquises, devient noir, puis
rouge ; et ainsi tour à tour, par la circulation,
s'opèrent ces divers changemens jusqu'au terme
de la vie.

VII. Le sang, poussé dans le tissu même de
nos organes, laisse échapper par les plus petits
vaisseaux artériels qui sont criblés de porosités,
certains fluides qui doivent rester dans notre
économie ou en être rejetés. Dans le tissu cellu-

laire, il dépose la graisse; dans les articulations, la synovie; aux reins, il fournit l'urine; à la peau, la transpiration; au foie, la bile; à la matrice, le flux menstruel; au système nerveux, ce fluide subtil, invisible, qu'on appelle *fluide nerveux*, *éther* ou *âme sensitive*, et à l'influence duquel sont soumis tous les phénomènes de la vie; à tous nos organes il distribue le principe nourricier qui doit les régénérer, car le corps est soumis, ainsi que je vais le dire, à un mouvement de composition et de décomposition.

VIII. Usé par l'action réunie de l'air et de la chaleur et par les frottemens intérieurs, le corps vivant perd continuellement ses parties intégrantes, tandis que l'aliment altéré dans notre estomac par une série de décompositions, animalisé et rendu semblable à la substance de l'être qu'il va nourrir, s'applique aux organes dont il doit réparer les pertes. C'est dans cette identification de la matière nutritive à nos organes qui s'en emparent et se l'approprient, que consiste ce que l'on appelle *nutrition*.

IX. La machine animale se détruit donc sans cesse; et, considérée à deux époques différentes de sa durée, elle ne contient pas une seule des mêmes molécules qui la composaient. L'expérience faite avec la racine de garance qui teint en rouge les os des animaux, aux alimens desquels on la mêle, prouve, d'une manière décisive, cette perpétuelle décomposition de la matière animée et vivante. Il suffit de mettre une assez longue interruption dans l'usage de cette plante, pour que la couleur uniformément rouge que présente la substance des os s'efface totalement. Or, si les parties les plus dures, les plus solides, les plus faites pour résiter long-temps à la destruction, sont dans un mouvement continuel de décomposition, nul doute que ce mouvement ne doive être bien plus rapide dans celles dont les molécules ont entre elles un moindre degré de cohérence, les parties fluides par exemple.

X. On a voulu déterminer la période du renouvellement total du corps; on a dit qu'il fallait un intervalle de sept années pour que les mêmes molécules aient entièrement disparu et se soient remplacées par d'autres; mais ce changement doit être plus rapide dans l'enfance et dans la jeunesse, et se ralentir dans l'âge mur et dans la vieillesse. Et si, comme il n'est pas permis d'en douter, le sexe, le tempérament, le climat sous lequel on habite, la profession que l'on exerce, le régime de vie que l'on observe, accélèrent ou retardent la rénovation de notre économie, peut-on énoncer, d'une manière positive, sa durée absolue? Toutefois, ce renouvellement continuel de notre organisation prouve que l'on peut régénérer le corps de l'homme et son sang par des moyens convenables.

XI. Le sang est composé de trois parties, qui sont : la partie rouge, la partie blanche ou sérosité appelée eau du sang, et une partie muqueuse, gélatineuse, lymphatique, tenue en dissolution dans la partie blanche. La prédominence de chacune de ces parties constituantes du sang et leur altération peuvent être cause de nos maladies. Le sang est-il *riche*, c'est-à-dire la partie rouge domine-t-elle, on est sujet aux apoplexies, aux saignemens du nez, au crachemens de sang, aux fluxions de poitrine, aux hémorroïdes, aux inflammations du bas-ventre et à des fièvres inflammatoires plus ou moins graves. Lorsque le sang est noir et épais, qu'il circule mal, il donne lieu aux engorgemens du foie, de la rate, du cerveau, et par suite il développe la folie, la mélancolie et l'hypocondrie. Le sang est-il *pauvre*, c'est-à-dire décoloré, la partie blanche domine-t-elle, on est plus disposé aux hydropisies, aux épanchemens d'eau dans les diverses cavités de l'économie, telles que la tête, la poitrine, le ventre, on est plus sujet aux pâles couleurs. La lymphe est-elle en plus grande abondance, est-elle altérée, on est sujet à la goutte, au rhumatisme, aux écrouelles, au rachitisme, aux dartres, au mal vénérien, aux rhumes, aux glaires, à la pituite, aux toux catharrales, aux vers, etc.

XII. Le sang est sujet à de très grandes altérations; il peut devenir âcre, acide, putride. Il est, en quelque sorte, pourri dans les fièvres malignes, putrides; il est gravement altéré dans le scorbut, où il se montre noirâtre, décomposé et s'échappant des mailles de nos tissus. Son épaississement est tel, que ne circulant qu'avec peine, il produit l'engorgement de nos organes. Il suffit qu'il soit altéré pour que toutes les humeurs qui en émanent soient viciées. Le fluide nerveux même perd de ses précieuses et importantes facultés s'il doit son origine à un sang impur. C'est un fait incontestable que le sang tend sans cesse chez quelques individus à dégénérer en bile ou en pituite; il en est chez lesquels il tourne en glaires; il est même quelques circonstances, plus rares à la vérité, où le sang produit, par sa décomposition, des petits vers qui s'accumulent dans divers organes, et donnent lieu aux plus graves accidens. Et puisque les ouvertures de cadavres nous montrent, dans le plus grand nombre de cas, le sang plus ou moins liquide, noir, verdâtre, décomposé, putréfié, serait-il permis de mettre en doute ses altérations, puisqu'elles peuvent être d'ailleurs expérimentalement constatées; et chercher dans le sang la cause la plus fréquente de nos maladies, n'est-ce pas marcher d'après les voies d'une sévère observation?

De L'ESTOMAC ET DES INTESTINS,

CONSIDÉRÉS COMME LA SOURCE DES MALADIES.

XIII. Les alimens, après avoir été mâchés, broyés et pénétrés par là salive qui leur imprime un premier degré d'altération, sont poussés dans l'estomac et les intestins, organes chargés d'accomplir cet acte qu'on appelle *digestion*, et dont la fin a pour but la transformation des alimens en chyle. C'est dans l'estomac, espèce de poche membraneuse située dans le ventre, entre la poitrine et le nombril, que se prépare et s'effectue le deuxième acte de la digestion. Cet organe, qui a à peu près la dimension d'une vessie de cochon et la forme d'une cornemuse, présente deux ouvertures, une supérieure à gauche qu'on appelle *cardia*, et qui s'adapte à l'œsophage, canal destiné à recevoir les alimens qui viennent de la bouche; une deuxième ouverture qu'on appelle pylore se remarque à droite; à elle s'adapte le commencement des intestins. Ainsi, comme on le voit, l'appareil digestif consiste en un long canal qui s'étend de la bouche à l'anus. Dans ce canal, viennent s'ouvrir des conduits de divers organes, qui, placés à son voisinage, y laissent couler des liqueurs propres à altérer, à fluidifier, à animaliser la matière alimentaire. Les différentes parties de ce tube digestif, qui reçoivent une immeuse quantité de vaisseaux et de nerfs, n'ont point une ampleur égale : d'abord, évasé dans la portion que forme la bouche et le gosier, il devient plus étroit dans l'œsophage; celui-ci, en se dilatant beaucoup, donne naissance à l'estomac, qui se rétrécit de nouveau pour se continuer sous le nom de tube intestinal. La longueur des intestins est de cinq fois environ celle de tout le corps. Cette légère digression anatomique était nécessaire pour l'intelligence du lecteur.

XIV. C'est donc dans l'estomac, comme je le disais, qu'a lieu le deuxième acte de la digestion. Reçue dans sa cavité, la matière alimentaire, imprégnée par le suc gastrique qui la dissout, et par la bile qui, de l'intestin, remonte dans l'estomac, se fluidifie et se convertit en une pâte molle grisâtre connue sous le nom de *chyme*. Ce produit de la digestion stomacale, après deux ou trois heures de digestion, passe par l'ouverture pylorique dont j'ai déjà parlé, et se rend dans le premier intestin qu'on appelle *duodenum*. Je dois ajouter que le pylore, doué d'une sensibilité très délicate, peut être regardé comme une sentinelle vigilante qui empêche que rien ne passe qui n'ait éprouvé les changemens convenables. Si cette pâte, qu'on appelle *chyme*, qui est le produit des alimens, n'est pas assez bien préparée, elle est repoussée dans l'estomac par une espèce de contraction, et n'est admise dans le *duodenum* qu'après qu'elle a acquis les qualités voulues.

XV. Les alimens arrivés dans le *duodenum*, intestin nommé ainsi parce qu'il a à peu près douze travers de doigts de longueur, éprouvent de nouveaux changemens aussi essentiels que ceux que leur a imprimés la digestion stomacale. On pourrait même dire que l'essence de la digestion, son but principal étant la séparation de l'aliment en deux parties, l'une qui forme les excrémens, et l'autre le chyle ou matière nutritive, a pour principal organe le duodenum, intestin qui pourrait être considéré comme un second estomac. Là, dans cet organe, commencement des intestins, la pâte chymeuse est encore pénétrée, fluidifiée, animalisée par la *bile* et le *suc pancréatique* qui arrivent dans le duodenum par un canal particulier. A l'aide de ces fluides dissolvans, la pâte alimentaire décomposée se sépare en deux parties, l'une chyleuse et l'autre excrémentitielle.

XVI. Au fur et à mesure que cette masse alimentaire, divisée en deux parties, marche et est poussée dans toute la longueur du canal intestinal, la partie *chyleuse nutritive* est absorbée, pompée par des petits vaisseaux lymphatiques qu'on appelle *suçoirs chyleux*, pour être portée dans le sang qu'elle va régénérer. Des mucosités abondantes, préparées, secrétées par la membrane intérieure des intestins, enveloppent la masse chymeuse, facilitent sa progression en la rendant plus glissante, tandis que le suc intestinal la pénètre aussi, la fluidifie et en augmente la quantité. Enfin, à mesure que, par la contraction péristaltique des intestins, la matière alimentaire parcourt toute leur étendue, elle se trouve entièrement dépouillée de tout le chyle qui a été absorbé et porté dans le torrent de la circulation, tandis que son résidu ou excrémens s'accumule dans les gros intestins et particulièrement dans le rectum, pour en être chassé lorsque le besoin d'aller à la selle se fait ressentir. Telle est la série de phénomènes qui constituent ce qu'on appelle la *digestion*; opération physiologique qu'il était important de bien connaître, pour pouvoir apprécier comment des digestions viciées peuvent devenir la source de beaucoup de maladies.

XVII. Si l'on considère que la digestion est la fonction la plus importante de l'économie, on ne doit pas s'étonner que le moindre dérangement de l'estomac et des intestins ne devienne une cause de maladie. En effet, si les fibres de ces organes sont ou trop lâches ou trop resserrées, dans l'un et dans l'autre cas, la digestion se vicie. Si les alimens ne séjournent pas assez long-temps dans le tube digestif, et qu'ils soient trop promptement chassés par les selles, le chyle n'a pas le temps d'en être séparé, et le corps, ne recevant aucune alimentation , maigrit et se dessèche. Séjournent-ils trop long-temps dans les voies digestives, par suite de sa faiblesse, alors les alimens fermentent et deviennent acides. Si la bile, le suc pancréatique et le suc gastrique, qui doivent couler dans des proportions convenables dans l'estomac et les intestins, pour aider à la digestion, arrivent en trop petite quantité, la digestion est encore viciée, le chyle n'est plus réparateur. Ces divers sucs sont-ils trop abon - dans, ils produisent des embarras bilieux et glaireux dans les premières voies, et deviennent la cause d'une infinité de maladies.

XVIII. Cet amas de matières, qui a sa source dans une trop grande abondance de bile, de mucosité, de glaires et d'alimens mal digérés, et qui peut occasioner des désordres dans toute la machine, est connu sous le nom d'*embarras d'estomac* ou *des intestins*. Ces matières, qu'on désigne du nom de *saburrales*, peuvent être acides, amères, insipides, putrides, empireuma-tiques ou rances. Quand l'estomac est ainsi sur-chargé de mauvaises matières, n'importe de quelle espèce, la perte de l'appétit, les envies de vomir, la douleur, un sentiment de pesan-teur et de réplétion dans l'estomac ne tardent point à paraître. Ces symptômes sont communs à toutes les *saburres;* mais chaque espèce en a de particuliers qui les caractérisent, et dont je vais parler.

XIX. La saburre acide occasionne des aigreurs, des gonflemens, de la tension, de la chaleur, de la douleur à l'estomac, une pesanteur et une douleur de tête, la toux, le hoquet, la constipation et quelquefois la diarrhée et le ténesme. La saburre amère cause une soif immodérée, de la chaleur et de la douleur à l'estomac, un vomissement de matières jaunes ou verdâtres; des évacuations abondantes et douloureuses d'une matière mordicante et âcre. Tous ces symptômes sont ordinairement accompagnés d'une teinte jaunâtre dans le blanc des yeux et même sur tout le corps. La saburre insipide, qu'on désigne encore du nom de glaireuse, se reconnaît à la présence d'un phlegme, dur, coriace, insipide, qui rend la bouche pâteuse, épaisse, détruit l'appétit, favorise la génération des vers; car il est prouvé que les glaires peuvent réellement s'animer et donner naissance à ces animaux, dont l'existence produit les symptômes les plus étranges et les plus multipliés. Cette saburre muqueuse ou glaireuse donne naissance à beaucoup de matières flatulentes, qui rapportent avec elles le goût et l'odeur des alimens récemment pris lorsqu'on les rend par en haut. La saburre putride se manifeste par un goût de pourriture à la bouche, avec des rapports flatueux de même odeur. La saburre rance ou empyreumatique occasionne des rots, suivis d'une matière huileuse, âcre comme du beurre ou de l'huile frite; elle occasionne aussi de la douleur, des coliques, des envies de vomir et du malaise. On regarde cette saburre rance comme le signe avant-coureur le plus certain de la goutte.

XIX. Par suite de mauvaises digestions, le chyle, destiné à réparer les pertes continuelles que nous faisons, acquiert de mauvaises qualités ; introduit dans le sang, il le vicie; nos humeurs deviennent acides, âcres ou glaireuses, suivant la nature des alimens dont on se nourrit. Le sang, devenu trop épais, circule difficilement dans les petits vaisseaux; il s'oppose à la facilité des sécrétions, telles que la transpiration, l'urine, et cause dans le poumon, le foie, les reins et autres organes, des obstructions souvent fort difficiles à guérir. Quand le sang, au lieu d'être épais, est dissous et qu'il est âcre, il ronge ses vaisseaux, s'épanche sous la peau, et y produit des maladies très graves. Comme les voies intestinales sont une espèce d'égout par lequel les matières saburrales s'évacuent quelquefois naturellement, les humeurs répercutées, telles que celles de la goutte, du rhumatisme, des dartres, quittent les parties où elles siégeaient, pour se porter vers cet émonctoire, où elles viennent former ou grossir ces amas humoraux.

XX. Si l'on considère que l'estomac et les intestins reçoivent une immense quantité de nerfs, et que par eux ces organes correspondent avec toutes les parties du corps, il sera facile d'expliquer par ces rapports ou cette sympathie comment des affections d'organes, même très éloignés du centre, produisent du trouble dans le canal de la digestion, et comment celui-ci, à son tour, irrité, enflammé, gorgé d'humeurs, peut réagir sur diverses parties de notre économie et y produire une multiplicité de maladies.

XXI. De l'aveu de tous les praticiens, il n'est pas d'organes qui soient plus sujets aux affections nerveuses et qui puissent produire un plus grand nombre de maladies que l'estomac et les intestins; cela tient à leur texture presque entièrement nerveuse, au rôle important auquel ils sont destinés dans l'accomplissement de la vie et de la santé. La migraine, des douleurs violentes de tête, des boutons sur le front ou vers d'autres parties, l'épilepsie, la mélancolie, l'hypocondrie, certains mouvemens convulsifs, des affections de poitrine, telles que la pulmonie, l'asthme, dépendent fort souvent du trouble des organes digestifs. Il suffit qu'ils soient engorgés pour qu'on voie aussitôt se développer chez certains individus des douleurs dans les articulations, la goutte et le rhumatisme, et beaucoup d'autres accidens que je m'explique très facilement et de cette manière : que l'estomac, irrité par des matières âcres et corrosives, transmette son irritation à d'autres parties, à l'aide des cordons nerveux qui établissent leur communication, aussitôt il y a douleur et maladie dans ces diverses parties, qui deviennent en quelque sorte l'écho des douleurs de l'estomac et des dérangemens qu'il éprouve. C'est ainsi que j'explique facilement une apoplexie due à un embarras de l'estomac ou des intestins. Qu'arrive-t-il? Ces organes de la digestion, irrités, transmettent leur irritation au cerveau, toujours par la communication nerveuse, et comme le sang afflue partout où il y a un point d'irritation (et c'est là une loi de notre organisation), il s'ensuit que le cerveau irrité s'engorge, et que par suite de ce transport sanguin vers cet organe, il se trouve comprimé ainsi que les nerfs qui en naissent, de là la paralysie et souvent même la mort; car c'est par les nerfs que la vie arrive à nos organes, et c'est par leur libre, leur régulière action que nous vivons. Dans ce cas d'apoplexie, tirer du sang et déblayer les premières voies, c'est combattre à la fois l'effet et la cause; et si on ne guérit pas toujours, cela tient aux désordres plus ou moins graves du cerveau, organe qui élabore à la fois l'intelligence et la vie. Je me résume et je dis, avec les pra-

ciens les plus recommandables, qu'il est peu de
maladies qui ne puissent devoir leur origine aux
embarras de l'estomac et des intestins, et que
nier cette vérité aussi ancienne que notre art, et
constatée par des faits nombreux, c'est montrer
peu de goût pour la médecine d'observation, la
seule vraiment utile à l'humanité.

DE L'IRRITATION, DE L'INFLAMMATION,

CONSIDÉRÉES COMME CAUSES DES MALADIES.

XXII. Des médecins pensent que toutes les
maladies sont exclusivement produites par l'irritation, l'inflammation des parties solides qui
entrent dans la composition de nos organes. Selon eux, le sang ne joue qu'un rôle passif dans
les phénomènes de la vie, tandis que nos solides
seuls peuvent recevoir l'impression des causes
capables de produire la maladie. Il est facile de
prouver la fausseté de cette assertion. Le sang
peut être malade, puisqu'il est décomposé dans
le scorbut, dans les fièvres putrides; il peut être
malade, puisqu'après de nombreuses ouvertures
cadavériques, il a été trouvé rempli de pus et
entièrement décomposé. Tiré d'une veine, chez
l'homme vivant, il est souvent noir, épais;
d'autres fois, il tire sur le vert et le jaune; et,

soumis à l'analyse, il a montré des changemens très sensibles dans sa composition. Les humeurs, qui ont leur source dans le sang, subissent quelquefois des changemens notables; ainsi, la bile devient âcre et verte; l'urine se charge d'épais flocons de matières épaisses, rougeâtres ou brunâtres; la morve devient corrosive; les mucosités, qui lubréfient l'estomac et les intestins, deviennent âcres, acides, et forment ce qu'on appelle des glaires. Chez certains individus, les plaies ne peuvent se guérir, le pus qu'elles rendent est de mauvaise nature; chez d'autres, la peau se recouvre de dartres, de croûtes, de boutons, de clous; des dépôts se forment çà et là; des amas de matière purulente se rencontrent dans diverses cavités, telles que la tête, le ventre, la poitrine; enfin, nos organes, soumis au scalpel, nous montrent des suppurations profondes. Et, nous dira-t-on, le sang ne joue aucun rôle dans nos maladies, il ne peut être altéré? Ces hommes, dont tout le savoir n'est que système, vaincus sur ce point, disent alors que le sang et les humeurs qui en dérivent, ne sont toujours altérés que consécutivement à l'inflammation de nos parties solides. Voyons jusqu'à quel point cette assertion peut être vraie.

XXIII. Il est faux que l'irritation, l'inflammation de nos tissus précèdent toujours les altérations du sang. Le miasme morbifique qui produit la peste, la fièvre jaune, la petite vérole, la rougeole, la gale, le mal vénérien, ne manifeste son existence sur nos tissus qu'après avoir séjourné dans le sang un temps plus ou moins long. L'altération du sang a donc précédé, dans cette circonstance, l'inflammation de nos organes. Certes, je ne veux point nier qu'une maladie ne commence souvent par une inflammation d'un organe, puisqu'un coup de soleil peut produire un érysipèle, une inflammation du cerveau; puisque l'impression d'un corps froid peut produire une fluxion de poitrine, et qu'une boisson irritante peut développer une gastrite; mais je répondrai qu'une altération du sang peut prédisposer à ces diverses maladies, et que, lors même que cela ne serait pas, il suffit que nos solides soient altérés, pour que nos fluides le soient bientôt. Dans la peau frappée d'érysipèle, la transpiration cesse, le sang y abonde, il circule moins facilement; par cela même qu'il séjourne plus long-temps dans cette partie, il s'altère par la plus grande chaleur qu'il éprouve; et, ramené dans le torrent de la circulation, il infecte la masse du sang, déjà modifié par l'humeur âcre de la transpiration qui n'a pu se faire jour. Dans le cerveau, même phénomène, altération du sang, qui, ne revenant que faiblement au poumon, et ne pouvant se régénérer, reste noir. Dans une fluxion de poitrine, le poumon ne permet le passage du sang qu'avec peine; il ne peut *s'oxigéner*, il reste noir, la transpiration pulmonaire est viciée; de là encore cause de l'altération du sang. Dans une gastrite, les digestions sont viciées par l'irritation; le suc gastrique et la bile s'altèrent aussi; les digestions sont imparfaites; des matières âcres, corrosives, s'accumulent dans les premières voies, et, absorbées avec un chyle imparfait, nullement réparateur, elles vont infecter la masse du sang, la masse de nos humeurs, et donner lieu aux plus graves désordres.

XXIV. C'est donc ainsi qu'une affection *purement locale*, une simple lésion, une inflammation de nos organes produit l'altération du sang. Alors, d'effet qu'elle était, cette altération acrimonieuse devient cause, et entretient l'irritation de nos parties solides. Aussi, de là découle cette absolue nécessité de ne pas se borner, dans le traitement des maladies, à l'emploi des saignées et des adoucissans; il faut encore dépurer le sang, évacuer les premières voies, afin de hâter la guérison de la maladie, afin d'empêcher son retour, et de s'opposer à ce qu'elle ne devienne chronique. Toute inflammation d'organe qui ne cède pas à un traitement ordinaire et qui a une durée illimitée doit être considée comme étant entretenue par l'altération de nos fluides, état qui nécessite plus énergiquement encore l'emploi des dépuratifs et des évacuans.

XXV. En considérant le concours intime et indispensable du sang et de nos solides dans tous les actes de la vie, en considérant que nos fluides forment nos parties solides qui, elles-mêmes, reviennent par l'absorption à leur premier état de fluide, puisque notre corps se compose et se décompose sans cesse, ne doit-on pas accorder aux fluides et aux solides une importance égale? ne doit-on pas considérer toutes nos maladies comme étant dues à la fois à l'irritation de nos organes abreuvés d'un sang impur et acrimonieux? C'est parce que j'ai apprécié que nos maladies tenaient à une altérationdu sang et de nos humeurs, qu'elles étaient toujours accompagnées d'un état inflammatoire et d'une certaine irritabilité nerveuse qui joue un si grand rôle dans notre économie malade, que j'emploie les évacuations sanguines, et que j'ai donné à la *poudre dépurative* que j'ai composée, des qualités adoucissantes propres à tempérer le sang et à porter sur le système nerveux un calme si nécessaire, pour hâter le terme des maladies et le retour à la santé.

J'ai prouvé que toutes les maladies chroniques et même celles qui sont aiguës doivent toujours être attribuées à la fois à l'*altération du sang*, aux *embarras de l'estomac* et *des intestins*, et à l'*irritation* et à l'*inflammation de nos organes*. Ce fait établi sur le *siège* des maladies, il est facile de sentir la nécessité de dépurer le sang, d'en tirer s'il est en trop grande abondance, de calmer, de rafraîchir nos tissus, nos organes, et d'évacuer les matières contenues dans le tube digestif. On dépure le sang par l'emploi de la *poudre végétale*, qui favorise la transpiration insensible, pousse aux urines, et rafraîchit nos organes. Par la saignée, chez une personne forte, on combat une pléthore générale, on donne plus de jeu à la circulation, on dégage plus facilement le poumon, le foie et le cerveau. Par les sangsues, on dégorge plus facilement une partie affectée, telle que l'estomac, la vessie, la matrice, etc. Par l'application d'un vésicatoire ou d'un cautère, dont le choix tient aux circonstances, on favorise la sortie d'une humeur fixée sur un organe. Par la *poudre purgative tonique*, on déblaie, en les fortifiant, l'estomac et les intestins. C'est ainsi, qu'ennemi de tout système, et ne prenant pour guide que l'observation, je suis l'indication qui se présente. Je crois en mon âme et conscience que c'est la marche dont ne doit jamais s'éloigner un médecin, qui, à de vaines théories plus brillantes que solides, préfère le bien de l'humanité.

DES

CAUSES

DE L'ALTÉRATION, DE L'ACRIMONIE DU SANG, DE
L'EMBARRAS DE L'ESTOMAC ET DES INTESTINS,
DE L'IRRITATION ET DE L'INFLAMMATION DE NOS
ORGANES.

I. La vie de l'homme n'est qu'une chaîne de maux qui se succèdent rapidement et sans interruption. Tout, dans ce vaste univers, conspire contre sa frêle existence : tantôt c'est l'air dont il a à redouter la funeste influence; tantôt c'est la terre dont il a à craindre les exhalaisons nuisibles; tantôt ce sont ses passions qui l'agitent, le maîtrisent, usent les rouages de sa vie et ne le quittent qu'au terme de l'existence.

II. Ainsi, au dehors et au dedans, nous sommes dominés par mille causes de destruction. Tous les corps de la nature, sans exception, peuvent devenir causes de maladies; mais parmi eux, tels que l'air, l'eau, la chaleur, la lumière, l'électricité et les alimens, ces derniers paraissent être la source des plus nombreux, des plus fréquens désordres. Cela dépend de ce que leur action est continuelle sur nos organes; et, soit qu'elle augmente ou qu'elle diminue au-delà de certaines limites, soit que les organes la ressentent plus ou moins vivement qu'ils ne doivent le faire dans l'état normal, l'équilibre est rompu et une maladie se déclare. Examinons une à une les diverses causes de nos maladies, et signalons leur manière d'agir sur notre économie.

III. *Des Saisons*. Avant d'indiquer les maladies auxquelles dispose chaque saison, il n'est pas inutile de faire remarquer que l'année médicale n'est pas distribuée de la même manière que l'année vulgaire. Le printemps commence le 12 février, l'été en mai, l'automne vers le milieu d'août et l'hiver le 12 novembre. C'est en raison des changemens qui surviennent à ces quatre époques dans les maladies régnantes, que quelques médecins ont été conduits à adopter cette division. L'hiver, surtout lorsqu'il est sec, prédispose, en général, aux maladies inflammatoires et aux hémorragies actives. Lorsqu'il est humide, il dispose aux maladies pituiteuses, aux écoulemens chroniques et aux rhumes. Dans l'été on voit régner les maladies bilieuses, les maladies de la peau, le choléra-morbus et diverses maladies nerveuses. L'automne paraît concourir au développement des maladies glaireuses, de l'estomac, des affections rhumatismales et vermineuses; les dysente-

ries, les fièvres intermittentes, sont plus fréquentes dans cette saison que dans toutes les autres.
Le printemps est presque toujours fécond en inflammations de la gorge, en fluxions de poitrine,
en fièvres inflammatoires, et aussi en hémorragies
comme en hiver. J'ajoute que des observations
nombreuses m'ont prouvé que la lune avait une influence sur le développement des maladies ; cela
tient, sans doute, à l'influence de cet astre sur le
flux et le reflux de la mer, et sur la direction
des vents.

IV. *Des Climats.* Ils impriment à notre constitution certaines modifications, et nous disposent plus particulièrement à contracter différentes maladies. Dans les climats méridionaux
on voit régner la fièvre jaune, le tétanos et plusieurs affections entièrement inconnues aux climats septentrionaux ; dans ces derniers, les maladies inflammatoires sont très fréquentes, tandis
que dans les climats tempérés, tels que le nôtre,
on observe la plus grande variété dans les maladies. Dans les pays secs et élevés, on est prédis-
posé aux affections aiguës. Les affections chroniques, au contraire, règnent presque seules dans
les pays bas et humides. — L'exposition au nord
et à l'est, au sud et à l'ouest, influe également
sur le caractère des maladies, ainsi qu'*Hippocrate*
en avait fait la remarque.

V. *Des Habitations.* Le séjour des villes et des

campagnes dispose à des affections très différentes. Les habitans des campagnes sont plus sujets
aux maladies actives, aiguës ; le citadin est plus
enclin aux affections chroniques, lentes, accompagnées de peu d'énergie vitale. Le séjour des
hôpitaux, des prisons, des vaisseaux, des ca-
sernes, dispose à la dysenterie, au scorbut, aux
fièvres putrides et malignes. Le changement
d'habitation, la destruction des forêts, la formation des canaux ou d'acqueducs deviennent aussi
des causes prédisposantes à certaines maladies.

VI. *Des Ages, des Sexes, des Tempéramens.*
Les enfans sont disposés aux écrouelles, aux
vers, aux glaires ; les adolescens, aux hémorragies nasales, aux crachemens du sang ; les
adultes, aux affections bilieuses ; les vieillards,
aux catarres, à la goutte, aux maladies de la vessie. — Les hommes sont sujets aux affections
goutteuses, calculeuses ; les femmes, aux affections nerveuses, au dérangement des menstrues.
— Le tempérament sanguin dispose aux inflammations et à la plethore ; le bilieux, aux fièvres gastriques ; le pituiteux, aux écrouelles, aux
glaires ; le nerveux, à la mélancolie, aux spasmes
et aux vapeurs.

VII. *De l'Air.* L'air atmosphérique, chargé de
vapeurs animales, devient pernicieux pour ceux
qui le respirent. On a vu des prisonniers, entas-
sés dans un cachot étroit et fermé, succomber

presque tous dans l'espace d'une nuit. Ce fait ne justifie-t-il pas cette expression éloquente de Rousseau : « L'haleine de l'homme est mortelle » pour l'homme, au physique comme au moral? » De là, la nécessité d'habiter des appartemens ou l'air puisse circuler facilement. Les fermentations de toute espèce, la décomposition des matières animales et végétales, les miasmes qui se dégagent des marais, chargent l'air de matières étrangères plus ou moins dangereuses, qui, respirées, vont, d'une part, irriter nos organes; d'autres fois les affaiblir et altérer notre sang : De là, des fièvres putrides, des fièvres intermittentes, le scorbut, la dysenterie, etc. Un air chargé du principe odorant de la jacinthe, du lis, du narcisse, produit des maux de tête, des envies de vomir, des syncopes, surtout dans des appartemens étroits et chauffés. Les vapeurs métalliques répandues dans l'air deviennent, dans quelques cas, des causes de maladies. On pense généralement que la colique des ouvriers qui travaillent le cuivre ou le plomb, celle des peintres qui emploient ces préparations, et le tremblement de ceux qui emploient le mercure, est due à la présence de ces métaux dans l'air qu'ils respirent. Un air froid, porté au plus haut degré, peut congeler le sang et causer une mort prompte, ou du moins la mortification de quelques-unes des extrémités. Un moindre froid, en arrêtant la transpiration, peut exciter la toux, et donner lieu à des douleurs et à des maladies inflammatoires de la poitrine, du ventre et des divers organes de notre économie. Un air chaud et sec, en irritant la peau et sympathiquant l'estomac et le foie, développe des dartres, des gastrites et des fièvres bilieuses. S'il est humide et chaud, il peut faire éclore ces miasmes inconnus qui sont la source des fièvres putrides. Si l'air est froid et humide, il refoule le sang à l'intérieur, nuit à la transpiration, et favorise ainsi les rhumatismes, les toux, le catharre, la pituite et les écrouelles. J'ajouterai qu'une lumière très vive qui frappe subitement la vue et un bruit très violent peuvent produire la perte de la vue et de l'ouïe. J'ajouterai encore qu'une plus grande quantité de fluide électrique, répandu dans l'atmosphère, fait naître des irritations nerveuses et nous rend tristes ; phénomènes qui cessent lorsqu'un état contraire se manifeste dans l'air. C'est ce qu'on appelle vulgairement *des changemens de temps*, qui renouvellent les affections rhumatismales, rendent les cors plus douloureux, les cicatrices plus irritables, et impriment à notre moral une teinte mélancolique.

VIII. *Des Alimens et des Boissons* Dans l'état de santé, l'homme doit prendre une quantité d'alimens et de boisson qui doit varier selon l'âge, la stature, le genre d'occupation auquel il se livre et les habitudes qu'il a contractées. Une diminution considérable dans la quantité des alimens dispose aux affections qui se manifestent par une faiblesse générale. Les sucs [deviennent salins et âcres, ainsi que la bile, par l'effet d'une diète trop sévère. Une augmentation sensible de nourriture produit la pléthore, dispose aux inflammations, à l'apoplexie, aux maladies de l'estomac. Le vin et les liqueurs ont des effets plus pernicieux sur l'économie quand ils sont pris dans l'intervalle des repas, que lorsqu'ils sont portés dans l'estomac mêlés aux alimens solides; cela se conçoit, leur mélange détruit leur activité. La mort n'est pas rare chez ceux qui prennent une grande quantité d'eau-de-vie. L'usage immodéré du café dispose aux congestions du cerveau et à l'inflammation du [cerveau; le thé produit le même effet, dispose aux écoulemens chroniques et aux tremblemens nerveux. La mauvaise qualité d'alimens, peu nourrissans, ou altérés par la putréfaction, la fermentation ou la moisissure, dispose à des maladies plus ou moins graves, soit à des diarrhées, à des glaires, à des fièvres putrides. L'estomac est-il trop surchargé d'alimens, il se gonfle, une digestion imparfaite a lieu, ils tournent à l'acide et à la putridité; de là, les vents, les douleurs d'estomac, les coliques, diverses espèces de saburres ou embarras d'humeurs, dont j'ai parlé page 3o3, et par suite, la corruption, la putridité du sang, suite d'un chyle de mauvaise nature et non réparateur.

X. *Du sommeil et de la veille.* Le sommeil trop léger et l'insomnie épuisent les forces, affaiblissent les puissances de l'âme, causent de l'amaigrissement, empêchent la digestion, et infectent la masse des fluides d'une acrimonie qui, quand elle est établie, se manifeste par de l'agitation et l'affection d'un ou plusieurs organes. Un trop grand penchant au sommeil retarde le mouvement progressif du sang; de là, la langueur, l'engourdissement des facultés de l'âme, la corpulence, les empâtemens des organes et les hydropisies. Le *défaut d'exercice* a les inconvéniens du sommeil, comme la fatigue a les dangers des veilles.

XI. *Des passions.* Elles influent d'une manière bien remarquable sur le développement des maladies. Autant les passions douces et variées sont favorables à l'harmonie des fonctions, autant les passions exclusives et profondes lui sont nuisibles; elles peuvent déterminer la mort subite, et leur continuation, produisant le trouble des digestions, il en résulte des embarras humoraux, une acrimonie du sang, un abattement du corps et un découragement total. Il est d'observation que les passions tristes finissent par produire des engorgemens du foie, des maladies cancéreuses et autres affections chroniques.

XII. *Des vétemens.* L'usage des vêtemens trop

légers, surtout dans la saison froide, produit le
refoulement du sang à l'intérieur, la suppression
de la transpiration, et par suite, des toux catarrhales et le rhumatisme. Des vêtemens trop chauds
déterminent indirectement un effet semblable,
en augmentant la susceptibilité de l'individu. Les
vêtemens trop étroits compriment la poitrine,
comme les corsets dont les femmes font usage,
gênent la respiration et prédisposent aux crachemens de sang et à la pulmonie. L'inconvénient
de ce vêtement, par la compression qu'il exerce
sur le ventre, peut produire l'avortement. Les
corsets qui compriment le ventre ont en outre,
comme les ceintures des culottes chez les hommes,
l'inconvénient de nuire à la régularité des fonctions digestives, d'où résultent des embarras humoraux des organes du ventre. Si l'usage des
jarretières trop serrées peut produire des varices
aux jambes et leur gonflement, l'usage des chaus-
sures étroites produit des cors aux pieds et quelques autres difformités aux orteils. Les lits méritent aussi quelque attention. L'habitude de coucher sur la plume dispose à l'inflammation des reins
et aux calculs de ces organes et de la vessie. Les sièges mous (les bergères par exemple), en favorisant
la congestion du sang dans le bassin, disposent aux
affections de la matrice et aux hémorroïdes.

XIII. *Des évacuations naturelles et sanguines.*
La suppression des évacuations naturelles, telles que celles de l'urine et de la transpiration

par exemple, occasionnent nécessairement des maladies, non seulement en distendant, en affaiblissant ou en rompant peut-être les canaux ou réceptacles qui les contiennent, mais encore en corrompant la masse générale des fluides qui abondent alors en particules nuisibles, qui devraient être rejetées au dehors. L'abus des femmes ou la masturbation, en causant une trop grande déperdition de semence, déterminent une diminution progressive dans le volume du corps et une disposition aux maladies de langueur; des phénomènes nerveux viennent souvent compliquer d'une manière assez grave ces divers états maladifs. Un écoulement abondant, soit de sang, de salive ou de lait chez les nourrices, produit une prompte faiblesse, détruit le ton des solides, et dispose le reste de la masse des fluides à de nouvelles combinaisons qui engendrent des maladies : voilà pour les évacuations naturelles. La suppression des évacuations artificielles, telles que l'omission des saignées et des purgatifs, la suppression et sans précaution d'un cautère ou d'un vésicatoire, lorsque le corps en avait contracté l'habitude, deviennent aussi une source de maladies très nombreuses.

XIV. *Des poisons, des venins, des principes contagieux et des virus*. Les poisons, tirés du règne végétal ou minéral, produisent, dans l'économie, des changemens si étranges et si subits, que des maladies très graves ou la mort même ne tardent point à s'en suivre. Ces substances agissent, ou en augmentant le jeu des organes, ou en les suspendant et les arrêtant entièrement. Nausées, vomissemens, douleurs, étourdissemens, perte de la vue, délire, couvulsions, assoupissemens, perte de sentiment, tels sont les phénomènes qui précèdent le plus souvent la mort. Les *venins* sont le résultat d'une sécrétion propre à certaines espèces d'animaux ; déposés dans des blessures faites à la peau à l'aide de leurs dents, ces venins deviennent la source d'accidens plus ou moins graves et qui deviennent quelquefois mortels. Les principes contagieux, tels que ceux de la vérole, de la petite vérole, de la peste, de la fièvre jaune et de beaucoup d'autres maladies, produisent des affections semblables à celles d'où ils émanent. J'ajouterai que l'opium, l'émétique et diverses autres substances qui sont des médicamens à petites doses, sont des poisons à haute dose ; tout cela dépend de la manière dont ils sont prescrits. Enfin, pour terminer l'histoire de toutes les causes capables de produire des maladies, il est nécessaire de mentionner celles qui bornent toute leur action à l'extérieur du corps, et troublent son économie en irritant, distendant, resserrant, écrasant, brûlant, divisant et détruisant les parties solides. Par suite de ces lésions extérieures, arrivent des maladies d'organes qui nécessitent l'emploi des moyens internes.

DES MALADIES CHRONIQUES.

MÉLANCOLIE ET FOLIE.

La mélancolie est un état d'aliénation ou de faiblesse de l'esprit, qui nous rend incapables de jouir des plaisirs de la vie, et d'en remplir les fonctions et les devoirs. Les mélancoliques sont sujets à des idées extravagantes : les uns craignent d'être empoisonnés ; les autres, pleins d'aversion pour la société des hommes, se retirent dans la solitude, se livrent à toutes sortes de superstitions et à de vaines terreurs. Les mélancoliques ont, en général, la face livide, le corps maigre, le caractère très irascible et sont d'une défiance ombrageuse ; leur sommeil est agité et troublé par des objets de terreur et des images lugubres ; ils possèdent une passion dominante ; chez eux, l'amour est porté jusqu'au délire ; la pitié, jusqu'au fanatisme ; la colère, jusqu'à une fureur frénétique ; le désir de la vengeance, jusqu'à la cruauté la plus barbare. En avançant vers une vieillesse précoce, leur corps se flétrit, se dessèche, et, en proie aux émotions les plus vives, les plus tumultueuses, ils tombent dans une complète aliénation d'esprit.

Pour compléter le tableau de cette maladie morale, faisons revivre d'un trait les mélancoliques fameux que nous a légués l'histoire. Une taciturnité sombre, les âpres inégalités d'un caractère plein de caprices et d'emportemens, la recherche de la solitude, un regard oblique, le timide embarras d'une âme artificieuse, trahissait, dès la jeunesse, la disposition mélancolique de Louis XI. Que de traits frappans de ressemblance entre ce prince et Tibère! Avant de régner, ils s'exilent l'un et l'autre volontairement de la cour, et vont passer plusieurs années dans l'oubli et les langueurs d'une vie privée, l'un, dans l'île de Rhodes, l'autre dans une solitude de la Belgique. En proie à leurs noirs soupçons, aux présages les plus sinistres, à des terreurs sans cesse renaissantes vers le terme de la vie, ils vont cacher leur dégoûtante tyrannie, l'un, dans l'île de Caprée, l'autre, dans le château de Plessis-lès-Tours, séjours d'atrocités non moins que d'une débauche impuissante et effrénée.

Pascal annonça presque dès le berceau la célébrité précoce dont il devait jouir. Dans sa mélancolie studieuse il rêvait déjà la solitude, lorsqu'une vive frayeur, accompagnée d'une longue syncope, finit par égarer son imagination. Vers la même époque, il éprouva, durant la nuit, une espèce de vision, dont il conserva la mémoire dans un papier qu'il portait toujours sur lui. Il croyait toujours voir un abîme à son côté gauche, et y faisait placer un siège pour se rassurer. Les propos consolans de l'amitié ne pouvaient dérober à ses yeux le précipice créé par son imagination. Toujours effrayé par ce même fantôme, il mourut à sa trente-neuvième année.

Gilbert le poète, doué d'une âme ardente, d'une pensée exaltée, dévoilait, dans sa *Satire du dix-huitième siècle*, l'ombrageuse mélancolie à laquelle il était en proie. *Il se croyait sans cesse poursuivi par les philosophes qui voulaient lui enlever ses papiers.* Pour soustraire ses manuscrits à la prétendue rapacité de ses persécuteurs, il les serra dans une cassette dont il avala la clé. Il en fut suffoqué, et mourut à l'âge de vingt-neuf ans, après de cruelles souffrances.

Le Tasse, auteur, à dix-sept ans, de *Renaud*, à vingt-deux, de la *Jérusalem délivrée*, éprouve l'amour le plus ardent pour Éléonore, sœur du duc de Ferrare, à la cour duquel il recevait un accueil distingué. Cette passion fut le prétexte de persécutions affreuses qu'exaspérèrent les dispositions qu'il avait pour la mélancolie. Bientôt défiance ombrageuse, terreurs pusillanimes, passion invincible et portée à l'excès pour la jeune princesse, délire exclusif. *Il se voyait toujours environné de poisons et de supplices, et poursuivi par un lutin avec lequel il pré-tendait avoir des entretiens très suivis.* Son jugement était d'ailleurs très sain. La veille du jour où il devait aller en triomphe cueillir au capitole une couronne due à son illustration, il tomba malade; et comme si la fortune avait voulu le tromper jusqu'au dernier instant, il mourut au moment même le plus beau de sa vie; il était âgé de cinquante-un ans.

J.-J. Rousseau manifeste assez dans les deux dernières parties de ses *Confessions*, et dans les *Rêveries du Promeneur solitaire*, combien il est persuadé que *tous les hommes* sont ses ennemis; et dans sa noire mélancolie, il est tourmenté par des défiances et des craintes continuelles.

La folie ou la manie paraît être le dernier degré de la *mélancolie;* elle est produite par les mêmes causes, fortifiée par le même tempérament, ou par une disposition héréditaire.

La nostalgie, qu'on appelle le *mal du pays,* est encore une variété de la mélancolie. Au milieu d'une tristesse profonde, d'un amour passionné pour la solitude et d'un dépérissement de tous les instans, l'étranger, éloigné des lieux qui l'ont vu naître, demande ses montagnes, ses vallées, l'air qui lui donna la vie, le soleil qui réchauffa sa jeunesse. La patrie! ce sentiment que la nature a gravé dans le cœur de l'homme, est le rêve de tous ses instans; aux jardins les plus somptueux, aux plaisirs délirans des cités, aux tourbillons du monde, il préfère le berceau de son enfance. Patrie! patrie! c'est le vœu de son cœur. Il mourrait sur une terre étrangère, il vivra dès qu'il aura revu le sol natal.

TRAITEMENT. Que la cause première de la mélancolie soit un embarras de l'estomac ou des intestins, ou que cette plénitude humorale soit le résultat du trouble apporté aux digestions par les chagrins, l'abus des femmes, l'excès des boissons spiritueuses, ou par la suppression d'une humeur dartreuse qui se faisait jour au dehors, il n'en est pas moins nécessaire d'évacuer vigoureusement le malade si on veut le rendre promptement à la santé. Il sera mis à l'usage de la poudre dépurative, qui préparera pendant quatre à cinq jours les matières à être évacuées; au bout de ce temps, il sera purgé quatre ou cinq fois de suite; après cela on le purgera trois fois par semaine, jusqu'à ce que le malade aille bien; il n'en continuera pas moins, quelques mois encore après la guérison, l'emploi de la poudre végétale et des purgatifs, afin d'empêcher toute récidive. On devra insister d'autant plus sur les purgatifs et les rapprocher que la mélancolie sera plus tenace. Le malade prendra tous les deux jours un lavement d'eau de graine de lin. Si un vésicatoire ou un cautère a causé cette maladie par l'effet de sa suppression, il devra être ouvert de nouveau. Si le malade était très sanguin, on devrait, avant d'en venir aux purgatifs, pratiquer une saignée du bras, ou faire appliquer vingt à vingt-cinq sangsues à l'anus. On soustraira le malade à toute émotion vive; on l'éloignera de tout travail de l'esprit, et devra faire beaucoup d'exercice. Le traitement de la folie est le même que celui de la mélancolie. Je le répète, on insiste d'autant plus sur les purgatifs, que l'affection est plus grave. On pourra employer des bains tièdes avec quelque avantage.

Observation. Un monsieur âgé, de quarante-deux ans, affecté depuis nombre d'années d'une mélancolie profonde, était malgré lui poussé au suicide. Une fois il se coupa la gorge avec un rasoir; une autre fois, évitant encore toute surveillance, il se jeta d'un deuxième étage, se cassa la cuisse et se meurtrit horriblement le corps sur une muraille hérissée de verre. Échappé par miracle à ces moyens destructeurs, il vivait malheureux, ne parlant que de mort, ne rêvant que suicide. Tous les moyens employés avaient été inutiles. Il fut mis à l'usage de la poudre dépurative et fut vigoureusement purgé cinq fois de suite, il poussa en tout au moins quarante selles; ce n'était qu'un mélange de bile, de glaires et d'une matière poisseuse, gluante. Il fut promptement soulagé; au bout de dix jours il demanda à aller au spectacle, il s'y amusa beaucoup, ramené vers des

idées plus riantes, la vie lui était devenue chère.
Il me disait: « Je sens tous les jours ma tête plus
légère, il me semble que le voile qui pesait sur mes
idées, sur mon imagination, se déchire et me donne
une nouvelle existence. » Il continua quelques mois
l'usage de la poudre dépurative et se purgea de temps
en temps afin d'empêcher toute récidive. Ce monsieur
jouit aujourd'hui d'une bonne santé ; il s'est établi à
Boston, où il réside. Si on pouvait mettre en doute
l'influence des embarras du canal digestif sur le cerveau et les sensatious qui en découlent, cette observation en serait une preuve frappante.

HYPOCONDRIE.

Parmi les symptômes qui caractérisent cette
maladie, les uns ont leur siège dans le ventre :
tels sont des tensions, et, par intervalles, le
gonflement de l'estomac et du conduit intestinal,
et quelquefois une espèce de battement dans quelques parties du ventre, des envies de vomir, du
dégoût avec des alternatives d'un appétit vorace,
de l'aversion pour certains alimens, des douleurs
dans l'estomac après le repas, des vents incommodes, des rapports acides, des coliques vagues,
un état de constipation ou de diarrhée, et, par
intervalles, une urine abondante et limpide.
D'autres symptômes se manifestent dans diverses
parties du corps; de là, des resserremens spas-

modiques de la poitrine, la difficulté de respirer, des palpitations du cœur, des sentimens irréguliers de chaleur au visage, un crachement fréquent, des maux de tête, des tintemens d'oreilles, des vertiges, des inquiétudes, une tristesse profonde, la défiance la plus ombrageuse, des terreurs pour les causes les plus légères ou même sans cause, des caprices suivant la variation de l'atmosphère, un trouble fugace dans les idées. Qui pourrait méconnaître dans tous ces symptômes un embarras très marqué des voies digestives et une grande irritabilité du système nerveux?

TRAITEMENT. Le traitement de l'hypocondrie doit être le même que celui de la mélancolie et de la folie, attendu que toutes ces affections tiennent au même principe. Évacuer par les purgatifs, rafraîchir et calmer le système nerveux par la poudre végétale, telle est la seule marche à suivre.

ÉPILEPSIE OU MAL CADUC.

L'aspect hideux, horrible, effrayant du malade pendant l'attaque de ce mal, les convulsions et la lividité de sa physionomie, le grincement des dents, la bave écumante qui inonde sa bouche, l'oppression de la poitrine, la fixité des yeux, les contorsions de tous ses membres, l'abolition passagère de son intelligence, l'espèce de stupidité qui suit immédiatement l'attaque, l'invasion subite souvent sans phénomènes précurseurs des accès, et avec tout cela les apparences d'une santé florissante, n'y avait-il pas là de quoi en imposer autrefois à des âmes superstitieuses, et justifier en quelque sorte les noms de *haut-mal*, de *mal de Saint-Jean* donnés à cette affection, que l'on considérait alors comme un effet de la colère céleste. Les accès de cette maladie peuvent durer depuis quelques secondes, quelques minutes, jusqu'à un quart-d'heure, demi-heure, même plusieurs heures ou plusieurs jours. Ces accès peuvent revenir tous les jours, ou tous les mois, ou deux fois par année; il n'y a rien de fixe à cet égard.

TRAITEMENT. Comme on ne peut douter que cette épouvantable maladie ne tienne à une sérosité âcre qui, poussée avec le sang vers le cerveau, va irriter cet organe et les nerfs qui en viennent, ce qui explique les affreuses convulsoins de tous les membres; comme on ne peut douter aussi que les voies digestives, gorgées de matière putride, ne soient souvent la cause première de ce mal, il s'ensuit que, pour y mettre un terme, il faut s'empresser de faire évacuer le malade. Avant d'en venir là, je conseille l'application de quinze sangsues derrière chaque oreille; en même temps, le malade sera mis à l'usage de la poudre dépurative. Le lendemain des sangsues, le malade sera purgé; il prendra quatre à cinq purgatifs par semaine, pendant un mois au moins; plus il évacuera, plus tôt il sera guéri. Comme cette maladie est une des plus tenaces et des plus opiniâtres, et qu'elle revient facilement, il est nécessaire après la guérison de se purger deux ou trois fois par mois pendant quelque temps, et d'user long-temps de la poudre dépurative, si nécessaire pour dépurer le sang et calmer l'agitation du système nerveux.

Observations. Un jeune homme âgé de vingt-sept ans, épileptique depuis sa naissance, avait des accès terribles tous les huit jours; depuis sept ans qu'il a été traité par moi, sa maladie n'a pas reparu, j'ai lieu de penser que sa cure est radicale.

Un marin, âgé de quarante-huit ans, éprouvait des attaques d'épilepsie tous les mois régulièrement. Elles duraient trois heures, pendant lesquelles il vomissait le sang. Il a été radicalement guéri par l'effet du traitement. Les accès finirent par ne revenir que tous les trois mois, peu à peu ils disparurent entièrement. Ce malade, que j'ai vu il y a deux ans, va très bien : il avait commencé mon traitement en 1827.

APOPLEXIE OU COUP DE SANG.

On appelle apoplexie une attaque subite dans laquelle le malade privé de l'exercice de ses sens, devient paralytique, et tombe dans un assoupissement accompagné de difficulté de respirer. Cette maladie doit son origine à l'épaississement du sang, à son abondance et à un embarras des voies digestives.

TRAITEMENT. Il faut de suite saigner le malade du bras; et dans le cas où il n'y aurait pas de chirurgien, on appliquera vingt-cinq sangsues derrière chaque oreille; on posera en même temps des vésicatoires aux jambes, et on donnera au malade deux doses purgatives délayées dans un verre d'eau froide. Au bout de douze à quinze heures, on lui donnera encore deux doses, et on continuera jusqu'à ce que le malade ait recouvré ses sens. Lorsqu'il ira bien, on ne le purgera plus que tous les deux ou trois jours. La force du traitement doit dépendre de la gravité de la maladie. S'il n'y avait pas possibilité à ce que le malade put avaler le purgatif, on lui donnerait en lavement, ainsi que je l'ai indiqué page 41. On ajouterait aux deux doses purgatives quatre grains d'émétique et une forte cuillerée à bouche de sel. Lorsque le malade sera rétabli, il laissera dessécher ses vésicatoires, il se purgera de temps en temps ; et usera de la poudre dépurative pour faciliter les urines et éviter ainsi toute rechute.

Nota. Les personnes qui ont des étourdissemens, la tête grosse, de l'embonpoint et éprouvent de la constipation, sont celles qui sont les plus disposées à l'apoplexie. Un purgatif de temps en temps, et l'emploi de la poudre dépurative continuée quelques mois peuvent, en dégorgeant le ventre et le cerveau, empêcher une *attaque.*

PARALYSIE

ET TREMBLEMENS NERVEUX.

La paralysie est la perte ou la diminution du sentiment et du mouvement, ou seulement de l'une de ces deux fonctions dans une ou plusieurs parties du corps. Si elle attaque tout le corps, on l'appelle *paraplégie* ou *paralysie universelle ;* lorsqu'elle n'attaque qu'un seul côté du corps, on l'appelle *hémiplégie ;* enfin, lorsqu'elle n'affecte qu'une partie à la fois, telles que le bras, la jambe, les paupières, la langue, la gorge, la vessie, l'anus, etc., elle prend le nom de *paralysie partielle.* Cette maladie, qui est le plus fréquemment la suite de l'apoplexie, dépend d'un amas d'humeur qui comprime le cerveau, et s'oppose au libre cours du fluide nerveux. L'embarras du tube digestif joue un grand rôle dans la production de cette maladie.

TRAITEMENT. Le malade sera purgé six fois de suite; il se reposera et sera purgé de deux jours l'un jusqu'à ce qu'il aille bien; peu à peu il éloignera les doses purgatives; il continuera l'emploi de la poudre végétale dépurative jusqu'à complète guérison. Toutes les parties paralysées seront, soir et matin, frictionnées fortement avec un *liniment volatil*, à l'aide d'un morceau de flanelle. Si le malade était sanguin, une saignée du bras ou vingt-cinq sangsues à l'anus devraient précéder l'emploi des purgatifs; si le malade n'était pas d'un fort tempérament, je préférerais l'emploi des sangsues.

Les tremblemens nerveux tiennent au transport d'une matière âcre sur les nerfs ou les membranes nerveuses; les affections d'entrailles donnent lieu au développement de cette maladie. Les malades, affectés de tremblemens, devront se purger tous les cinq à six jours environ, et davantage si l'affection est grave. Chaque cuillerée à café de poudre végétale devra être délayée dans une infusion de fleurs de tilleul et de feuilles d'oranger. On ajoutera à chaque verre, qui sera pris tiède, six gouttes de laudanum de Rousseau.

(*On s'en procurera un petit flacon qui en contiendra demi-once.*)

Observations. Un monsieur âgé de cinquante-deux
ans, était affecté depuis quinze ans d'une paralysie
des deux jambes, venue à la suite d'une apoplexie;
il ne pouvait bouger de son fauteuil. Après vingt-cinq
jours de mon traitement, il allait à sa croisée; sa guérison fut radicale au bout de trois mois environ.

Un monsieur âgé de trente-sept ans, par suite
d'une paralysie de la langue, était privé de la parole;
après quatre mois de traitement, il parlait comme
s'il n'avait jamais été malade. Cette paralysie était
due, chez ce monsieur, à la rentrée d'une humeur
dartreuse.

MIGRAINE ET TIC DOULOUREUX.

Ces maladies sont très fréquemment entretenues par un embarras du canal intestinal, ou par
des vers, et d'autres fois par un amas de lymphe
viciée et amassée dans les membranes de l'in-
éreur du crâne. La migr aine est caractérisée
par des douleurs très vives, sourdes ou lancinantes à la tête, qui est chaude et pesante; on
éprouve des battemens et des bouillonnemens;
il semble quelquefois que la tête va se fendre, et
qu'on vous enfonce des pointes dans le cerveau,

ou qu'on vous casse la tête avec un marteau ; souvent aucun repos n'est permis aux personnes affectées de cette maladie, et quelquefois leur mémoire et leurs autres facultés intellectuelles finissent par s'affaiblir. La fréquence et la durée des accès n'a rien de régulier ; tantôt ils arrivent tous les jours et ne vous quittent que le soir ; d'autres fois ils vous laissent plusieurs jours de calme et ne se développent que la nuit. Quelquefois périodiques, les accès arrivent à heure et jour fixes.

Le tic douloureux est une douleur nerveuse qui se manifeste par des souffrances inouïes ; tantôt elle occupe le front à sa réunion avec l'œil ; tantôt elle existe au-dessous de la paupière inférieure ; d'autres fois elle se manifeste à la joue, et produit d'épouvantables douleurs à la mâchoire, aux tempes et à l'oreille. Ces maladies douloureuses, dont la migraine n'est qu'une variété, peuvent produire la folie et l'épilepsie lorsqu'elles sont poussées à l'excès.

TRAITEMENT. Le malade prendra la poudre végétale, ainsi que je l'ai indiqué au chapitre précédent qui traite des *tremblemens*. Quinze sangsues seront appliquées sur le point douloureux ; après l'application des sangsues, on se purgera tous les jours pendant cinq à six fois ; dès qu'on ira mieux, on ne se purgera que tous les deux jours, et peu à peu on éloignera davantage les purgatifs. Si la maladie est survenue après une suppression de règles chez les femmes, ou chez les deux sexes par la disparition des hémorroïdes, dans le premier cas, les sangsues seront alors appliquées aux parties génitales et à l'anus ; dans le second cas, un vésicatoire au cou secondera parfaitement l'emploi des moyens indiqués. Si la migraine est périodique, on devra, après les sangsues et cinq à six purgatifs, prendre *immédiatement après l'accès*, un bol tonique composé avec *sulfate de quinine, six grains; rhubarbe et sel ammoniac, de chaque un demi-gros; sirop de fleurs de pêcher, quantité suffisante;* on répétera cette dose quinze jours de suite. On devra appliquer tous les jours, pendant deux heures, de la glace sur le point douloureux; à son défaut, de l'eau très froide. Il est bien essentiel de ne pas se couvrir la tête ni le jour ni la nuit, la chaleur attirant le sang dans la partie, ne peut qu'accroître la force des accès. Il faudra insister long-temps sur le dépuratif interne, et se purger de temps en temps pour éviter toute récidive.

Le traitement du tic douloureux est le même que celui de la migraine, avec cette différence que dans le tic douloureux, maladie plus grave, il faut insister davantage sur l'emploi des purgatfs.

MALADIES DES YEUX.

Une humeur âcre, portée sur les yeux, peut produire l'inflammation chronique des paupières, qui se recouvrent d'une humeur dartreuse ; d'autres fois, on remarque sur l'œil des taies ou taches ; d'autres fois, la vue n'est qu'affaiblie, et dans des cas plus graves, elle est entièrement perdue. Dans ce dernier cas, il n'est pas douteux qu'une humeur âcre n'ait paralysé le nerf optique, *nerf par lequel on voit.*

TRAITEMENT. Poudre végétale, vésicatoire au cou, se purger tous les jours pendant quatre à cinq fois, et après, éloigner l'usage des purgatifs. Pour l'inflammation des paupières, *voyez* la marche à suivre page 162 ; pour les taches des yeux, *voyez* page 163. Si la perte de la vue est complète, il faut se purger tous les jours pendant dix à douze fois de suite, se reposer deux ou trois jours, revenir aux purgatifs, et en éloigner l'emploi à mesure qu'on va mieux. Si la vue est simplement affaiblie, on se purgera deux à trois fois seulement, à dix jours d'intervalle, on prendra la poudre végétale, et on baignera les yeux avec le collyre indiqué page 162.

MALADIES DES OREILLES.

Qu'une humeur dartreuse, écrouelleuse, vénérienne ou rhumatismale se porte dans l'oreille, aussitôt il y a ou douleur avec inflammation, ou écoulement de matière, ou surdité plus ou moins complète, quelquefois les os se carient et la maladie est mortelle.

TRAITEMENT. Y a-t-il inflammation, douleur, quinze sangsues devront être appliquées derrière l'oreille, et des injections d'eau de guimauve seront pratiquées plusieurs fois par jour avec une petite seringue. Y a-t-il écoulement, on se conduira comme je l'ai indiqué page 163 et 164. Ces moyens ne doivent pas empêcher le malade de se purger tous les trois jours pendant quelque temps et d'user de la poudre végétale.

S'il y a surdité, il faut insister davantage sur l'emploi des purgatifs, se purger, par exemple, tous les deux jours, jusqu'à ce qu'il y ait amélioration, époque à laquelle on ne se purgera alors qu'une fois par semaine. Dans le cas de surdité, on devra injecter l'oreille avec de l'eau froide en été et dégourdie en hiver; on se servira d'une seringue d'enfant, et on poussera le liquide *très vigoureusement* dans l'oreille, de manière à la déboucher; une cuvette placée sur l'épaule du malade, pendant l'injection, recevra le liquide et les matières endurcies qui s'échappent quelquefois de l'oreille. On devra faire une injection matin et soir. Pendant la nuit qui précédera la première injection, il sera utile de remplir l'oreille d'huile et de la boucher avec du coton, afin que les matières amollies puissent être évacuées plus facilement par l'injection.

APHTES,

ULCÈRES DE LA BOUCHE ET DU GOSIER, MAUX DE GORGE CHRONIQUES, GONFLEMENT DES GENCIVES.

Ces diverses maladies sont le produit d'une matière âcre qui se porte sur ces diverses parties. Que cette humeur soit de nature dartreuse, écrouelleuse ou vénérienne, elle doit être combattue de la même manière. (*Voyez* page 253 et 254.)

PULMONIE
ET CRACHEMENT DE SANG.

Parmi le nombre immense des fléaux qui assiègent l'humanité, je n'en connais pas de plus cruel dans ses effets que cette maladie physique et morale à la fois, qui, embrassant dans ses invasions meurtrières et le sentiment et la force, en même temps qu'elle épuise le foyer de la vie, émousse l'activité de l'âme, jette la raison dans la langueur et le caprice, l'énerve sans la troubler, la dégrade sans l'égarer, et nous conduit

au dernier terme à travers les douleurs et les en-
nuis. Transmise quelquefois avec le sang, cette
maladie germe et se développe à notre insu. Cachée
sous les fleurs de la jeunesse et de la santé, elle
se montre tout à coup furieuse, terrible; à ses
approches, un sentiment profond de terreur a
déjà glacé la victime. Le système nerveux se dessèche; la graisse, cette liqueur huileuse destinée
à conserver à la physionomie des contours agréables, au corps sa chaleur, se tarit dans ses innombrables cellules. Des douleurs à la poitrine, au
dos, aux reins, se font ressentir. Le poumon s'ulcère ou s'engorge par la présence ou la stagna-
tion d'une humeur empoisonnée. Une toux violente, souvent suivie de vomissement de sang,
donne passage à des crachats hideux et fétides.
La voix s'altère et s'éteint, la respiration est pénible et entrecoupée, les yeux et le visage se
creusent, les cheveux tombent, les ongles s'al-
longent et deviennent crochus et livides. Par
suite d'abondantes sueurs et d'un dévoiement
bilieux, glaireux et quelquefois mêlé de sang,
les malades maigrissent à vue d'œil; le corps, en
quelque sorte, se dessèche et se momifie. A une
autre période de la maladie, le visage et les extrémités se bouffissent, indice certain d'une décomposition complète du sang. Une insurmontable mélancolie vient se mêler à tant de maux
pour en faire mieux sentir toute l'amertume. On

se sent mourir, et, par un triste caprice, on craint à la fois la mort et l'on repousse la vie. L'instant du repos arrive enfin, mais par combien de douleurs il a fallu l'acheter !

Ce mal affreux, dont je n'ai qu'imparfaitement exprimé les ravages, c'est la pulmonie, affection qu'on appelle aussi phtisie, et qui est produite par une humeur corrosive qui dévore le poumon.

TRAITEMENT. Le malade sera mis à l'usage de la poudre dépurative, il la prendra dans du suc de carottes. (*Voyez* l'article qui traite de sa préparation.) Il sera saigné du bras s'il est encore assez fort, et si, d'ailleurs, on ne lui a pas encore tiré du sang; dans le cas où le malade serait faible, on s'en dispenserait. Chez une femme, on devra plutôt appliquer quinze à vingt sangsues autour des parties génitales, si on juge, d'ailleurs, que la malade puisse supporter cette évacuation. Un vésicatoire sera appliqué au bras, et un sur chaque côté de la poitrine si l'affection est très grave et très avancée. Après les sangsues, si on a cru convenable de les appliquer, le malade devra prendre deux jours de suite trois grains de tartre stibié (*émétique*) dissous dans un verre d'eau tiède; on prendra d'abord la moitié du verre, et demi-heure après le restant; on aidera, par quelques tasses d'eau

tiède, l'effet du vomissement lorsqu'il se mani-
festera. Le lendemain, ainsi que je viens de le
dire, il reprendra une deuxième dose en deux
fois également. Pour un enfant très jeune, la
dose sera d'un grain, et de deux grains s'il est
plus âgé. Après deux jours de repos, le malade
sera purgé cinq à six fois de suite, et puis de
deux jours l'un jusqu'à ce qu'il y ait amélioration prononcée. A mesure qu'on ira mieux, on
éloignera les doses évacuantes. Le malade doit
toujours continuer l'usage de la poudre dépurative; à chaque verre de suc de carottes, dans
laquelle sera toujours prise cette poudre, on
ajoutera une cuillerée à bouche de la dissolution suivante : *eau distillée, deux livres; tartre
stibié (émétique), un grain.*

Ce médicament, qu'on emploiera jusqu'à complète guérison, n'a pas pour objet de faire vomir,
mais de pénétrer par les voies de la circulation
dans le tissu du poumon, pour le dégorger, résoudre son état inflammatoire, et hâter la cicatrisation des ulcères qui se manifestent au troisième degré de cette affection. C'est au moment
même où on commence le traitement, qu'il faut
faire de suite usage avec la poudre de la dissolution désobstruante dont je viens de parler.

Le crachement ou vomissement de sang précède souvent la pulmonie ou marche avec elle.
Le traitement à suivre est le même, et si le cra-

chement ou vomissement précède la pulmonie et qu'il ne soit pas grave, on se bornera à la poudre végétale, à la saignée et à quelques purgatifs à huit jours de distance.

Nota. Les personnes disposées à ces maladies, ont la poitrine étroite, le cou long, une grande facilité à s'enrhumer; elles ont des crachottemens continuels, des douleurs dans l'organe malade, et souvent des palpitations du cœur; elles sont essoufflées en montant ou en marchant. C'est en se soumettant très long-temps au dépuratif interne, et en se purgeant tous les quinze à vingt jours, qu'on peut détruire le germe de ce mal, qui est ou acquis ou héréditaire. Avec l'âge il se fortifie; aussi est-il nécessaire de le combattre lorsqu'on est jeune et que la nature peut seconder encore les ressources de l'art.

Observations. Une pauvre femme, âgée de quarante-cinq ans, avait contracté, sous l'influence de la misère, du chagrin et d'un froid excessif, un rhume qui avait dégénéré en pulmonie. Elle habitait une mansarde qui avait à peine six pieds carrés, donnant sur une cour infecte et où le jour et la lumière ne pénétraient qu'à regret; une tapisserie mouillée et en lambeaux, laissait apercevoir un mur humide et salpêtré. Toutes ces circonstances avaient aggravé ou peut-être même développé sa douloureuse position. Je la vois encore du souvenir, étendue sur un grabat; elle était d'une excessive maigreur, son nez affecté d'une dartre était rouge, ses yeux étaient éteints, son visage jaune et cave disait toutes ses souffrances. Pas un instant de repos, car elle toussait horriblement et crachait avec abondance une matière purulente. Une sueur huileuse recouvrait son front décharné et une fièvre brûlante consumait ses dernières forces. Les sœurs du bureau de charité, ces êtres compatissans qu'on trouve partout où est la douleur, lui apportaient de la tisane pectorale et du bouillon pour soutenir ses forces; elle n'avait pas quinze jours à vivre. Je désespérais de la rendre à la santé, elle était au bord de l'abîme; cependant je n'oubliai point que la nature, aidée de l'art, offrait souvent des ressources inattendues et je tentai la guérison. Après deux ou trois jours, pendant lesquels elle fut fortement évacuée, il se manifesta une amélioration très marquée, elle marcha si rapidement vers sa guérison, qu'au bout de deux mois je cessai de lui donner des soins. Cette cure est en quelque sorte miraculeuse, et je la consigne ici comme étant une source d'espoir pour les poitrinaires et une preuve de tout ce que peut la nature, lorsque l'art de guérir lui prête un s olide appui.

Un jeune homme, âgé de vingt-six ans, portait sur différentes parties du corps quelques taches dartreuses; il toussait et crachait avec abondance une matière verdâtre; il maigrissait horriblement, et sans un traitement de cinq mois qui lui rendit la santé, il eût succombé aux ravages d'une pulmonie d'autant plus dangereuse, qu'elle était accompagnée d'un crachement de sang qui se renouvelait fort souvent.

Une jeune dame, âgée de vingt-huit ans, a été guérie en six mois et par mes soins, d'une maladie de poitrine que les médecins avaient jugée être arrivée au troisième degré. Je dois faire remarquer que son père était mort des suites d'un anévrisme.

ASTHME.

C'est ordinairement vers une ou deux heures du matin, quelquefois plus tôt, que l'accès de cette maladie s'annonce par une sorte de gêne dans la poitrine; la respiration devient laborieuse et sifflante; le malade est obligé de se lever sur-le-champ ou de s'asseoir sur son lit pour respirer, ne pouvant le faire lorsqu'il est couché. La toux qui, au commencement de l'accès, était extrêmement pénible et sèche, devient plus libre à la fin, et est accompagnée d'un abondant crachement de matières; alors il y a diminution de tous les symptômes; l'accès est terminé après avoir duré quelquefois dix à douze heures. Les retours de cette affection sont périodiques; ils reviennent quelquefois plusieurs jours consécutifs et à peu près aux mêmes heures; mais ces accès laissent parfois entre eux de longs intervalles d'une santé parfaite. Chez quelques individus ils n'ont lieu qu'au bout d'un an ou même de plusieurs années; ils viennent quelquefois tous les quinze jours, tous les mois; fort souvent on éprouve plusieurs accès dans la journée. Quelquefois cette maladie ne se manifeste que par un léger essoufflement ou resserrement de poitrine, état auquel on ajoute peu d'importance, et cependant c'est le commencement d'un mal qui ne peut que s'accroître. Cette affection est produite par une matière âcre et glaireuse déposée par le sang sur le poumon et sur le canal de la respiration. En raison des phénomènes de crispation et de resserrement qui se manifestent, on peut dire que cette maladie est à la fois nerveuse et humorale.

TRAITEMENT. Le malade sera saigné du bras si la poitrine est fortement engorgée. Chez les femmes, s'il y a suppression des règles, on appliquera vingt-cinq sangsues autour des parties génitales. Ce préalable rempli, si on a jugé convenable de tirer du sang, le malade sera émétisé avec trois grains d'*émétique* délayés dans un verre d'eau tiède; on en prendra la moitié d'abord, et le reste demi-heure après; on aidera l'effet du vomissement par quelques tasses d'eau tiède; le lendemain on répétera cette opération. Après un ou deux jours de repos au plus, le malade sera purgé cinq à six fois de suite; plus tard, on ne le purgera que trois fois par semaine, et enfin, à mesure qu'il ira mieux on éloignera davantage les doses évacuantes.

Il est sans dire qu'il aura été mis à l'usage de la poudre dépurative avant l'emploi de la saignée; il la prendra dans du suc de carottes. (*Voyez* la manière de le préparer.) Un vésicatoire sera appliqué au bras gauche immédiatement après la saignée; il prendra tous les jours un bain de pieds très chaud avec quatre onces de farine de moutarde, et y restera dix minutes, et, afin d'éviter une récidive, le malade devra se purger pendant quelque temps, au moins tous les quinze jours une fois, et user de la poudre dépurative, afin d'éviter le retour de cette maladie, qui se reproduit avec beaucoup de facilité.

Observation. Un ancien militaire souffrait depuis trois ans d'un asthme qu'on peut attribuer à une humeur dartreuse portée sur le poumon. Il avait eu des dartres à la peau; il toussait fréquemment et crachait une matière gluante et verdâtre. Sa respiration, qui n'était jamais entièrement libre durant la journée, était fortement gênée pendant la nuit. Presque toujours sur son séant, une sueur froide couvrait son front; même au milieu de l'hiver, sa croisée restait ouverte et il se plaignait de n'avoir pas d'air. La suffocation devenait souvent, imminente, et deux heures d'un sommeil agité formaient ses nuits depuis deux ans. Toutes les ressources de l'art avaient été inutiles : on avait méconnu son mal, et il était urgent d'y remédier, car ce malade maigrissait à vue d'œil, quoiqu'il conservât toujours un appétit excellent. Plein de confiance en ma méthode, par suite d'une guérison opérée sous ses yeux, il se livra à mes soins ; il eut lieu de s'en féliciter, car il commença à dormir après sept jours de traitement. Au bout de deux mois, sa respiration était presque libre, et sa cure était radicale au bout de quatre mois environ. Ce qui est digne de remarque, c'est qu'il a beaucoup engraissé et qu'il urine beaucoup plus abondamment qu'il n'en avait l'habitude avant d'être malade.

CROUP ET COQUELUCHE.

C'est parce que ces deux maladies particulières à l'enfance ont entre elles la plus grande analogie, que je les ai placées dans ce même chapitre. Il n'est pas sans exemple qu'elles se soient développées chez des adultes et même chez des vieillards. Ces deux maladies tiennent à un amas de matière glaireuse qui obstrue les voies de la respiration.

Le *croup* se manifeste par un pouls fréquent, une respiration prompte et laborieuse, accompagnée d'une espèce de *râlement* qui se fait entendre à une distance considérable ; la voix est rauque et clapissante ; les joues sont rouges, quelquefois livides et d'autres fois d'une extrême pâleur. Le croup débute quelquefois par un simple rhume, et prend promptement un caractère alarmant si on ne l'arrête dans sa marche ; il y a dans cette maladie une inflammation violente de la gorge et du canal respiratoire (bronches), qui donne lieu à la formation d'une humeur glaireuse qui s'épaissit au point de provoquer la suffocation des enfans.

Coqueluche. Il y a dans cette maladie, non seulement accumulation de glaires dans les voies de la respiration, mais encore une irritabilité nerveuse très prononcée. Les accès de toux sont quelquefois tellement violens, que le malade éprouve des secousses de toux au nombre de cinquante, soixante, cent et même plus sans interruption ; il s'acroche à tout ce qu'il rencontre autour de lui ; la face devient rouge, les yeux s'obscurcissent ; les urines et les excrémens même s'échappent quelquefois par les efforts de la toux ; une quinte cesse, mais une autre ne tarde pas à lui succéder. Cela a lieu plusieurs fois consécutivement ; puis enfin l'accès se termine par un vomissement de glaires et de mucosités, et laisse le malade dans un état d'accablement et de faiblesse extrêmes. Il est essentiel de ne pas laisser se prolonger long-temps cette affection, qui peut donner lieu à une fluxion de poitrine, à une pulmonie ou à un anévrisme du cœur, ainsi que j'ai été à même de l'observer.

TRAITEMENT. Dans le croup, on appliquera

de suite au cou, sous chaque angle de la mâchoire inférieure, deux, trois, quatre, cinq, six,
dix, quinze et même vingt, vingt-cinq sangsues,
suivant l'âge de l'enfant. De demi-heure en demi-
heure, on lui donnera une cuillerée à bouche de
la potion suivante : *Eau distillée, trois onces;
tartre stibié (émétique), un grain; sirop d'écorce
d'orange, demi-once.* Dès que l'enfant aura vomi
sept à huit gorgées, on devra cesser la potion
émétique et lui donner de suite une dose purgative
(*voyez* page 41), et tous les jours on lui en donnera une jusqu'à complète guérison. L'enfant prendra pour boisson une tisane d'orge chaude gommée,
avec addition de la poudre végétale dépurative. S'il
n'y a pas de convulsion, on lui appliquera des
sinapismes aux jambes, qu'on lèvera dès qu'ils
auront rougi la peau, et un vésicatoire à la nuque,
partie supérieure du cou. Si malgré l'emploi de la
poudre végétale qui pousse aux urines et à la
transpiration, si malgré l'emploi de l'émétique et
du purgatif le malade était menacé de suffocation, on lui administrerait d'heure en heure une
cuillerée à bouche de la potion suivante, qu'on
aura soin d'agiter : *Eau de menthe, quatre onces;
sirop d'écorce d'orange, deux onces; sulfure de
potasse, un grain.* L'enfant doit être tenu très
chaudement.

Traitement de la coqueluche. On appliquera à
l' nfant, de chaque côté de la fossette du cou,

au-dessus des clavicules, huit sangsues. Ce préalable rempli, on le fera vomir avec la potion émé-
tisée; le lendemain et jours suivans, pendant
quatre jours, il sera purgé aux doses indiquées
page 41. Il prendra la poudre dépurative dans
une tisane de guimauve, édulcorée avec du sirop
de gomme; un vésicatoire sera appliqué au bras
gauche. Si la maladie est tenace, on prolongera
l'emploi des purgatifs, de la poudre végétale, et
immédiatement avant chaque verre de tisane, on
donnera au malade, deux fois par jour seulement,
une pilule d'extrait de belladonné, d'un grain.
L'enfant sera recouvert de flanelle, car le moindre
froid donnerait plus d'intensité à sa maladie. Sa
nourriture sera légère. On le changera d'air s'il
y a possibilité de le faire, ou de chambre seulement; et comme cette maladie est contagieuse, il sera bon de laisser dégager du *chlorure
de chaux* pour désinfecter l'air et les vêtemens
dont il sera souvent changé.

RHUME, ENROUEMENT,

TOUX, CATARRE, PITUITE OU POITRINE GRASSE.

Ces diverses expressions indiquent toujours,
à quelques différences près, une même maladie,
c'est-à-dire l'*engorgement glaireux* du poumon
et des bronches. Il est des personnes qui, souvent avec l'apparence d'une bonne santé, sont

obligées de cracher beaucoup, non seulement avant de pouvoir trouver le sommeil, mais encore dès qu'elles se réveillent, attendu que des matières pituiteuses se sont accumulées dans le poumon pendant la nuit. Pour exprimer cet état, les malades disent avoir la *poitrine grasse remplie de pituite*. Il est essentiel de mettre un terme à toutes ces affections humorrales qui pourraient produire la pulmonie.

TRAITEMENT. On se purgera trois fois par semaine, et à mesure qu'on ira mieux on éloignera les doses évacuantes; on prendra la poudre végétale délayée dans du suc de carottes (*voyez la manière de le préparer*), ou si le mal est tenace, on appliquera au bras gauche un vésicatoire que l'on gardera quelques mois, et qu'on ne supprimera qu'en se purgeant deux ou trois fois.

PALPITATIONS

ET ANÉVRISME DU COEUR.

C'est parce que l'anévrisme du cœur est presque toujours la suite des palpitations, et que d'ailleurs la ligne de démarcation entre ces deux maladies est souvent inappréciable, que je les ai placées dans un seul et même chapitre. Ces divers états se manifestent par un mouvement convulsif et désordonné du cœur. Le changement subit du pouls, une difficulté inaccoutumée de respirer, une grande gêne à la région du cœur, le trouble des idées et des sens, et parfois une sorte de vapeur qui se dirige des parties inférieures vers le cœur, précèdent souvent les palpitations ; très souvent la douleur de tête, le vertige, le tintement d'oreilles, les accompagnent. Le malade se sent faiblir et près de perdre connaissance, les membres sont froids et brûlans alternativement, la poitrine est douloureuse, la respiration difficile, des battemens se font ressentir jusqu'au creux de l'estomac, il a des rapports, les intestins se contractent avec bruit, les membres sont douloureux et tremblans, le pouls est petit, fréquent, inégal, intermittent ou plein et fort selon le cas.

Une humeur âcre portée sur le cœur et les nerfs, qui s'y distribuent, développent ses mouvemens irréguliers. Un embarras du tube digestif réagissant sympathiquement sur lui, une abondance de sang qui s'amasse dans ses cavités, un engorgement du poumon, toutes les circonstances jointes à un état de faiblesse et d'une sensibilité extrême du système nerveux, sont des causes fréquentes de palpitations, de spasmes du cœur, qui, le plus souvent, dégénèrent en anévrismes.

TRAITEMENT. Si le malade est d'un tempérament sanguin, il est nécessaire qu'une saignée du bras soit pratiquée; si l'état pléthorique est moins prononcé, on pourra appliquer vingt sangsues à l'anus : je préfère, chez les femmes, ce dernier mode d'évacuation. Je dois faire observer qu'autant une évacuation sanguine est utile lorsqu'elle est légère et qu'elle est indiquée, autant elle est nuisible et peut accroître les palpitations du cœur lorsqu'elle est trop abondante. Comme une grande irritabilité nerveuse accompagne toujours les maladies du cœur, on doit sentir la nécessité de se soumettre promptement à l'usage de la poudre végétale rafraîchissante : les évacuations urinaires qu'elle produit sont essentiellement salutaires. Si on considère que a constipation et que tout embarras humoral du canal intestinal accroît et occasionne cette mamaladie en irritant sympathiquement le cœur et en y refoulant le sang, on concevra les avantages que l'on doit retirer des purgatifs, qui, en désobstruant, facilitent le cours du sang. C'est ici où se fait surtout remarquer la puissance du nouveau purgatif qui, tout en évacuant, produit une impression tonique qui se montre très favorable. On devra prendre trois ou quatre doses purgatives par semaine jusqu'à ce que l'on aille bien, époque à laquelle on les éloignera pour ne se purger qu'une fois par semaine jusqu'à com-

plète guérison. Si l'affection du cœur était le résultat d'une grande faiblesse ou la suite de l'abus
des femmes, il serait utile d'ajouter à chaque
verre de boisson dépurative, quatre cuillerées à
bouche de vin de quinquina.

JAUNISSE.

La couleur jaune de la peau et du blanc des
yeux, la démangeaison de tout le corps, la bouche
amère, la perte de l'appétit, les lassitudes, la mélancolie, la constipation, des excrémens décolo-
rés caractérisent assez la jaunisse, à laquelle les
médecins donnent le nom d'*ictère*. La salive, les
sueurs, les urines et les crachats ont quelquefois
la même couleur que la peau; quelquefois aussi
les malades voient tous les objets comme s'ils
étaient jaunes. Le vomissement, des maux d'estomac, des douleurs sous les côtes, la difficulté
de respirer, les défaillances sont des symptômes
qui accompagnent souvent cette maladie. On lui
donne le nom de jaunisse noire lorsque la couleur tire sur le verdâtre, le livide, l'obscur ou le
plombé; les yeux sont alors d'un jaune foncé, et
les urines sont de la couleur du café.

La cause immédiate de la jaunisse est un engorgement de bile dans ses propres couloirs. Ne
pouvant s'épancher facilement dans les organes

digestifs, elle est absorbée et portée dans la masse du sang; elle s'infiltre sous la peau et lui donne cette couleur jaune. Des passions violentes ou tristes, des coups et surtout à la tête, une inflammation du foie, un embarras humoral dans les voies digestives, la rentrée d'une humeur dartreuse ou vénérienne, telles sont les causes les plus ordinaires qui troublent la sécrétion biliaire et produisent la jaunisse.

TRAITEMENT. On appliquera vingt sangsues sur le creux de l'estomac. S'il y a douleur à la région du foie, c'est là où on devra les appliquer. Si la jaunisse est le résultat de suppression d'hémorroïdes, c'est à l'anus qu'elles devront être posées. Dans cette maladie, il ne faut pas se hâter de purger; il faut d'abord distendre la fibre, délayer les matières par l'emploi de la poudre végétale, qui sera prise quatre fois par jour au lieu de trois fois seulement; chaque cuillerée sera délayée dans un verre de suc de carottes. (*Voyez* la manière de le préparer.) En même temps que cette boisson apéritive sera continuée jusqu'à ce que la bile coule, le malade devra prendre un bain tiède tous les deux jours et un lavement à la guimauve tous les jours. S'il y a fièvre, la diète sera sévère; dans le cas contraire, on se bornera à quelques potages maigres tous les jours. Dès que l'irritation aura cessé, ce qui a lieu ordinairement au bout de douze à quinze jours, on purgera le malade trois fois, à dix jours de distance. Ce ne serait que dans le cas de jaunisse ancienne qu'on pourrait purger plus souvent le malade et à des distances plus rapprochées.

OBSTRUCTIONS DU FOIE.

Cet état du foie succède souvent à l'inflammation aiguë de cet organe, à des fièvres intermittentes ou bien à la rentrée d'une humeur âcre. Les symptômes des obstructions du foie sont assez variables, cependant on rencontre ordinairement les suivans : douleur sourde, pesanteur et gonflement vers la région du foie (côté droit), couleur jaunâtre de la peau et du blanc des yeux quelquefois, difficulté de se coucher du côté gauche, langue jaunâtre, digestion plus ou moins laborieuse, rapports fétides par la bouche, excrémens grisâtres et cendrés. Peu à peu l'embonpoint diminue ; après un temps plus ou moins long, il survient des sueurs nocturnes; une fièvre lente, hectique, se développe et le malade succombe. La congestion d'un sang âcre et bilieux dans les vaisseaux du foie et l'endurcissement de son tissu sont la cause réelle des obstructions. Le pancréas, la rate et plusieurs autres organes du bas-ventre peuvent être engorgés, ils réclament le même mode de traitement.

TRAITEMENT. On prendra la poudre végétale, quatre fois par jour, délayée dans du suc de carottes, comme dans la jaunisse; on ajoutera à chaque verre une cuillerée à bouche de la liqueur désobstruante indiquée à la page 346. On appliquera vingt-cinq sangsues à l'anus, on prendra un bain tiède tous les trois ou quatre jours et un lavement à la guimauve tous les jours. Après les sangsues, on se purgera de deux jours l'un, et ce n'est que lorsque le malade ira beaucoup mieux qu'on devra éloigner les doses purgatives. La région du foie devra être frictionnée matin et soir et assez fortement avec la pommade résolutive. Si l'affection était grave, tenace, on devrait appliquer un vésicatoire sur la région du foie; il serait de la grandeur de la paume de la main, et sa suppuration serait fortement entretenue. Le régime sera doux et végétal ; on fuira les occupations trop sérieuses : les distractions sont essentiellement salutaires.

Observations. Un monsieur, âgé de cinquante-deux ans, était affecté, depuis dix années environ, d'une maladie du foie qui attristait profondément son existence. Lorsque je le vis pour la première fois, en 1829, je le trouvai très maigre, un commencement d'enflure se manifestait aux jambes, il ne digérait qu'avec douleur et difficulté, tandis que la région du foie était gonflée, et qu'un battement inaccoutumé indiquait la présence d'un foyer purulent. J'ouvris ce dépôt d'un coup de bistouri ; il en sortit une hu-

meur verdâtre très gluante; cette évacuation produi-
sit un effet très salutaire. La suppuration fut entretenue assez long-temps afin d'opérer un dégorgement
complet. Aidé du dépuratif interne, et secondé par
l'emploi des évacuans, nous obtînmes une guérison
radicale au bout de cinq mois et demi.

Une dame, âgée de quarante-six ans, parvenue à
l'âge critique, n'apporta aucune attention à sa position; aussi fut-elle bientôt aux prises avec une grave
affection du foie, sa peau était de couleur plombée,
et une toux légère, coïncidant avec une maigreur
extrême, indiquait assez que le poumon commençait
à s'altérer. Il n'y avait pas un instant à perdre. Une
application de quarante sangsues eut lieu sur la région
du foie; elle fut vigoureusement purgée pendant six
fois de suite. La boisson dépurative, avec addition
de l'eau désobstruante, opérèrent une complète guérison au bout d'environ six mois de traitement.

DOULEURS CHRONIQUES

DE L'ESTOMAC ET DES INTESTINS.

Les douleurs de l'estomac et des intestins sont
désignées par les médecins sous le nom de *gastrite* et de *gastro-entérite chroniques* lorsqu'il y
a inflammation des organes digestifs. Ils donnent
le nom de *gastralgie* aux affections nerveuses ou
crampes de l'estomac, et le nom de *cancer* ou
maladie du pylore à une désorganisation plus ou

moins complète de cet organe. Ces divers états maladifs se manifestent pour l'ordinaire par une vive douleur lancinante, déchirante ou obscure vers la région de l'estomac. Un malaise, un sentiment de faiblesse, de délâbrement, de pesanteur, de distension, de tiraillement, d'anxiété et de chaleur se manifeste vers cet organe : ces diverses sensations durent peu, cessent et reparaissent tour à tour La paume des mains est chaude; il y a de la fatigue dans tous les membres, douleur de tête, tendance au sommeil et quelquefois constipation opiniâtre. On éprouve quelquefois des douleurs sourdes dans la poitrine, aux épaules, aux coudes; on éprouve souvent un vif besoin de prendre des alimens; d'autres fois on recherche des alimens de mauvaise nature, âcres ou indigestes, des substances alimentaires dégoûtantes ou insipides. D'autres fois on éprouve un dégoût insurmontable pour toute espèce d'aliment des battemens se font ressentir dans la région de l'estomac, et quelquefois d'une telle force qu'on se croirait affecté d'anévrisme. On éprouve quelquefois des étourdissemens ; la langue est picotée de rouge et quelquefois sèche; on éprouve souvent des envies de vomir, l'estomac est comme ballonné, et on a des rapports d'une odeur désagréable; quelquefois certains alimens sont vomis. Sous l'influence de tous ces phénomènes, qui se renou-

vellent tous les jours, le malade maigrit, se décolore, et, en proie à des inquiétudes, à des
défiances, à des tristesses continuelles, il déteste
la vie et redoute la mort.

Lorsqu'il y a *cancer* ou *maladie du pylore*, on
éprouve des douleurs lancinantes dans le côté
droit, et on sent une grosseur allongée dans cette
région, d'autant plus appréciable, que l'amaigrissement fait plus de progrès. On vomit presque
tous les alimens quelques heures après les avoir
pris. Le pouls et la chaleur s'accroissent après
chaque repas; la peau se sèche et devient aride;
le visage prend un aspect terreux et devient jaune
comme la cire; les vomissemens finissent par
devenir continus, et tout est rejeté, jusqu'aux
boissons les plus légères.

Lorsque l'affection est dans les intestins, une
douleur fixe et constante dans un point du ventre
est ordinairement le premier symptôme dont se
plaint le malade. Cette douleur, qui augmente
par la pression, est quelquefois accompagnée
d'une chaleur brûlante; la région douloureuse,
explorée avec attention, présente souvent sous
les doigts du médecin une grosseur arrondie ou
ovalaire. De ce point douloureux partent des
douleurs qui se répandent dans tout le reste du
ventre, dont le volume augmente par degrés.
On rend des vents par le fondement, et souvent
des matières glaireuses, bilieuses et quelquefois

sanguinolentes; les digestions sont excessivement difficiles, et c'est quelques heures après avoir mangé, et quelquefois immédiatement, que les malades éprouvent de vives douleurs. Souvent, au milieu de ces phénomènes, la respiration est quelquefois gênée, et le malade porte un visage plombé et amaigri.

Les malades n'éprouvent pas toujours tous les symptômes dont je viens de parler; il suffit qu'ils en ressentent seulement quelques-uns pour qu'on ne puisse mettre en doute l'existence d'une affection de l'estomac ou des intestins.

Si l'on considère que l'estomac et les intestins sont sans cesse en rapport avec des substances végétales, animales et minérales qui lui sont appliquées à titre d'alimens, d'assaisonnemens et de boissons; si l'on considère que ces organes sympathisent avec presque toutes les parties du corps, et que ses relations avec le cerveau sont des plus intimes, on ne sera pas étonné de la fréquence de leurs maladies et de celles dont ils sont la source. Irrités par toutes les substances qu'ils reçoivent, ces organes le sont encore par l'influence de nos passions, qui, allant retentir en écho dans leurs cavités, y déterminent les phénomènes nerveux les plus extraordinaires. A toutes ces causes, capables de produire l'inflammation du tube digestif, on doit joindre le transport d'une humeur âcre, dartreuse, glaireuse, bilieuse ou rhumatismale sur la membrane muqueuse qui le tapisse.

TRAITEMENT. Le malade sera mis à l'usage de la poudre rafraîchissante; elle sera prise dans du suc de carottes. (*Voyez* la manière de le préparer.) Comme une trop grande quantité de liquide prise à la fois irrite quelquefois l'estomac, il sera convenable de prendre chaque verre en deux ou trois fois à dix minutes de distance; on appliquera vingt-cinq sangsues sur le creux de l'estomac, si cet organe est la partie affectée. Si ce sont les intestins, elles devront être posées à l'anus ou sur le point douloureux du ventre. Il sera nécessaire de répéter ces évacuations sanguines deux ou trois fois à vingt jours d'intervalle. Le soir, des cataplasmes à la graine de lin seront appliqués à nu sur l'estomac ou sur le ventre, selon la région affectée, et le matin, une forte friction sera pratiquée sur la même partie avec la *pommade résolutive*. (*Voyez* page 42 la manière de s'en servir.)

S'il y a sur quelque région du ventre une dureté ou une obstruction visible, il sera nécessaire de faire une seconde friction le soir avant d'appliquer le cataplasme dont je viens de parler. On devra tenir le ventre libre par l'usage d'un demi-lavement à l'eau de guimauve pris tous les jours. Des bains tièdes, où on reste une heure, deux heures et même davantage, produisent sur la peau une détente qui, allant se répéter sympathiquement dans la profondeur des organes digestifs, y produit un effet calmant essentiellement salutaire. Si la maladie des organes digestifs se montrait opiniâtre, on devrait prendre, le soir en se couchant, une pilule composée avec *un cinquième de grain d'acétate de morphine*; dans ce cas, le troisième verre de poudre serait pris dans la journée. Si on avait lieu de supposer un embarras du canal digestif, on pourrait se purger deux ou trois fois, à vingt jours de distance, à l'aide de la poudre purgative prise en lavement. (*Voyez* page 41.) Le régime sera doux. On fera un usage exclusif des fécules, du laitage, des légumes, des herbes cuites, des fruits rouges, du poisson, des huitres et plus tard des viandes blanches. La boisson ordinaire sera de l'eau pure ou sucrée; les repas doivent être pris à des heures fixes et être peu copieux; on devra s'abstenir de tous les stimulans, tels que vin, café, liqueurs, eau-de-vie, viandes noires, gibier, ragoûts, bouillons, etc.

Lorsque l'affection est chronique et opiniâtre, il est nécessaire de débuter d'abord par une diète absolue de six, dix ou quinze jours, suivant l'âge et la force du sujet. Dans le cancer de l'estomac, on est quelquefois obligé de ne se nourrir que de laitage. Les personnes affectées de

maladies chroniques du canal digestif, doivent
faire un exercice modéré, se préserver du froid
et de l'humide, faire usage de frictions sèches
sur tout le corps, habiter la campagne s'il y a
possibilité de le faire, et fuir des occupations
sérieuses pour ne rechercher que des distractions
agréables.

Observations. Un monsieur, âgé de trente-trois
ans, était affecté, depuis trois années, d'une gastrite
qui avait résisté à tous les moyens employés. Il vomissait trois heures après avoir mangé, et était arrivé
à un degré de faiblesse physique et morale qui donnait les plus vives inquiétudes à toute sa famille.
Quatre mois d'un traitement suivi avec une rare ponctualité ont opéré une cure complète.

Une dame, de trente-neuf ans, avait une affection
si grave de l'estomac, qu'elle fut considérée par un
grand nombre de médecins, comme ayant une *maladie du pylore;* elle était abandonnée. Elle se soumit
à mon traitement, fut habiter le Hâvre pendant cinq
mois; lorsqu'elle revint, sa guérison était presque
opérée. Neuf mois après elle accoucha heureusement;
et depuis nombre d'années sa santé ne s'est nullement
altérée.

J'ai guéri une jeune dame qui souffrait cruellement
de douleurs d'estomac et des intestins. Lorsque,
quatre ou cinq heures après, elle allait à la selle,
elle éprouvait dans le fondement des élancemens insupportables. Ce qui est digne de remarque, c'est
qu'elle digérait mieux une croûte de pâté que tout

autre chose. Ce fait, très curieux, prouve que l'estomac est un organe très capricieux, et qu'il doit être étudié chez chaque malade.

AIGREURS D'ESTOMAC,

PERTE D'APPÉTIT, GLAIRES.

Ces diverses maladies, qui prennent leur origine dans un vice des digestions et la dégénération des humeurs qui coulent dans les premières voies, attaquent plus particulièrement les jeunes filles, les enfans et les personnes vaporeuses. Cependant les adultes et les vieillards ne sont pas exempts de ce trouble des voies digestives.

TRAITEMENT. L'emploi de la poudre végétale, l'usage de trois ou quatre purgatifs, à dix jours de distance, quelques lavemens émolliens et un régime modéré, sont les seuls moyens capables de rétablir les digestions et l'appétit, en chassant les matières acides et glaireuses qui engouent le tube digestif.

COLIQUE NERVEUSE.

Cette affection, qui se manifeste dans une ou plusieurs parties du ventre, par une si vive douleur qu'on croirait que les intestins se déchirent et s'entortillent, est très souvent le résultat d'une mauvaise digestion, ou d'une constipation opiniâtre, ou d'un froid au pied ou dans toute autre partie du corps. Lorsque ce mal est poussé à l'excès, il prend le nom de *colique de miserere*, mot latin qui signifie *ayez pitié*, comme pour exciter la compassion. Cet état est alors accompagné de vomissemens continuels et de douleurs atroces.

TRAITEMENT. On fait prendre au malade trois ou quatre verres d'une infusion chaude de tilleul, à chacun desquels on ajoutera une cuillerée à café de poudre végétale rafraîchissante. Il pourra prendre cette infusion par demi verrées dans le cours de la journée. On lui appliquera sur le ventre des serviettes chaudes, et on lui donnera un demi lavement émollient avec addition de *quinze gouttes de laudanum liquide et trente gouttes d'éther*. On pourrait, au besoin, administrer, au bout de trois ou quatre heures, un second demi lavement si le premier n'avait pas calmé les douleurs, ce qui est d'ailleurs fort rare. Un bain de pied très chaud s'est montré très favorable, tandis qu'un bain entier et assez chaud a quelquefois dissipé, comme par enchantement, les plus graves symptômes.

Il est des personnes qui ont très fréquemment

des coliques. Le moyen de se débarrasser pour toujours de cette fatigante indisposition, c'est de se soumettre deux ou trois mois à l'usage de la poudre végétale, toujours prise dans une infusion de tilleul qui pourra être employée froide, surtout si on est en été. Un lavement semblable à celui dont je viens d'indiquer la composition, pris tous les quinze jours, secondera parfaitement l'usage de quelques bains tièdes et d'une nourriture douce et presque entièrement végétale. Dans quelques cas graves invétérés, j'ai vu l'emploi de deux ou trois purgatifs, pris à distance, être suivis de succès; ils agissent alors, non seulement en évacuant les matières contenues dans le canal digestif, mais encore ils impriment à cet organe un mouvement qui modifie la sensibilité du système nerveux, et le détourne en quelque sorte d'une *manière d'être* qu'il avait adoptée. Pour user de ces moyens, c'est agir sagement que de s'éclairer des avis d'un médecin expérimenté.

CATARRE DE LA VESSIE,

PISSEMENT DE SANG,
ÉCOULEMENT HUMORAL DU CANAL
DE L'URÈTRE, COLIQUE NÉPHRÉTIQUE OU DOULEUR
DE REINS, GRAVELLE, PIERRE, ENVIES
FRÉQUENTES D'URINER.

Du catarre de la vessie. C'est le nom que l'on a donné à une inflammation de la vessie lorsqu'elle est accompagnée d'un écoulement glaireux. Le malade, dans cet état, n'urine qu'avec douleur, souvent involontairement et quelquefois avec difficulté. L'urine, d'abord incolore, devient ensuite rouge, accompagnée de sédiment glaireux et parfois sanguinolent. Il y a douleur dans la région de la vessie, s'étendant quelquefois aux reins, au périnée et à l'extrémité du canal de l'urètre. Cette affection est souvent due à la présence d'une humeur vénérienne, dartreuse ou rhumatismale, répercutée sur la vessie, ou à la présence de la gravelle ou d'une pierre dans cet organe.

Du pissement de sang. Les causes qui produisent le catarre de la vessie peuvent également produire le pissement de sang, maladie qui est souvent très douloureuse. Il faut mettre encore, au nombre de ces maladies les excès dans tous les genres, des chutes, des coups, des ulcères dans la vessie, des petites pierres logées dans les reins, une inflammation et une ulcération du canal, la suppression du flux hémorrhoïdal, et, en un mot, toutes les causes capables d'irriter les voies urinaires.

Écoulement humoral du canal. Ce n'est pas de chaudepisse dont je veux parler ici, c'est d'un écoulement de matière âcre, soit dartreuse, soit écrouelleuse, soit rhumatismale qui s'est porté sur le canal. Deux faits, que je rapporterai plus bas, caractérisent le mal que je veux tracer.

Colique néphrétique ou douleurs des reins. Elle se reconnaît à une douleur aiguë et une chaleur qui occupe la région lombaire (*chute des reins*). Les urines, qui coulent en petite quantité, sont hautes en couleur; des envies de vomir, la ré-traction de l'un des testicules, l'engourdissement de la jambe et de la cuisse, ainsi que de la fièvre, complètent le tableau de cette maladie, qui peut être produite par une chute ou par le transport d'une matière âcre sur les reins, ou par l'existence de la gravelle dans ces organes.

Gravelle et Pierre. On appelle gravelle, des petites concrétions dures, des graviers qui se forment dans les reins et que l'on rend avec les urines; elle est ordinairement accompagnée des

symptômes suivans : chaleur, douleurs sourdes
et quelquefois lancinantes dans le trajet que les
graviers parcourent pour se rendre des reins dans
la vessie. Les signes les plus décisifs, ce sont des
urines sablonneuses et les graviers que l'on rend
avec plus ou moins de douleurs. La *pierre* se
forme dans la vessie; son origine est souvent due
à un petit gravier, qui s'est d'abord formé dans
les reins et qui a été ensuite amené dans la vessie
par les conduits de l'urine qui communiquent
avec les reins. Les sels, dont l'urine est formée,
se déposent peu à peu autour de ce noyau primitif, qui finit par acquérir dans certains cas un
volume considérable. Tout corps étranger, tombé
dans la vessie, peut aussi donner lieu au même
accident. Il est manifestement prouvé que certains principes constituans de l'urine peuvent
produire des dépôts pulvérulens qui, plus tard,
se convertissent en *calculs*. M. Civiale a démontré que la matière glaireuse qui se forme sous
l'influence d'un catarre vésical est toujours de
nature calcaire. Aussi, de là, la nécessité, après
l'extraction de la pierre, de combattre le principe du mal, afin d'éviter la reproduction d'une
autre pierre.

TRAITEMENT. A quelques exceptions près,
le traitement de ces diverses affections est le
même. Il faut d'abord se soumettre à l'emploi de
la poudre dépurative prise quatre fois par jour

dans de l'eau de graine de lin. C'est ici où ce médicament manifeste toute sa puissance fondante et diurétique; car c'est avec facilité qu'il débarrasse les voies urinaires des glaires et des graviers qui les obstruent, et leur imprime un effet rafraîchissant essentiellement salutaire; car il m'est bien démontré que toutes les affections de la vessie ne guérissent radicalement que par la continuation d'un traitement doux et apéritif. Si le *catarre de la vessie* se manifeste par beaucoup de douleur, on fera une application de vingt-cinq sangsues sur la partie inférieure du bas-ventre (région de la vessie). On ne doit pas négliger les demi-lavemens à la guimauve et les bains tièdes fréquens, s'il y a possibilité de le faire, ainsi que les cataplasmes sur la région douloureuse. Dans la *colique néphrétique*, quarante sangsues seront appliquées sur la région des reins. On prendra deux fois par jour un demi lavement à la graine de lin avec addition de dix gouttes de laudanum liquide à chaque lavement. Des cataplasmes émolliens seront appliqués sur les reins. On prendra des bains tièdes tous les jours jusqu'à cessation des plus fortes douleurs; on y restera le plus long-temps qu'il sera possible; la diète sera sévère. Au bout de quelques jours, c'est-à-dire lorsque les vives douleurs qui accompagnent la colique néphrétique ou le pissement de sang seront passés, le malade devra se purger trois ou quatre fois, à dix jours de distance, et continuer toujours l'emploi de la poudre végétale. Dans le *catarre vésical*, maladie plus lente, plus chronique, moins inflammatoire, on devra se purger quatre à cinq fois par semaine jusqu'à ce qu'il y ait un mieux très prononcé; lorsque cet instant sera arrivé, on ne se purgera que deux fois par semaine, et puis une seule fois jusqu'à complète guérison.

Le traitement de la *gravelle* est de deux sortes. Il s'agit d'abord de rétablir les reins dans leur état naturel, en faisant cesser l'irritation dont ils sont atteints, et en second lieu de favoriser l'expulsion des graviers qui existent, et des matières glaireuses ou sédimenteuses qui concourent à leur formation. On obtient ces résultats par l'emploi de la poudre végétale, qui calme l'irritation, dissout les glaires, et favorise leur sortie ainsi que celle des graviers qui se forment et s'amassent soit dans les reins ou dans la vessie. Le régime aidera beaucoup l'effet des médicamens; aussi, devra-t-on bannir sévèrement le vin et toutes les boissons spiritueuses, et ne se nourrir que de légumes frais et de fruits aqueux et doux. C'est après l'extraction de la pierre qu'il est bien nécessaire de se soumettre au moins une année à l'usage de la poudre végétale et à un régime très doux, afin d'empêcher qu'une nouvelle pierre ne se reforme. J'ajouterai que l'on doit avoir soin

le matin en se levant, ou après un long repos
quelconque, de ne pas uriner avant d'avoir fait
un peu de mouvement, afin que les graviers
soient entraînés avec les urines, et ne forment
pas un dépôt au fond de la vessie. Ce moyen est
si simple, que je le conseille même aux personnes qui ne sont nullement menacées de la
pierre.

Observations. Un monsieur, âgé de trente-cinq
ans, avait eu une dartre croûteuse située vers le milieu du dos de la dimension de la paume de la main.
Elle disparut et se porta sur le canal de l'urètre; de
là, démangeaison insupportable dans cette partie,
envies fréquentes d'uriner et écoulement d'une matière purulente. Traité sans succès depuis trois années, il vint me consulter; je le soulageai en quinze
jours; je le guéris en quatre mois.

Un Américain était affecté d'une dartre boutonneuse occupant le front. Lorsqu'elle disparaissait,
elle se portait sur le canal de l'urètre et y produisait
un écoulement, qui disparaissait aussitôt que la dartre
revenait au visage.

J'ai vu un vieillard être affecté d'un catarre vésical avec pissement de sang, par suite de la disparition
d'une dartre occupant le nez et d'un rhumatisme qui
siégeait à l'épaule droite. La guérison de ce malade
n'a eu lieu qu'après quinze mois de traitement.

POLLUTION NOCTURNE,

PRIAPISME OU EXCITABILITÉ DES ORGANES GÉNITAUX.

Si, comme j'ai dejà eu l'occasion de le faire observer, une acrimonie humorale produit la faiblesse des organes génitaux, d'autres fois, sous l'influence de ce même principe et de l'abus des femmes, ils acquièrent une très grande irritabilité. Ces phénomènes bien différens tiennent à la constitution de chaque individu et à des circonstances souvent inappréciables. Il en est de cela comme de l'opium, qui irrite les uns et calme les autres.

TRAITEMENT. On prendra la poudre végétale trois fois par jour; on ajoutera à chaque verre six gouttes de laudanum liquide; on se purgera tous les huit jours et on prendra des lavemens et des bains tièdes. Dans le cas d'opiniâtreté de la maladie, on ferait bien d'ajouter à chaque verre une cuillerée à bouche d'*une potion camphrée laudanisée;* alors on supprimerait les gouttes, et on n'userait de cette potion qu'une quinzaine de jours seulement. Il est bien entendu qu'on s'éloignera de toute cause capable d'exciter les passions qui ont rapport au sexe.

Observation. Un monsieur, âgé de cinquante ans

environ, était affecté depuis dix ans d'une dartre farineuse sèche occupant toute la partie supérieure et postérieure de la tête. Lorsqu'il vint me consulter (c'était vers le mois d'avril 1829), il avait presque entièrement perdu ses cheveux. Ses digestions étaient difficiles, et par suite de pollutions nocturnes et d'un priapisme continuel pendant la nuit, il était arrivé à un extrême degré de maigreur. Il était temps de mettre un terme à cette affection dartreuse qui lui occasionait d'insupportables démangeaisons, et qui désorganisait tout son être physique par suite des symptômes nocturnes qui en étaient la conséquence. Soumis au traitement que j'ai indiqué plus haut, il éprouva un très prompt soulagement, et sa guérison fut complète au bout de trois mois et demi.

RHUME DE CERVEAU HABITUEL.

Cette maladie, à laquelle quelques individus sont presque toujours sujets et surtout en hiver, et qui est caractérisée par un écoulement nuancé de différentes couleurs, ou par la sécheresse de la membrane muqueuse qui tapisse l'intérieur du nez, est très fréquemment le résultat d'une humeur âcre, dartreuse ou vénérienne qui, de l'extérieur, a rampé dans cet organe, ou s'y est directement portée. Cette indisposition, entretenue par un principe acrimonieux, est, non seulement bien gênante, puisqu'elle s'oppose au libre exercice de la respiration surtout pendant la nuit, mais encore elle peut produire des ulcérations, la carie profonde des os du nez et sa destruction complète, ainsi que j'ai été à même de le voir plusieurs fois.

TRAITEMENT. On prendra la poudre végétale trois fois par jours; on se purgera tous les huit jours régulièrement, et à mesure que l'on ira mieux on éloignera l'emploi des purgatifs. Les pieds seront tenus très chaudement ainsi que tout le corps. On prendra tous les jours une fumigation avec une infusion de fleurs de sureau bien chaude. Des bains de pieds très chauds seront également favorables. Si des croûtes se formaient au bord des narines, on les frictionnerait tous les jours avec la pommade résolutive. (*Voyez* pages 42 et 127).

DU SQUIRRE

ET DU CANCER DU TESTICULE OU SARCOCÈLE.

C'est particulièrement chez les adultes et les vieillards que l'on remarque cette affection; elle n'attaque le plus ordinairement qu'un des testicules, et il semble que ce soit plus fréquemment le droit. Ce gonflement du testicule arrive ordinairement à la suite d'une contusion , d'une

chute, d'une *chaudepisse tombée dans les bour-*
ses, d'un hydrocèle, ou d'une humeur âcre fixée
sur cet organe. Lorsque cette maladie commence, le toucher révèle au malade l'existence
d'un léger engorgement, d'un petite dureté qui
augmente peu à peu, et finit par envahir la totalité de l'organe, qui devient dur, pesant et quelquefois bosselé à sa surface. Peu à peu la douleur
s'accroît et devient le siège d'élancemens douloureux, vifs et passagers que le plus léger attou-
chement exaspère; la tumeur acquiert plus de
volume, prend une teinte violacée, la peau se
déchire, il en découle de la sérosité et bientôt
un ulcère cancéreux. Dans cet état, le malade
dépérit de jour en jour, le poumon s'affecte ainsi
que le foie, son visage devient jaune, ses jambes
s'engorgent, l'ulcère grandit et ronge les parties
environnantes, ses souffrances sont horribles,
et ce n'est que dans les bras de la mort qu'il
trouve le terme de tous ses maux.

TRAITEMENT. La plupart des chirurgiens ont
presque toujours recours à l'opération qui consiste à extirper le testicule malade; et cependant,
dans le plus grand nombre des cas, les suites en
sont funestes; aussi, ne devra-t-on jamais s'y dé-
cider qu'après avoir employé le traitement que
je propose et qui m'a presque toujours réussi.
Voici la marche à suivre. Dans le but de favoriser

l'écoulement des urines, le malade sera mis à l'usage de la poudre végétale; à chaque verre on ajoutera dix gouttes de *teinture d'iode;* on augmentera tous les trois jours d'une goutte par verre, et on arrivera ainsi graduellement à vingt gouttes trois fois par jour, dose à laquelle on restera jusqu'à complète guérison. Qu'il y ait ulcération ou non, on appliquera sur la partie affectée un cataplasme de pulpe de carottes; on le renouvellera deux fois par jour, matin et soir (*voyez la manière de le préparer dans un chapitre spécial.* Tous les dix jours on appliquera sur le testicule huit sangsues; le malade devra se purger tous les huit jours avec un demi-paquet purgatif, et se tenir le ventre libre avec des lavemens émolliens. Pendant un mois ou quarante jours environ on suit cette marche. A cette époque, on cesse les cataplasmes et on opère une friction matin et soir sur le testicule avec la *pommade résolutive;* et s'il y a plaie, on la panse avec cette même pommade. (*Voyez* la manière de s'en servir pages 42 et suivantes). Le malade n'en continue pas moins la poudre et l'iode, ainsi que les purgatifs pris à quinze à vingt jours de distance et alors à dose entière.

J'ai guéri, par cette méthode, je ne sais combien de personnes affectées du sarcocèle, où on avait jugé l'opération nécessaire.

ÉCROUELLES OU HUMEURS FROIDES (1).

Ce chapitre, qui n'est que le complément de celui relatif au traitement de cette maladie (*voyez* pages 195 et suivantes), a pour objet de réparer une omission. J'avais oublié de dire qu'à chaque verre de poudre on devra ajouter cinq gouttes de *teinture d'iode ;* on augmentera tous les trois jours d'une goutte par chaque verre, et on arrivera ainsi graduellement à vingt gouttes trois fois par jour, dose à laquelle on restera jusqu'à complète guérison. Si le malade n'avait pas atteint sa quinzième année, la plus haute dose serait de quinze gouttes trois fois par jour, et de dix gouttes seulement trois fois par jour au-dessous de l'âge de dix ans.

FLUEURS BLANCHES.

Il n'est pas de maladie qui mine davantage la santé des femmes que la leucorrhée ou flueurs blanches. Elle se manifeste par un écoulement plus ou moins abondant, variable en couleur,

(1) J'ai publié, en 1825, un Mémoire sur la *méthode iodée,* et M. le professeur Alibert, dans son ouvrage de *Matière médicale,* page 300, tome II, rappelle les brillans succès que j'ai obtenus par cette méthode, à laquelle l'Institut de France a décerné le prix de 6,000 francs.

en consistance et en qualité; tantôt blanchâtre, cette matière devient jaune ou verte; des douleurs et des démangeaisons se manifestent aux parties affectées, et l'ulcère de la matrice est souvent le résultat de cet écoulement purulent. Les malades éprouvent des tiraillemens habituels de l'estomac; les fonctions digestives une fois dérangées, il en résulte la faiblesse dans les membres, la paresse, la pâleur, la bouffissure de la face, qui se couvre quelquefois de petits boutons blancs; les yeux se cernent, il y a une certaine langueur dans les regards; le corps maigrit, les jambes s'enflent, la tête est fréquemment pesante; il y a des éblouissemens, des syncopes; on est essoufflé par le moindre exercice, le pouls est petit et on est très sensible à l'impression du froid. Lorsque le mal est grave, il y a un éloignement pour tous les plaisirs, tristesse profonde et dégoût de l'existence.

De jeunes filles portent quelquefois en naissant une semblable affection, funeste héritage transmis avec le sang qui leur donna la vie! C'est dans ce cas que la maladie est grave et qu'elle nécessite un traitement long-temps continué.

Les flueurs blanches sont souvent occasionnées par le dérangement des menstrues, par l'abus du coït, par la suppression de la transpiration. Un principe dartreux, écrouelleux, galeux ou vénérien, surtout lorsqu'il a dégénéré, est souvent la source de cette affection. Elles sont encore produites par une vie sédentaire, par un lait répandu, par des exercices trop pénibles, par des excès dans le régime, par l'abus d'eaux minérales, par la suppression des menstrues et des hémorroïdes ; en un mot, par toutes les causes capables de produire une âcreté dans le sang.

TRAITEMENT. Si cette maladie est accompagnée d'une vive irritation, il sera nécessaire d'appliquer quinze à vingt sangsues autour des parties génitales ou bien sur le bas-ventre. Si on a lieu de supposer qu'il y a inflammation à l'estomac, ce que la rougeur des bords de la langue dénote assez, et ce que confirment encore davantage le besoin de boire souvent et la chaleur dans la paume des mains; dans ce cas, dis-je, on appliquera vingt-cinq sangsues au creux de l'estomac. S'il n'y a pas inflammation, on se dispensera de tirer du sang; toutefois, on prendra la poudre végétale aux doses indiquées. On se purgera tous les dix jours, et lorsqu'on ira mieux, on éloignera davantage l'emploi des purgatifs. On prendra quelques bains, des lavemens à la graine de lin; et après deux mois de traitement, pendant lesquels on se sera dépuré le sang, soit par la poudre végétale, soit par les purgatifs, on usera des injections qui ont pour

objet d'arrêter l'écoulement en fortifiant le vagin,
siège de cette maladie. (*Voyez* pages 239 et 216
la manière de les faire.) Je dois faire observer
que les flueurs blanches ont une très grande
tendance à renaître; aussi, doit-on insister long-
temps sur l'emploi de la poudre dépurative et
des injections. Un purgatif, de loin en loin, peut
alors suffire pour s'opposer à la constipation,
qui accompagne et accroît souvent l'intensité de
cette maladie. Respirer un air pur, celui de la
campagne lorsqu'on le pourra, se préserver de
l'humidité, porter une ceinture de flanelle, s'é-
loigner de toute cause excitante, soit morale,
soit physique, soit alimentaire, c'est compléter
le traitement d'un mal dont les femmes ne sauraient trop vite se débarrasser, tant les résultats
en sont funestes.

ULCÈRE DE LA MATRICE.

Cette maladie est ordinairement le résultat des
flueurs blanches ou des maladies vénériennes négligées; elle est souvent produite par l'usage immodéré des plaisirs vénériens, et par les vices
vénériens, écrouelleux, galeux ou dartreux qui
se fixent sur le col de la matrice. C'est à l'é-
poque de la cessation des règles que le cancer

de la matrice est plus fréquent; et ce sont les femmes blondes, délicates et nerveuses qui y sont les plus disposées.

Voici comment s'annonce cette maladie. La femme éprouve un sentiment de gêne, de pesanteur et de douleur dans le bas-ventre; le cours des règles est irrégulier ou interrompu; il y a quelquefois difficulté d'uriner, douleurs sourdes dans les hanches, dans les aines et les cuisses; écoulement blanc, muqueux ou sanguinolent, élancemens plus ou moins fréquens dans le col de la matrice; le toucher y fait apercevoir une tumeur dure et très sensible; les mamelles sont parfois gonflées et douloureuses à mesure que le mal fait des progrès. Tous les symptômes dont je viens de parler deviennent plus intenses; le col de la matrice, qui n'était qu'endurci, s'ulcère et fournit un écoulement plus abondant, de plus en plus fétide et contenant des caillots de sang. Toute l'économie reçoit alors l'impression de l'organe malade; les fonctions digestives sont troublées et presque nulles, l'embonpoint disparaît; la peau est d'un jaune sale, molle, blafarde, et semble à peine tenir encore aux chairs; la tristesse du regard, l'abbattement général de la malade, tout annonce une profonde altération dans sa constitution; la fièvre est continuelle, et la mort vient heureusement terminer cette scène de douleurs.

TRAITEMENT. Il faut employer la poudre
végétale dans une décoction légère de graine de
lin. Lorsque la malade n'est pas très faible, on
doit la saigner du bras une ou deux fois, à un
mois de distance; dans quelques circonstances,
on répète cette évacuation sanguine avec avantage. L'application des sangsues autour des parties ne me paraît indiquée que dans le cas où la
femme est jeune et où les règles sont supprimées
ou diminuées; alors on les applique à plusieurs
reprises au nombre de vingt à vingt-cinq chaque
fois. Quand la femme, au contraire, a passé l'âge
critique, on doit éviter les sangsues, dans la
crainte de rappeler le sang vers un organe qui
ne doit plus lui offrir d'issue; elles ne feraient
alors qu'accroître le mal au lieu de le guérir. On
ne devra nullement négliger l'emploi des bains
entiers de préférence à ceux de siège, qui ont
l'inconvénient d'accumuler le sang dans la matrice; les lavemens à la graine de lin et les injections émollientes avec une décoction de feuilles
de morelle, pratiquées plusieurs fois par jour,
ʼnt nécessaires, soit pour calmer l'irritation de
la ʼtie malade, soit pour l'entretenir dans un
état ce
jours la ʼlet de propreté. Tous les quatre à cinq
un mieux trʼe sera purgée, et lorsqu'il y aura
des purgatifs. ʼrqué, on éloignera l'emploi des
la paume de la méʼsicatoires de la grandeur de
ʼront appliques au haut des

cuisses et seront entretenus plusieurs mois. Tous les soirs une friction sera pratiquée sur le bas-ventre (*région de la vessie*), avec la *pommade résolutive*. Si les douleurs étaient violentes et qu'il y eût privation de sommeil, on devrait prendre le soir une pilule d'*acétate de morphine* (*voyez* page 369); on finira par porter la dose à deux pilules prises en même temps. On devra se tenir couché sur un lit ou sur un canapé plusieurs heures par jour. Le crin est préférable à la plume; les sièges trop chauds attirent le sang dans la matrice, ce qu'il faut éviter. Le régime devra être doux et végétal; à ses repas on ne boira que de l'eau pure ou sucrée.

Nota. Au moyen d'un instrument très ingé-nieux, que l'on nomme *speculum uteri*, on peut porter des sangsues sur le col même de la ma-trice; et plusieurs exemples m'ont prouvé qu'en les appliquant ainsi à plusieurs reprises, au nombre de dix ou quinze, on parvient à obtenir le ramollissement de la tumeur. Il n'y a qu'un médecin qui puisse pratiquer cette opération, qui n'occasionne pas la moindre douleur. Il est bien entendu qu'on ne négligera aucun des moyens que j'ai indiqués.

Observations. Une dame, âgée de quarante-huit ans, avait tous les symptômes qui caractérisent un cancer de la matrice. Soumise à la méthode, elle

a été guérie radicalement après sept mois de traitement.

Une dame anglaise, âgée de trente-huit ans, douée
d'un tempérament nerveux, fut confiée à mes soins
par le docteur Peyre. Le col de la matrice était dur
et ulcéré; des pertes considérables de sang et d'humeur, accompagnées de douleurs lancinantes, indi-
quaient une affection des plus graves. Soumise à mon
traitement, elle obtint une amélioration notable au
bout d'un mois; et, treize mois après, sa guérison
était complète. Cette observation a été l'objet d'un
rapport médical du plus haut intérêt.

CANCER DU SEIN.

Il débute ordinairement d'une manière obscure et insidieuse. On commence par avoir au
sein la sensation d'une tumeur peu volumineuse,
mobile et à peine sensible. Cette tumeur fait,
avec le temps, des progrès plus ou moins rapides; elle devient quelquefois inégale, bosselée;
la peau qui la recouvre est luisante et tendue.
Lorsqu'elle a acquis un volume considérable, on
ressent d'abord des douleurs sourdes qui deviennent lancinantes; et si rien n'arrête les progrès
de la maladie, la tumeur se ramollit, s'ulcère, et
il en découle un pus sanguinolent, noirâtre et
fétide. Lorsque le mal est arrivé au plus haut
degré de gravité, toute la peau a une teinte jaune

et cirée, et la malade est tourmentée par la fièvre,
la constipation ou le dévoiement. En même temps
l'ulcère grandit ; les chairs pourries tombent et
laissent quelquefois les côtes à nu ; l'odeur de ce
mal est infect, l'aspect en est horrible et dégoûtant, et la malade succombe.

L'âge critique, des coups sur le sein, un vice
humoral, dartreux, écrouelleux, galeux ou vénérien, l'usage des corsets trop serrés, la suppression des règles, telles sont les causes les plus
ordinaires du cancer du sein.

TRAITEMENT. C'est lorsqu'un mal de sein
commence, qu'il faut promptement s'en débarrasser, car il fait incessamment des progrès. Tous
les huit ou dix jours, quinze sangsues seront
appliquées sur le point douloureux ; des cataplasmes avec la pulpe de carotte seront appliqués matin et soir sur la tumeur. (*Voyez* l'article qui traite de sa préparation). On se purgera
tous les dix jours ; et quand on ira mieux on éloignera l'emploi des purgatifs. La poudre végétale
sera prise régulièrement, et on y ajoutera la
teinture d'iode aux doses indiquées page 384.
Après vingt-cinq à trente jours, on fera, matin
et soir, avant l'application du cataplasme, une
friction avec la pommade résolutive ; les plaies,
s'il en existe, seront pansées matin et soir avec

de la charpie enduite de cette pommade, et par dessus toujours le cataplasme à nu.

Je possède un très grand nombre d'observations qui constatent les succès de ma méthode dans cette maladie, qui fait le désespoir de la médecine, et qui, je puis le dire, a été traitée jusqu'à ce jour en dépit du bon sens, et contre toutes les lois d'une médecine éclairée par l'observation.

HÉMORROIDES.

On appelle hémorroïdes un écoulement ou même un simple suintement de sang fourni par des petites tumeurs qui ne sont que des veines gonflées et gorgées de sang. Elles se développent au fondement ou dans son intérieur, ce qui les a fait distinguer en hémorroïdes externes et internes. Tantôt elles rendent du sang, quelquefois une matière âcre, et d'autres fois elles sont sèches. On éprouve du mal de tête; un malaise général ou bien de la pesanteur, des élancemens ou de la démangeaison vers les parties affectées.

Les bilieux et les mélancoliques sont plus sujets à cette maladie. La constipation, les efforts pour aller à la selle, la grossesse, les obstructions et les engorgemens du foie et d'autres organes contenus dans le ventre, la suppression des menstrues et le transport sur ces parties d'un sang âcre et d'une humeur dartreuse ou vénérienne, telles sont les causes les plus ordinaires des hémorroïdes, qui attaquent de préférence les adultes, les vieillards, et qui se montrent héréditaires dans les familles.

TRAITEMENT. Se tenir le ventre libre et dépurer le sang est une première condition à remplir; aussi le malade se mettra-t-il promptement à l'usage de la poudre végétale, dont l'emploi devra être long-temps continué. Il se purgera trois fois à six jours d'intervalle, et puis, de quinze jours en quinze jours, jusqu'à complète guérison. Il prendra un lavement à la guimauve tous les deux jours. Il opérera une friction sur les parties affectées avec la pommade résolutive; et si les hémorroïdes se montraient rebelles, elles seraient bassinées et humectées plusieurs fois par jour, à l'aide d'une éponge, avec la lotion suivante employée froide: *Eau pure, seize onces; sulfate d'alumine, trois gros.* L'usage des bains entiers est salutaire; ils sont utiles comme moyen de propreté et comme étant suceptibles de calmer l'irritation des parties affectées; je les préfère aux bains de siège, qui ont le grave inconvénient d'attirer le sang dans les vaisseaux hémorroïdaires déjà trop engorgés. On se privera de café, de liqueur, d'eau-de-vie; on ne boira le vin que bien trempé. On évitera les alimens échauffans, et on fera fréquemment usage des légumes et du laitage.

Nota. Si l'inflammation et la douleur étaient très vives, avant d'user de la pommade résolutive et de la lotion indiquée plus haut, on devrait étendre, plusieurs fois par jour sur la partie douloureuse et engorgée, de l'onguent populéum avec addition *d'un gros d'opium en poudre par deux onces d'onguent.* Si le malade souffrait beaucoup et que les parties fussent fortement engorgées, on y appliquerait dix à douze sangsues.

FISTULE A L'ANUS.

Cette affection commence à l'anus par une petite dureté qui augmente insensiblement, mûrit, s'ouvre et forme un ulcère souvent entouré de callosités. Les malades remarquent fréquemment des taches de matière sur leur linge; et lorsque l'ouverture externe communique avec l'intestin rectum (anus), ce qui arrive assez souvent, les matières fécales passent à travers l'ulcère fistuleux, et viennent se faire jour à l'ouverture externe, ce qui est une cause continuelle de malpropreté.

Les causes les plus ordinaires de cette maladie sont : les clous, les dépôts galeux ou vénériens, les dartres, les hémorroïdes et une constipation opiniâtre, en un mot, toutes les causes capables de porter de l'irritation à la marge de l'anus.

Comme cette maladie ne peut guérir que par une opération chirurgicale, il m'a suffi de rappeler les causes qui peuvent la produire, afin que, par un traitement dépuratif interne, on puisse les détruire. (*Voyez* les mots dartres, gale, dépôts, hémorroïdes, constipation et le traitement qui convient à ces maladies).

CONSTIPATION.

La constipation est l'état d'une personne qui ne va que difficilement à la selle. Cette incommodité, à laquelle les adultes et les vieillards sont plus sujets que les jeunes gens, est souvent le résultat d'une excessive chaleur du foie, de l'usage des vins austères et d'autres liqueurs astringentes, d'un exercice immodéré, surtout à cheval, d'un long usage d'alimens froids ou échauffans. Elle vient aussi quelquefois de la privation de la bile qui ne coule pas dans les intestins, comme on le remarque dans la jaunisse; d'autres fois, elle tient, ou à la paralysie des intestins, ou bien au spasme, à la rigidité et à la sécheresse des fibres qui entrent dans la texture du canal intestinal. La constipation, portée à un certain degré, peut occasioner des maux de tête, des dartres, des feux, des boutons au visage, le vomissement, des coliques, des hémorroïdes, la tension et la pesanteur du ventre. Elle cause encore le dégoût, l'amertume de la bouche, l'oppression, le vertige, l'accablement, l'inflammation du bas-ventre et quelquefois la fièvre putride. La constipation est particulièrement nuisible aux personnes hypocondriaques et mélancoliques, parce qu'elle leur occasionne des vents et d'autres symptômes douloureux. S'il est des personnes qui, par habitude, peuvent rester six, huit, dix ou douze jours sans aller à la selle, sans que leur santé en soit altérée, on ne peut nier qu'il n'y ait des circonstances où la constipation offre des dangers ; ainsi, chez le vieillard, elle peut causer l'apoplexie, en faisant refluer le sang vers le cerveau ; et chez les femmes, qui arrivent à leur époque critique, elle devient une source de beaucoup d'affections. En un mot, la rétention prolongée des matières fécales vicient les humeurs, qui finissent par produire des maladies nerveuses, des dartres et autres âcretés humorales.

TRAITEMENT. Comme en général l'évacuation des matières fécales une fois toutes les vingt-quatre heures est la plus conforme à la nature, et qu'elle est une des meilleurs preuves de bonne digestion et du bon état du canal intestinal, il est bien nécessaire de régulariser cette fonction chez les personnes habituellement constipées. Rien ne remplit mieux cette indication que l'emploi de la poudre végétale rafraîchissante; elle assouplit les intestins et calme leur échauffement. Il sera nécessaire de se purger tous les dix jours, pendant quelque temps, avec un *demi-paquet de poudre purgative* chaque fois. Pour régulariser les selles, il faudra se lever de bonne heure et se promener en plein air; il sera nécessaire aussi de se présenter tous les matins à la garde robe, que l'on ait besoin ou non. On obtient, en général, un très bon effet de cette méthode, à laquelle il faut se soumettre plusieurs mois; elle finit par changer l'habitude du canal intestinal, et on arrive enfin à avoir des selles régulières. On ne devra pas négliger l'emploi fréquent des lavemens à l'eau simple; en commençant même, on en prendra un tous les jours, afin que la nature s'habitue à une évacuation toutes les vingt-quatre heures. Les personnes constipées feront usage d'alimens doux et légers; le pain de seigle leur sera favorable; elles feront également usage de végétaux frais, de fruits aqueux et de boissons rafraîchissantes. Elles n'useront que modérément de viande; et leur vin, qui devra être de bonne qualité, sera mélangé à beaucoup d'eau. La décoction de pruneaux ou le petit lait serait un véhicule convenable pour prendre *la poudre rafraî-chissante.*

DIARRHÉE, DYSSENTERIE,

TÉNESME OU ÉPREINTES.

Ces diverses dénominations ne représentent que plusieurs degrés d'une seule et même maladie, c'est-à-dire l'inflammation du canal intestinal. S'il n'y a que des déjections par le bas de matières claires et peu consistantes, avec douleurs d'entrailles légères, accompagnées de vents, de frisson et de fatigue dans les membres, c'est cet état que l'on appelle *diarrhée.* Lorsque les envies d'aller à la selle sont plus fréquentes, et qu'on rend des glaires mêlées avec du sang ainsi que des lambeaux de membranes, et que, d'ailleurs, les douleurs du ventre qui est quelquefois gonflé, sont plus vives et accompagnées de fièvre, on ne peut méconnaître l'existence de ce que l'on appelle *dyssenterie.* Il y a *ténesme* ou *épreintes* lorsqu'on a des envies fréquentes d'aller à la garde-robe sans presque rien rendre. L'usage des fruits verts, des boissons échauffantes, des marches longues et pénibles, l'impression du froid et surtout celui des pieds, la rentrée d'une humeur dartreuse, goutteuse, rhumatismale ou galeuse, telles sont les causes

les plus ordinaires de la diarrhée, de la dyssenterie et du ténesme.

TRAITEMENT. Il faut soumettre les malades
à l'emploi de la poudre végétale, dont les qualités
rafraîchissantes se montrent si salutaires dans
les maladies d'entrailles. Si la maladie est tenace,
cette poudre devra être prise dans du suc de carottes (*voyez* l'article qui traite de sa préparation), en même temps que vingt à vingt-cinq
sangsues seront appliquées à l'anus. Je conseille
un demi-lavement tous les jours avec une décoction de têtes de pavots. Les bains de pieds et les
bains généraux, en rétablissant les fonctions de
la peau, font cesser l'état inflammatoire du canal
intestinal.

Si la maladie est tenace et qu'il y ait des symptômes inflammatoires très prononcés, la diète
devra être complète. Dans le cas de symptômes
moins graves, on se nourrira de potages au
maigre, de laitage et de fruits cuits. Lorsque
l'état du malade s'améliorera, il mangera des
viandes blanches et des légumes. Sous prétexte
de donner des forces au malade, il ne faut pas le
gorger de bonnes viandes et de vin; il ne lui faut
que de l'eau pure ou sucrée pour toute boisson
pendant ses repas; tout moyen excitant ne ferait
qu'accroître l'irritation du canal digestif.

Nota. Il faut se garder de purger le malade,

le médecin seul peut juger s'il est convenable de
le faire. Les cas où il est nécessaire d'avoir recours à cette médication sont excessivement rares : cependant, j'ai vu deux malades affectés de
diarrhée depuis plusieurs mois, et qui n'ont pu
guérir que par l'emploi de deux doses purgatives
prises en deux jours.

HYDROPISIE.

L'*hydropisie* est une enflure contre nature de
tout le corps ou seulement de quelques-unes de
ses parties, produite par l'amas d'une humeur
aqueuse. Elle a différens noms selon les différentes parties qui en sont affectées.

On l'appelle *anasarque*, ou *hydropisie générale*, quand l'eau se trouve répandue dans toute
l'étendue du corps, entre la chair et la peau, qui
cède alors à la pression du doigt.

OEdème, lorsque les pieds, ou les mains, ou
d'autres parties sont seulement affectées.

Ascite ou *hydropisie du bas-ventre*, quand
l'eau est répandue dans la capacité du ventre,
qui forme une élévation extraordinaire.

Hydropisie de poitrine, quand l'eau est conte-
nue dans la poitrine; dans cet état, il y a gêne
de la respiration.

Hydrocéphale ou *hydropisie de cerveau*, quand l'eau est dans la tête.

Hydropisie de matrice, quand il y a accumulation d'eau dans cet organe.

Hydrocèle, lorsqu'il y a accumulation d'eau dans le scrotum (*enveloppe des testicules*).

Les causes les plus ordinaires de l'hydropisie sont : des obstructions du foie et des divers organes contenus dans le ventre, l'anévrisme du cœur, l'abus du vin et des liqueurs fortes, la suppression subite de la transpiration, les saignées trop copieuses, la mauvaise nourriture, un air humide et malsain, une acrimonie vénérienne, dartreuse ou galeuse, en un mot, toutes les causes capables de produire la décomposition du sang. L'hydropisie est une maladie qui est souvent héréditaire, et dont les principaux symptômes sont une faiblesse générale, la décoloration de la peau, une soif vive, et la rareté des urines, qui s'épaississent et se colorent fortement.

TRAITEMENT. Comme les reins sont une voie naturelle par laquelle s'évacue une grande partie des fluides aqueux contenus dans les vaisseaux sanguins, il n'est pas douteux qu'en augmentant à un degré considérable l'action de ces organes, on puisse évacuer facilement les liquides qui causent l'hydropisie. Aucun moyen n'est plus propre à remplir cet effet que la poudre végétale, qui a une *propriété diurétique* des plus prononcées. Le malade devra s'y soumettre, et la prendre à la dose de *cinq cuillerées à café* par jour au lieu de trois; ces cinq cuillerées seront délayées dans environ huit verres d'une tisane de racine de chiendent. Cette tisane, qui sera prise froide et sucrée si le malade le désire, devra être bue par demi-verrées, d'heure en heure. Le malade sera purgé tous les jours, jusqu'à ce qu'il y ait évacuation complète des eaux infiltrées sous la peau, ou accumulées dans les diverses cavités du corps. C'est dans cette maladie surtout que les purgatifs sont héroïques; ils désobstruent les organes du ventre, et attirent vers les intestins toute l'eau qui afflue vers d'autres organes, et produisent son évacuation si promptement, que souvent un temps fort court suffit pour guérir des malades qui étaient à deux doigts de leur perte. Le purgatif, qu'une longue expérience m'a fait adopter, est, à la fois, très évacuant et tonique, dernière qualité si nécessaire pour ranimer la fibre qui est molle, flasque, et privée de cette énergie sans laquelle il ne peut y avoir de retour vers la santé. Si le paquet purgatif produisait moins de dix à douze selles, il serait nécessaire de prendre demi-paquet de plus et même deux paquets par jour. On pourrait alors prendre chaque paquet à deux heures de distance l'un de l'autre. Il est d'observation que pour obtenir une évacuation prompte et complète des eaux épanchées, il faut purger avec la plus grande énergie, du moins, autant que le malade peut le supporter. Lorsqu'il va bien, on éloigne l'emploi des purgations, et on diminue la dose de poudre végétale qui faisait la boisson ordinaire. Des potages au maigre, répétés plusieurs fois par jour, suffisent pour toute nourriture ; c'est au fur et à mesure que l'on va mieux, qu'on doit rendre les alimens plus substantiels. Je conseille l'exercice comme un moyen très favorable pour hâter la guérison. Je conseille aussi des frictions sur tout le corps avec de l'huile, devant un feu léger ; après les avoir faites, on enveloppe le malade dans une couverture de laine et on le couche dans un lit bien chaud.

Nota. Par le traitement que je viens de tracer, les malades affectés d'hydropisie du ventre sont dispensés d'avoir recours à la *ponction*, opération qui n'a qu'un effet palliatif et qui laisse exister la cause du mal.

L'*hydrocèle*, qui est une accumulation d'eau dans l'enveloppe du testicule, se guérit quelque-

fois, mais rarement par le traitement évacuant.
Dans le plus grand nombre des cas, la *ponction*
est nécessaire; cette opération est facile et nullement douloureuse. Chez les vieillards, plutôt
que de tenter une cure radicale par des injections
vineuses, comme on le pratique après avoir évacué l'eau, ce qui peut occasioner de très vives
inflammations du testicule et souvent la mort,
ainsi que j'ai été à même de l'observer, je trouve
plus prudent de pratiquer, de loin en loin, une
ponction, et de se mettre à l'usage de la poudre
végétale rafraîchissante, afin d'évacuer par les
urines les eaux qui s'accumulent dans le *scrotum*. L'emploi de cette poudre diurétique, en
s'opposant, du moins en partie, à cette accumulation d'eau, diminue nécessairement de beaucoup le nombre des petites opérations qu'on serait obligé de pratiquer.

Observations. Je possède un très grand nombre de
cas où ma méthode évacuante a triomphé des hydropisies les plus graves. J'ai présenté, en 1825, à diverses Sociétés médicales de Paris, vingt-sept observations où mon traitement a été couronné des plus
heureux succès. Le professeur Hallé fut témoin d'une
cure, en quelque sorte miraculeuse; c'est celle d'une
dame qui habite la Belgique. Elle avait une hydropisie du ventre pour laquelle elle avait été opérée
dix-sept fois : on désespérait de ses jours. Je lui rendis la santé dans un espace de temps fort court.

Un monsieur, âgé de quarante-cinq ans, affecté d'une hydropisie de poitrine, avec crachement de sang et palpitations du cœur, a été radicalement guéri en moins de trois mois.

PALES COULEURS.

Cette affection, particulière aux femmes, surtout aux jeunes filles et aux veuves, se manifeste par les symptômes suivans : pâleur excessive, couleur verdâtre, jaunâtre, et bouffissure de la face ; lèvres blanches, paupières livides et gonflées, expression triste des yeux, sécheresse, teinte terne, plombée, terreuse, de la peau ; chairs flasques; gonflement des pieds; diminution et quelquefois perte complète de l'appétit; désir bizarre de manger des substances incapables de nourrir, telles que le plâtre, le charbon, la suie, le café grillé, etc.; quelquefois envies de vomir, gêne de la respiration, palpitation du cœur, faiblesse et engourdissement des membres, aversion pour le mouvement. Les malades aiment la solitude, sont tristes, et laissent quelquefois échapper des larmes involontaires. La menstruation est irrégulière, et, à l'approche des règles, le mal s'exaspère.

Les causes les plus ordinaires de cette maladie sont : le défaut ou le désordre de la mens-

truation, un état de faiblesse générale, l'usage
d'alimens peu nutritifs, l'habitation dans des
lieux mal aérés, des évacuations de sang excessives, un embarras de l'estomac et des intestins,
un sang âcre et décomposé, une humeur dartreuse, écrouelleuse ou vénérienne, acquise ou
héréditaire. Les chagrins, la jalousie, les suites
d'un amour malheureux, telles sont encore les
causes qui, en troublant les digestions, appau-
vrissent le sang et développent les *pâles couleurs*.

TRAITEMENT. Si les règles sont irrégulières,
ou bien qu'elles ne puissent se faire jour, on
devra appliquer dix, quinze, vingt sangsues aux
parties génitales; leur nombre dépend de la force
et de l'âge de la malade. Elle sera mise à l'usage
de la poudre végétale dépurative; elle sera purgée tous les six jours. Lorsqu'il y aura une amélioration marquée, on éloignera les doses purgatives. Un exercice modéré, des frictions sèches
sur tout le corps avec un morceau de flanelle,
des vêtemens chauds, un air pur, du bon vin
coupé avec de l'eau, une bonne nourriture, les
bains froids de mer ou de rivière pendant la
belle saison, tels sont les moyens qui seconderont parfaitement l'emploi des purgatifs, si nécessaires pour rendre au sang sa pureté, au corps
sa vigueur.

HYSTÉRIE

Cette affection, particulière aux femmes, et qui a le plus grand rapport avec l'hypocondrie, est caractérisée par les symptômes suivans :

L'attaque est ordinairement subite; quelquefois, néanmoins, elle est précédée d'un malaise général, de bâillemens, de défaillances, d'envies de pleurer ou de rire, ou de quelques autres symptômes nerveux. La femme éprouve le sentiment d'une boule qui roule plus ou moins vite dans le ventre, et s'élève en se dirigeant vers la poitrine et la gorge, qu'elle serre quelquefois au point de faire craindre la suffocation. Elle est tourmentée par des vents qu'elle rend souvent par haut et par bas; elle pousse des soupirs, elle a des hoquets, elle se sent gonflée, elle étouffe et elle cherche l'air avec empressement. Le ventre se resserre, s'élève ou s'abaisse. Il y a des palpitations violentes; la femme s'agite convulsivement à la manière des épileptiques; il y a alors de la contorsion dans les membres, dans le visage, et une foule de mouvemens convulsifs extraordinaires qui varient à l'infini. Quelquefois, au lieu des convulsions, la malade perd l'usage de ses sens; sa respiration est suspendue et on la croirait morte. L'attaque d'hystérie se termine ordinairement par des cris, des pleurs, des éclats de rire et par des urines abondantes; elle peut durer quelques minutes, quelques heures ou quelques jours.

L'irritation des nerfs de l'estomac ou des intestins, produite par des vents, des vers ou par des humeurs âcres, bilieuses ou glaireuses, l'irritation, le spasme de la matrice produit par la suppression des règles, des passions violentes qui irritent le cerveau, des humeurs âcres qui irritent l'ensemble du système nerveux, telles sont les causes les plus ordinaires de l'hystérie.

TRAITEMENT. La malade prendra la poudre végétale dans une infusion de tilleul et de feuille d'oranger. Elle sera régulièrement purgée tous les trois jours pendant six ou huit fois. Si la suppression des règles ou la difficulté de la menstruation sont la cause de la maladie, dix, quinze, vingt sangsues seront appliquées autour des parties génitales, et leur nombre sera en rapport avec l'âge du sujet. Des bains de pieds, des bains entiers chauds se montreront très favorables. A l'aide d'un lavement avec une décoction de tête de pavot qu'on prendra tous les jours, on tiendra les intestins libres et on calmera leur irritation. Si l'affection se montrait tenace, on devrait ajouter à chaque verre de poudre une cuillerée à bouche de la potion suivante : *Eau de mélisse, six onces ; sirop d'éther, une once ; laudanum liquide, trente gouttes; eau de fleurs d'oranger, demi-once.* La nourriture sera douce et de bonne qualité; l'air devra être pur; l'exercice sera modéré.

Le mariage a quelquefois guéri cette affection nerveuse, surtout lorsqu'elle a son siège dans la matrice.

SUPPRESSION DES RÈGLES.

Les causes de la suppression des règles sont très nombreuses. Pour bien comprendre la manière dont elle peut avoir lieu, il faut faire attention que tous les mois la matrice est sujette à une irritation, à un surcroit d'activité qui appelle le sang vers cet organe, afin que le nouvel être qui pourrait s'y former, trouve, par ce moyen, les matériaux nécessaires à son alimentation. Cette surabondance de sang devenant inutile s'il n'y a pas grossesse, elle est rejetée, comme superflue, jusqu'au moment où le but de la nature sera rempli. Puisque c'est à l'irritation de la matrice que l'on doit attribuer les règles, et que c'est une loi de la nature que le sang se porte toujours vers les organes les plus irrités en abandonnant ceux qui le sont moins, n'est-il pas facile de concevoir que si le cerveau, les poumons, le foie, le cœur, l'estomac ou les intestins sont irrités, enflammés, le sang doit s'y porter au lieu de se porter à la matrice, ce qui donne lieu à la suppression des règles? Cette manière simple d'envisager la cause de cette maladie, nous indique clairement la marche à suivre pour la combattre.

TRAITEMENT. La première indication à suivre pour combattre l'irritation, c'est de faire usage de la poudre végétale, qui rafraîchit et combat l'épaississement du sang, qui est aussi une cause fréquente de la suppression des règles. Comme il est nécessaire de balancer et de détruire l'irritation qui peut se trouver dans le cerveau, la poitrine, le foie, etc., on atteint ce but en se purgeant deux fois par semaine. Les purgatifs, en irritant les voies basses, y appellent le sang et dégorgent ainsi les organes supérieurs; d'ailleurs, ils ont l'avantage d'évacuer les matières bilieuses et glaireuses qui peuvent obstruer le canal intestinal. Je trouve très convenable aussi d'appliquer quinze à vingt sangsues autour des parties génitales, et surtout à l'approche de l'époque où les menstrues devraient avoir lieu. Les bains de pieds très chauds, avec addition de quatre onces de moutarde, secondent parfaitement l'emploi des moyens indiqués. Lorsque les maladies du poumon, du foie, de la tête, du cœur, de l'estomac sont assez graves pour s'opposer au retour des menstrues, il faut agir sur ces organes, soit par des saignées avec la lancette ou les sangsues. (*Voyez* à l'article qui concerne ces diverses affections et le traitement qui leur convient). L'emploi de la poudre végétale, des purgatifs et des sangsues aux parties génitales convient aux jeunes filles qui ne peuvent se régler, ou bien, comme on le dit vulgairement, *qui ne peuvent devenir grandes filles.* Lorsque les circonstances permettent d'y avoir recours, l'usage du mariage est un excellent moyen de rétablir les règles supprimées, ou de les provoquer lorsqu'elles ne paraissent que difficilement.

ABONDANCE DES RÈGLES,

OU PERTES DE SANG.

La malade qui éprouve des règles trop abondantes devient faible et pâle; elle perd l'appétit; les digestions sont mauvaises; l'enflure des pieds, l'hydropisie, la consomption en sont souvent les suites. Quoique toutes les femmes puissent être exposées à ces accidens, l'âge de quarante-cinq à cinquante ans les dispose davantage à des règles immodérées. Toutes les causes capables d'irriter la matrice, telles que l'usage d'alimens salés, de haut goût ou âcres; l'usage des liqueurs spiritueuses, une fatigue excessive, des violentes pas-

sions de l'âme, l'abus du coït, des fausses couches, une dissolution dans le sang et une âcreté
humorrale sont susceptibles de produire des
règles trop abondantes.

TRAITEMENT. La première indication à remplir, c'est de faire coucher la malade sur un lit
peu mollet et à l'air frais. Sa boisson habituelle
sera de l'eau froide sucrée, dans laquelle on
prendra la *poudre végétale* rafraîchissante aux
doses indiquées. On commencera par lui donner
de suite deux cuillerées à bouche de la potion
suivante, et puis, de deux heures en deux heures,
une cuillerée jusqu'à ce que l'hémorragie soit
arrêtée : *Infusion de tilleul, cinq onces; sulfate
d'alumine, un gros et demi; sirop simple, une
once;* agiter le flacon chaque fois. Si le cas était
grave et que la perte de sang fût assez considérable pour donner des inquiétudes, on appliquerait, sur le bas-ventre de la malade, des compresses imbibées d'eau très froide et sans cesse
renouvelées. La glace pilée et enfermée dans un
linge fin serait encore plus efficace. Au besoin et
plus tard, on pourrait recourir à des injections
froides dans la matrice; et dans un cas désespéré, on donnerait à la malade une dose de
poudre purgative, de six heures en six heures.
Mais en règle générale, on doit commencer par
les moyens les plus simples, qui sont le repos, la

poudre rafraîchissante, la potion astringente et l'application d'eau froide sur le bas-ventre. Des potages seront la seule nourriture que devra prendre la malade; peu à peu on pourra la rendre plus substantielle. J'ajouterai que chez les femmes qui ont beaucoup de sang, qui sont fortes et robustes, une saignée du bras a quelquefois subitement arrêté une perte considérable.

DE L'AVORTEMENT

OU FAUSSE COUCHE.

Par avortement ou fausse couche on doit entendre toute expulsion prématurée et non naturelle du fœtus. L'avortement peut avoir lieu dans tous les temps de la grossesse; mais il est plus ordinaire dans les second et troisième mois ; quelquefois cependant, des femmes avortent dans le quatrième ou le cinquième. Lorsque l'avortement arrive dans les deux premiers mois, on l'appelle communément *fausse conception*, ou, comme les femmes disent, *faux germe*. S'il arrive après le septième mois, l'enfant peut vivre, en y apportant les soins convenables.

Sans parler de toutes les causes capables de produire l'avortement, telles que le relâchement des fibres de la matrice, le vomissement, la toux, des chutes, des coups sur le ventre, l'abus des liqueurs fortes et les passions violentes, on ne peut s'empêcher de reconnaître qu'il est beaucoup de femmes qui ont une disposition très marquée aux fausses couches et qui ne peuvent jamais accoucher à terme. Capuron cite l'observation d'une femme qui eut vingt-deux fausses couches, et toujours à la même époque. L'expérience fait connaître que toutes ces femmes portent un sang âcre, et qu'elles sont affectées d'un vice vénérien, dartreux, écrouelleux, galeux ou scorbutique.

TRAITEMENT. L'indication à remplir pour vaincre cette disposition aux fausses couches, c'est de fortifier la matrice, de calmer sa trop grande irritabilité et dépurer la masse du sang. On atteint ce but en se soumettant pendant trois mois environ à l'emploi de la poudre végétale, qui a le double avantage de chasser du sang les impuretés humorrales qui l'assiègent, et de calmer la trop grande susceptibilité du système nerveux. Elle sera prise dans trois verres d'une décoction froide de racine de ratanhia : *Prenez : ratanhia, une once ; eau pure, cinq verres ; faites réduire à trois.* Cette boisson, à la fois tonique, calmante et dépurative, pourra être sucrée avec du sucre ou du sirop de gomme. On se tiendra le ventre libre en prenant, de dix jours en dix jours, *un demi-paquet purgatif*. On fera un emploi très modéré des bains et des lavemens ; la nourriture sera saine et substantielle. On respirera un air pur et on fera un exercice modéré.

On peut se soumettre à ce traitement avant et pendant la grossesse.

MALADIES LAITEUSES,

(LAIT RÉPANDU).

Les femmes qui n'allaitent pas leurs enfans et qui n'ont pas la précaution de faire passer leur lait, peuvent être sujettes à de très graves accidens, auxquels on a donné le nom de *lait répandu*. Par ce mot, le vulgaire a voulu exprimer l'épanchement d'un lait corrompu sur différentes parties du corps. Il n'est pas de maladies auxquelles il ne puisse donner lieu. Comme les passer toutes en revue deviendrait fastidieux, il me suffira donc de dire qu'un épanchement laiteux produit le plus ordinairement des dépôts, des maladies du cerveau, des douleurs rhumatismales à la tête et dans diverses articulations ; qu'il développe des douleurs nerveuses fort graves ; qu'il produit des engorgemens du poumon, du foie et de la matrice; qu'il carie les dents, et détermine le gonflement, la douleur et le cancer du sein. Je crois que c'est constater un fait pratique, que de dire que le lait a une tendance à se porter vers la tête, et à y produire des ravages souvent fort graves.

TRAITEMENT. Pour prévenir les ravages du lait, les femmes qui viendront d'accoucher et qui ne voudront pas nourrir, devront se soumettre deux mois au moins à l'usage de la poudre végétale, afin de dépurer le sang; elles devront en faire usage aussitôt après leur délivrance. Lorsqu'elles seront relevées de couches et qu'elles seront assez fortes, elles devront se purger deux fois, à quinze jours d'intervalle chaque fois, avec un paquet purgatif, ou un demi-paquet si l'accouchée était délicate, nerveuse et faible. Au bout de deux mois, pendant lesquels elle aura dû prendre la poudre végétale, elle devra se purger une troisième et dernière fois.

Si par une négligence coupable, une accouchée n'avait rien pris pour faire passer son lait, et qu'elle fût en proie à des affections dues à un transport laiteux sur quelque organe intérieur ou extérieur, elle devrait se soumettre de suite à la poudre dépurative, et se purger trois ou quatre fois par semaine jusqu'à la cessation des symptômes qu'elle éprouverait. (*Voyez*, dans cet ou-vrage, la maladie dont on est affecté et le traite-ment qu'il convient de suivre.)

Dans tous les cas, l'accouchée devra user fré-quemment des lavemens à la guimauve.

Observation. Une dame, qui avait négligé de faire passer son lait, fut prise de douleurs très vives à la mâchoire inférieure; plusieurs dents se carièrent, et lorsqu'il fut nécessaire de les arracher, un lait ver-dâtre et pourri jaillit des ouvertures alvéolaires. Par défaut de soin, un ulcère rongeant se développa et dévora une partie de la face. Livrée à mes soins, elle guérit ; mais il lui est resté sur le visage des cica-trices qui attestent les ravages d'un mal affreux.

AGE CRITIQUE.

On appelle *âge critique, époque du retour,* ce temps de la vie où les règles cessent. C'est de quarante à cinquante ans que s'opère, dans nos climats, cette crise que les femmes regardent avec raison comme un temps orageux, qu'on ne passe qu'en courant les plus grands dangers. En effet, elles sont en proie à une infinité de mala-dies, parmi lesquelles on observe plus fréquemment les affections nerveuses, les convulsions, les dépravations du goût et de l'odorat, les bouffées de chaleur suivies de sueurs générales ou partielles, les indigestions, le vomissement, les coliques, les maux de reins, l'hydropisie, les obstructions du foie et des divers organes du ventre, les maladies du poumon, et quelquefois le cancer des seins et de la matrice.

TRAITEMENT. Les femmes qui ont *perdu* ou qui sont sur le point de *perdre*, doivent faire usage, pendant quelques mois, de la *poudre dé- purative*, afin de suppléer à l'action dépurative des règles qui entraînaient tous les mois des ma- tières plus ou moins acrimonieuses. C'est en se soumettant trois ou quatre mois de l'année, pen- dant deux ou trois ans, à l'usage de ce médica- ment, qu'on peut habituer la nature à se débar- rasser, soit par les urines, soit par la transpira- tion, des principes acrimonieux qui l'assiègent, et qui, adoptant une route naturelle, ne peuvent plus compromettre la santé des femmes qui at- teignent l'époque du retour. L'emploi de quel- ques doses purgatives, prises de mois en mois, et portées à sept ou huit les premières années qui suivent la cessation des règles, aideront aussi la nature à se débarrasser de toutes les matières humorales qui peuvent croupir dans le canal in- testinal et devenir une source d'affections chro- niques. Si la femme est d'une constitution san- guine, et si elle se sent incommodée par le sang, il sera nécessaire de pratiquer une saignée du bras, de préférence aux sangsues appliquées aux parties génitales, attendu qu'il n'est pas rationnel d'attirer le sang dans une partie d'où la nature le chasse. On est quelquefois obligé de réitérer de temps en temps l'emploi de la saignée, afin de se débarrasser du superflu d'un sang qui pourrait devenir une source d'engorgement. Les bains entiers, qui se montrent utiles, sont encore préférables aux bains de pieds et de siège, qui ont l'inconvénient d'accumuler le sang vers les parties basses. Les lavemens à l'eau simple sont très salutaires. On devra bannir avec sévérité toutes les préparations ferrugineuses, les amers, les toniques, les infusions vulnéraires, et tous ces élixirs auxquels on a tant de confiance, qui, dans ce cas, sont des moyens stimulans, échauffans, qui peuvent avoir les plus funestes résultats. Un régime alimentaire doux, humectant, peu succulent, convient parfaitement. Des vêtemens suffisamment chauds favoriseront une transpiration insensible, en quelque sorte continuelle, et qui se montrera si salutaire à cette époque de la vie. On fera un exercice modéré, on respirera un air pur, on évitera les fatigues, et on s'abstiendra de tout rapprochement, ou du moins on se montrera très modéré sur ce point, car je ne doute point que cela ne soit une cause très fréquente de cancer à la matrice chez les femmes de quarante à cinquante ans.

CLOUS, DEPOTS OU ABCÈS,

GLANDES ENGORGÉES, PANARIS OU MAL D'AVENTURE.

Il est beaucoup de personnes qui, par suite d'une âcreté de sang de nature dartreuse, galeuse ou venérienne, sont affectées de clous, et quelquefois en si grande quantité, que toute position est intolérable. D'autres fois, ce sont des dépôts ou *amas d'humeurs* qui se forment sur différentes parties du corps, et plus particulièrement aux aisselles, aux aines, aux fesses ou à l'anus. Il en est d'autres chez lesquelles les glandes du cou, des aisselles et de beaucoup d'autres parties, s'engorgent, durcissent et se terminent par la suppuration. D'autres enfin, ont des panaris qui se manifestent par suite de la moindre piqûre et souvent sans cause connue. Toutefois, cette disposition que certains individus ont à contracter ces diverses affections, indique l'existence d'une âcreté humorale.

TRAITEMENT. Il est utile de se dépurer le sang pendant quelques mois par l'usage de la poudre dépurative. Il sera nécessaire aussi de se

purger de huit jours en huit jours, pendant cinq
à six fois plus ou moins selon l'intensité du mal.
Quand un clou ou furoncle est petit, on se contente de le recouvrir avec un cataplasme de mie
de pain et d'eau appliqué à nu; s'il est volumineux, on pose quelques sangsues autour de la
tumeur et on continue l'emploi des cataplasmes.
Dès que le pus d'un clou s'est écoulé, il est nécessaire de le presser afin de hâter la sortie du
bourbillon; on le panse avec un morceau de toile
de *diachilon*. S'il existe des clous sur tout le
corps, il faut prendre des bains tous les jours et
y rester plusieurs heures; et pour les plus gros
de ces clous, on agit comme je viens de l'indiquer. Lorsqu'il se forme une tumeur dont la
peau commence à rougir, on peut en empêcher
le développement par l'application de quelques
sangsues, qui, en donnant issue au sang, empêchent qu'il ne tourne en pus. Les cataplasmes
de mie de pain et d'eau appliqués à nu et renouvelés toutes les quatre heures, tendent à calmer
l'irritation; on ne doit pas les appliquer trop
chauds. Malgré ces moyens, on ne peut souvent
empêcher la suppuration; ou les dépôts percent
d'eux-mêmes, ou bien on est obligé d'avoir recours au bistouri; dans tous les cas, il faut presser la partie afin de favoriser la sortie du pus; et
dans le but d'empêcher que l'ouverture ne se
ferme trop tôt, on y introduira, à l'aide d'un

petit instrument pointu, des mèches de charpie
enduites de cérat; et si l'inflammation continue,
on usera toujours des cataplasmes. Les glandes
engorgées seront traitées par l'application de
quelques sangsues et par les cataplasmes; et si
on ne pouvait parvenir à les dégorger, on les
frictionnerait matin et soir avec la pommade résolutive. (*Voyez* page 42 la manière de s'en
servir.) Si par suite d'un clou, d'un dépôt ou
d'une glande engorgée, les douleurs étaient vives,
on les calmerait en arrosant chaque cataplasme
avec *trente gouttes de laudanum liquide.* La nourriture sera douce et légère, et si la fièvre était
forte, on ferait diète ou bien on ne ferait usage
que de potages maigres. Dans tous les cas dont
je viens de parler, il faut insister sur les dépuratifs internes, seuls moyens capables de purifier le sang, source de toutes ces congestions
humorales.

Nota. Les moyens de prévenir un panaris commençant, c'est d'appliquer six sangsues sur le
point douloureux et des cataplasmes arrosés avec
addition de quinze gouttes de laudanum chaque
fois, d'user de la poudre végétale, et de se purger
tous les jours jusqu'à ce que le mal ait avorté.

ÉRYSIPÈLE.

Quels que soient les endroits que puisse occuper cette inflammation de la peau, son apparition à certaines époques, indique le plus ordinairement un vice galeux ou dartreux existant dans l'économie, et qui ne demande qu'une circonstance pour faire explosion.

TRAITEMENT. Il n'y a que l'emploi de la poudre végétale dépurative et quelques purgations, prises de trois jours en trois jours, qui puissent combattre cette disposition humorale. Si l'inflammation est forte et qu'elle soit au visage, on appliquera dix à douze sangsues au cou ou derrière les oreilles. Lorsque l'érysipèle existe sur toute autre partie, on place les sangsues autour de cette partie, mais jamais sur l'endroit malade. Lorsque le malade est très sanguin, il est souvent nécessaire, lorsque l'inflammation est grave, de pratiquer une saignée au bras avant d'appliquer des sangsues. La partie affectée sera recouverte avec des compresses imbibées d'eau de sureau tiède : elles seront souvent renouvelées. Des bains de pieds avec addition de quatre onces de farine de moutarde, le repos, la chaleur, une nourriture douce et légère, et au besoin la diète, compléteront l'ensemble des moyens propres à combattre l'érysipèle. J'ajouterai que si l'affection est simple, la poudre végétale, les purgatifs et les compresses imbibées d'eau de sureau pourront suffire.

ULCERE DES JAMBES.

Toutes les fois qu'une plaie des jambes ne tend point à se guérir, on doit la considérer comme étant entretenue par une âcreté du sang, de nature dartreuse, écrouelleuse, galeuse, vénérienne ou scorbutique. Des coups sont, le plus fréquemment il est vrai, la cause déterminante de ces plaies, qui prennent souvent un aspect hideux et ont une odeur fétide; mais elles se guériraient naturellement, si un principe âcre n'avait été mis en jeu et n'entretenait ce mal, qui, au lieu de se guérir, s'accroît et carie quelquefois les os de la jambe.

TRAITEMENT. On devra se dépurer le sang avec la poudre végétale dépurative. On se purgera de six jours en six jours, et on éloignera les doses purgatives dès qu'on ira mieux. Les plaies seront pansées, matin et soir, avec la *pommade résolutive.* (*Voyez* page 42 la manière de s'en servir). S'il n'y a pas trop d'irritation, les plaies seront lavées le matin, à l'aide d'une éponge, avec du gros vin, avec addition d'eau chlorurée, huit cuillerées à bouche par verre de vin; il sera froid en été et tiède en hiver. C'est après s'être épongé et essuyé les jambes qu'on usera de la pommade. Une bande roulée maintiendra le tout, et un bas lacé de toile ou de peau de chien remplacera la bande lorsque la cicatrisation sera opérée. Je conseille le repos et l'éloignement de toute nourriture trop échauffante.

Observation. Un capitaine marin, auquel on devait couper la jambe par suite d'un ulcère qu'il portait depuis quinze ans, a été guéri par mes soins. L'odeur qui s'exhalait de cette plaie horrible était tellement fétide, que la fille qui le pansait habituellement mourut d'une fièvre putride. Je possède grand nombre d'observations qui constatent les succès de ma méthode dans le traitement de l'ulcère des jambes.

ENGELURES.

Cette maladie, qui semble particulière à l'enfance, quoique cependant elle attaque les adultes et les vieillards, a pour siège les mains, les pieds, les oreilles et le bout du nez. Les engelures commencent à se former vers la fin de l'automne, s'accroissent pendant l'hiver, diminuent ou guérissent pendant le printemps, pour reparaître de nouveau au retour du froid. L'engorgement rouge-violet de la peau, une démangeaison incommode ; dans des cas graves, un engorgement profond, de la gêne dans les mouvemens ; des crevasses, des ulcérations gangreneuses, tels sont les symptômes qui caractérisent cette maladie, qui attaque de préférence les individus faibles lymphatiques, écrouelleux, et qui portent le germe d'une acrimonie dartreuse.

TRAITEMENT. Le moyen de combattre le principe acrimonieux qui cause les engelures, c'est de se soumettre à l'usage de la poudre végétale, et de se purger sept à huit fois à dix jours de distance. Des compresses trempées dans de *l'eau-de-vie camphrée, avec addition d'un gros d'extrait de saturne par once*, et renouvelées plusieurs fois par jour, produisent les plus heureux effets. Ce mélange, qui doit être employé froid, sera agité chaque fois qu'on s'en servira. S'il y a des crevasses, elles seront pansées matin et soir avec la *pommade résolutive* (*voyez* page 42), et le tout sera recouvert de compresses imbibées avec le mélange indiqué. Il faudrait que l'inflammation fût très vive pour qu'on dût se déterminer à appliquer quelques sangsues sur le point le plus engorgé. Dans ce cas, il serait nécessaire d'appliquer, pendant quelques jours, des cataplasmes de mie de pain et d'eau avant d'en venir, soit à l'eau-de-vie camphrée, soit à la pommade résolutive. On doit sentir toute l'importance de suivre régulièrement le traitement intérieur, afin d'éviter les funestes résultats d'une humeur rentrée.

DÉMANGEAISONS.

Une âcreté du sang, de nature dartreuse ou galeuse, est la cause des affreuses démangeaisons qui se manifestent au fondement, aux parties génitales, à la tête ou dans d'autres parties du corps. On ne remarque souvent rien à la peau; elle est très nette, et cependant des malades se grattent jusqu'au sang et sont en proie à de pénibles insomnies. Il est bien urgent de se soumettre au traitement dépuratif anti-dartreux, car sans cela la matière acrimonieuse qui ne peut se faire jour à la peau, pourrait produire des ravages intérieurs fort graves. (*Voyez* page 134 le traitement qu'il convient de suivre.)

SUEUR EXCESSIVE.

Il est des personnes qui, avec l'apparence d'une santé parfaite, ont des sueurs si fortes, si fétides, si abondantes, qu'elles pourrissent leur linge. La tête, les pieds, les aisselles sont les parties les plus exposées à cette dégoûtante infirmité. Il est des individus qui, dans les saisons les plus froides, ont toute la peau recouverte d'une sueur souvent huileuse; dans quelques cas, la sueur est jaune, rougeâtre, bleue ou noire; elle prend souvent l'odeur des alimens que l'on mange et de l'air qu'on respire. J'ai vu à l'hôpital de la Charité un palfrenier dont la sueur exhalait une forte odeur d'écurie.

On ne peut douter qu'une âcreté dartreuse ou écrouelleuse, ne soit très souvent la source de cette espèce d'infirmité, qui réclame un traitement long-temps continué.

TRAITEMENT. Tout ce qui tendra à purifier le sang et à favoriser l'écoulement des urines diminuera la sueur, et à ce titre aucun médicament ne remplit mieux ce but que la poudre végétale, qui devra être prise quatre fois par jour au lieu de trois. Les purgatifs employés de six jours en six jours, en ramenant les fluides vers le canal intestinal, débarrasseront la peau des fluides impurs qui l'assiègent. On prendra le soir, en se couchant, dans le but de fortifier l'organisation, une pilule composée de *trois grains de sulfate de quinine et de quantité suffisante d'extrait de gentiane.* On continuera ces pilules pendant deux mois; et au lieu de prendre le verre de poudre végétale le soir, on le prendra dans la journée. Des bains froids en été, secondés d'une nourriture de bonne qualité et d'un exercice très modéré, ramèneront les fonctions de la peau à leur état normal. J'ajouterai qu'après un mois de traitement, on ne se purgera plus que de quinze en quinze jours, afin de ne pas fatiguer le canal intestinal.

Observations. Un militaire, âgé de vingt-cinq ans, d'une bonne constitution, était toujours couvert d'une sueur infecte. Ses camarades l'appelaient *le plus grand sueur de l'armée française,* expression à la fois pittoresque et originale, qui dépeint parfaitement la position de cet individu, qui était profondément affligé de son état. Soumis à un traitement dépuratif longtemps continué, je suis parvenu à le guérir radicalement.

Un étudiant en droit suait des aisselles et des pieds avec abondance ; rien n'avait pu améliorer sa position. Quatre mois de traitement ont suffi pour triompher de cette incommodité.

SAIGNEMENT DU NEZ.

Lorsque cette hémorragie est modérée et qu'elle est passagère, elle est souvent utile à l'individu qui en est affecté, elle est même un moyen de guérison que la nature emploie pour guérir certaines maladies, surtout chez les enfans. Lorsque, au contraire, le saignement du nez est abondant, et qu'il arrive en quelque sorte à des époques fixes, il peut, non seulement produire des maladies graves en jetant le sujet dans un grand affaiblissement, mais encore il peut produire la mort lorsqu'on ne peut parvenir à l'arrêter. Cette maladie est souvent héréditaire ; je connais un homme qui, depuis son enfance, est sujet à des saignemens de nez qui durent quelquefois cinq à six jours. Son père et son grand-père, affectés de cette même maladie, lui ont transmis, ainsi qu'à son frère, ce triste et funeste héritage.

Lorsque cette affection n'est pas héréditaire, elle tient à un tempérament sanguin ; elle peut être produite par un air trop chaud, par l'usage des boissons échauffantes, telles que le café, l'eau-de-vie, les liqueurs, les veilles, les passions, les études prolongées, par des coups, des chutes, et en un mot, par toutes les causes capables d'irriter le nez et d'y porter le sang. Le saignement du nez est une maladie de l'enfance et de la jeunesse ; aussi, lorsqu'il arrive dans un âge plus avancé, il indique une disposition aux maladies de poitrine ou aux obstructions du foie ou bien aux anévrismes du cœur, surtout lorsqu'on éprouve des palpitations.

TRAITEMENT. Si le saignement du nez est modéré, il ne faut pas l'arrêter, car il est salutaire ; mais s'il est trop abondant, on le supprimera par les moyens suivans : on appliquera sur le front, aux tempes, autour du nez, aux cuisses et aux parties génitales, des compresses imbibées d'eau froide, fortement chargée de vinaigre et renouvelées à chaque instant. Le malade sera exposé au frais, debout et la tête non penchée. Il boira de la limonade froide et mieux encore glacée. Il est rare que le saignement du nez ne cède pas à ces deux ordres de moyens combinés. Si l'individu était sanguin, on pratiquerait une saignée du bras ou du pied afin de dégager la tête. Des bains de pieds très chauds, en même temps que le front et les parties génitales seraient recouverts de linges imbibés d'eau froide, tendraient à supprimer cette hémorragie. Enfin, lorsque ces moyens sont infructueux, il est nécessaire de bourrer les narines très profondément avec de la charpie saupoudrée d'alun ou de colophane.

Le moyen d'empêcher le retour périodique de ces hémorragies, c'est de se soumettre quelques mois à l'usage de la *poudre végétale rafraîchissante*, afin de calmer l'effervescence du sang. Il faut aussi se purger pendant sept à huit fois à quatre ou cinq jours d'intervalle. Les purgatifs, en portant le sang vers les voies basses, dégagent la tête et produisent un effet très salutaire. Une application de quinze sangsues tous les mois, à l'anus, pendant trois mois, brisera cette habitude qu'a la nature de porter le sang vers le nez. On prendra tous les soirs, en se couchant, une pilule composée avec *trois grains de sulfate de quinine*

et quantité suffisante d'extrait de gentiane. C'est
après s'être purgé deux fois, qu'on commencera
l'usage de ces pilules, qu'on ne continuera que
deux mois; ainsi, on prendra en tout soixante
pilules. Le verre de poudre végétale, qu'on devrait prendre le soir, sera pris dans la journée.
Je conseille le repos, l'emploi de quelques bains
de pieds très chauds et l'éloignement de toute
nourriture échauffante.

RHUMATISME, SCIATIQUE, GOUTTE.

Il est aujourd'hui bien prouvé que ces trois
maladies sont absolument de même nature, dif-
férant seulement par leur siège, et reconnaissant pour cause unique une matière âcre et visqueuse qui, se portant sur les muscles et sur les
tendons, sur les articulations et leur ligamens,
ainsi que sur certains nerfs, y produit un état
inflammatoire dont la force, la persistance et les
douleurs plus ou moins vives qui en sont la suite,
établissent divers degrés d'une seule et même
affection. Toutefois, pour me conformer à l'u-
sage, je décrirai ces maladies sous leur nom vulgaire; mais, je le répète, ces trois dénominations
ne doivent représenter à l'esprit de mon lecteur
qu'une seule et unique affection. Ainsi, le rhumatisme que je place sous le n° 1, la sciatique

sous le n° 2 et la goutte sous le n° 3, forment une échelle arithmétique qui mesure parfaitement le degré de force et de violence du mal dont je vais tracer les symptômes.

Rhumatisme. Dans cet état, l'acrimonie humorale se fixe de préférence sur les muscles (chairs), sur leurs membranes et leurs tendons. Les douleurs qu'on y éprouve sont vives, et souvent les parties affectées s'engorgent et deviennent rouges. Il y a de la fièvre, de l'insomnie et les urines sont rouges et échauffées. Les douleurs se propagent des articulations vers le gros des chairs, et passent souvent d'une articulation à l'autre. Les parties les plus ordinairement affectées sont : la hanche, les genoux, les épaules, les coudes, le poignet et les chevilles ; les articulations plus petites semblent réservées à la goutte, car elles sont rarement attaquées par le rhumatisme. Cette maladie (le rhumatisme) est quelquefois bornée à une seule partie et en affecte très souvent plusieurs. La nuit, la fièvre et la douleur sont plus violentes. La maladie continue souvent plusieurs semaines avec les symptômes dont j'ai parlé et qui constituent ce que l'on appelle *rhumatisme aigu.* Lorsque la fièvre a cessé, que le gonflement et la rougeur des jointures sont entièrement dissipées, mais que les douleurs continuent encore à affecter certaines articulations qui restent raides et sont douloureuses dans leurs mouvemens, surtout lorsque le temps vient à changer, la maladie se nomme alors *rhumatisme chronique*, et continue long-temps et même souvent toute la vie. La douleur occupe-t-elle les reins, on l'appelle *lumbago*; se fait-elle sentir au cou, on lui donne le nom de *torticoli*; affecte-t-elle l'articulation supérieure de la cuisse, on la nomme *sciatique:* j'en parlerai bientôt.

Souvent le rhumatisme chronique succède au rhumatisme aigu dont je viens de tracer l'histoire; mais très souvent aussi les douleurs du rhumatisme chronique s'établissent insensiblement, envahissent les articulations, et on arrive souvent à cet état où les membres se tordent, se paralisent, se contractent, se raccourcissent, sans qu'il y ait même la moindre fièvre.

Sciatique. Dans cette affection, la matière humorale se porte sur le nerf qu'on appelle *sciatique*, qui, de la hanche, se distribue à la partie externe et postérieure de la cuisse, ainsi qu'au pied. La douleur qu'éprouve le malade est vive et déchirante; il y a quelquefois des élancemens et des tiraillemens s'étendant depuis le gros de la fesse jusqu'à la partie postérieure de la cuisse, quelquefois se propageant aux côtés externes du genou, de la jambe et de la plante du pied. Lorsque le *nerf crural* est affecté, la douleur se fait ressentir à la partie antérieure et interne de la cuisse, au jarret, et quelquefois au côté interne de la jambe et au dos du pied. Cette maladie affecte souvent une marche aiguë; dans ce cas, elle est souvent précédée d'un frisson. Il y a fièvre, gonflement dans la partie, douleur déchirante, mouvemens convulsifs. Ce mal acquiert plus d'intensité le soir et la nuit sous l'influence de la chaleur du lit. La douleur sciatique n'est pas toujours aussi vive que nous venons de le dire dans l'état chronique; elle ne consiste souvent que dans un simple engourdissement douloureux de la cuisse, et ne se fait sentir plus aiguë que lorsque le malade veut exécuter un mouvement. A la longue, cette maladie laisse dans le membre un état de faiblesse ou un tremblement continuel; et dans quelques cas, elle finit par en déterminer la paralysie et l'amaigrissement.

Goutte. La goutte commence ordinairement par attaquer la jointure du gros orteil, ou le talon, ou la cheville du pied, ou quelques autres jointures des doigts de la main. Au bout de vingt-quatre heures d'une douleur vive, accompagnée de chaleur, il survient un gonflement, de la rougeur à la peau, de l'élévation et de l'engorgement dans les veines, il y a chaleur, pesanteur et impuissance de remuer la partie affectée. L'inquiétude, l'insomnie, des frissons légers, du mal de tête, de la fièvre, du dégoût pour les alimens, accompagnent souvent l'état que je viens de décrire. Le mal arrivé à son dernier période, il s'élève une douce moiteur sur la partie, le gonflement commence à se dissiper, la douleur cesse, et cela arrive au bout de vingt-quatre ou trente-six heures, plus ou moins. Quelquefois l'inflammation recommence dans l'autre orteil ou dans une autre partie, y dure deux ou trois jours, et se promène d'articulation en articulation, souvent revenant à la première qui était affectée. Enfin, après avoir souffert huit, quinze, vingt jours, tantôt plus, tantôt moins, le malade se trouve délivré. Chez quelques individus, on n'observe qu'un gonflement passager, sans fièvre et peu douloureux. Au reste, la goutte, comme toute autre inflammation, est susceptible d'une infinité de nuances, et peut s'élever depuis le plus faible degré inflammatoire jusqu'au plus intense. Toutefois, après la cessation des symptômes inflammatoires, l'épiderme jaunit, se sèche peu à peu, tombe par écailles, et la partie finit par reprendre son état accoutumé. Il y subsiste néanmoins une grande faiblesse pendant assez long-temps, avec une couleur violette ou bleue, ressemblant à une meurtrissure. Il y a des cas où l'enflure est longue à se dissiper.

Les premières attaques de goutte sont loin

d'être toujours aussi violentes que celles que je viens de décrire, car elles sont ordinairement légères. Quelquefois les malades restent deux ou trois ans sans éprouver de récidive. Les attaques subséquentes sont plus graves, plus douloureuses, plus inflammatoires que la première. Souvent l'inflammation quitte l'articulation, se porte à la tête, à la poitrine, à l'estomac, et c'est ce qu'on appelle *goutte rentrée*. Souvent, lorsque la douleur articulaire cesse, on voit paraître un érysipèle ou une dartre. Lorsque la goutte, qui attaque les petites articulations de préférence aux grandes, se porte sur ces dernières, on appelle cet état *rhumatisme goutteux*. La goutte se manifeste ordinairement au printemps ou au commencement de l'hiver; elle atteint de préférence l'âge mûr et la vieillesse. Les hommes y sont plus exposés que les femmes; le tempérament nerveux et sanguin semble y disposer davantage. Cette maladie, qui est le plus fréquemment héréditaire, est souvent précédée, pendant un certain temps, par des malaises de toute espèce, par des étourdissemens; des douleurs de tête, des tintemens d'oreilles, des palpitations, des oppressions, des hémorroïdes, on dirait que la goutte se prépare de longue main. Lorsque cette maladie est ancienne, une matière, comme de la craie, s'accumule autour de l'articulation malade et même dans son intérieur; elle augmente tous les jours; elle forme des concrétions pierreuses qu'on appelle *thophus*, qui, devenant une cause d'irritation continuelle, et finissant par exciter le gonflement des parties affectées, y déterminent des ulcères qui rendent un pus considérable et peuvent carier les os.

J'ai déjà dit que toutes les maladies articulaires devaient leur origine à une humeur ou à une lymphe âcre et visqueuse, indiquons quelle est sa cause productive et signalons les moyens de la combattre.

Nul doute, comme le rappelle Scudamore, que le canal digestif ne soit un foyer où se prépare cette humeur glaireuse et âcre qui cause les maladies dont je viens de parler. L'efficacité des purgatifs, dans ce cas, confirme cette assertion, fondée sur l'expérience. Une température froide et humide, des vêtemens trop légers, en supprimant la transpiration, sont des circonstances qui favorisent le développement de ces affections. Le repos et l'oisiveté, une nourriture succulente, l'abus des boissons spiritueuses, la suppression d'un évacuation habituelle, telles que les règles, la saignée, une plaie, un vésicatoire, un cautère, la disparition d'une affection hémorroïdale, l'abus des plaisirs vénériens, les travaux, les veilles prolongées, les peines morales, des chutes, des coups, une gale rentrée, un principe dartreux, scorbutique, écrouelleux ou vénérien, telles sont les causes qui peuvent produire le rhumatisme, la sciatique ou la goutte. Ajoutons qu'une disposition acquise ou héréditaire est souvent nécessaire pour contracter ces maladies; car beaucoup d'individus s'exposent vainement à toutes les causes capables de les produire.

TRAITEMENT. Puisque nous avons prouvé que ces trois affections sont de même nature, nul doute que le traitement qui leur convient ne doive être le même à quelques légères exceptions près. Lorsqu'il y a de la fièvre, que les articulations sont gonflées, et qu'il y a un état inflammatoire prononcé, on devra appliquer sur les parties affectées, dix, quinze, vingt, trente, quarante, cinquante sangsues, suivant le siège et le degré de l'inflammation. On en mettra six, huit ou dix pour le pouce ou l'orteil; quinze ou vingt pour le pied; trente ou cinquante pour le genou; quarante ou soixante pour les os du bassin et pour ceux de l'épine du dos. On revient à ces applications une ou deux fois. Si l'inflammation persiste, on favorisera la sortie du sang par des cataplasmes de farine de graine de lin appliqués à nu, toujours bien chauds et souvent renouvelés; ils n'en devront pas moins être continués pendant toute la durée de l'état inflammatoire. Afin d'éviter le refroidissement de ces topiques, on pourrait les remplacer avec avantage, après que le sang aura bien coulé, par des tissus de laine imbibés d'eau de graine de lin. Je dois faire remarquer néanmoins qu'il est des malades qui ne peuvent supporter, dans ces cas, aucune humidité, qu'ils souffrent dans les bains, et que l'application des laines sèches seules les soulage; mais lorsque des malades pourront supporter les bains, je les conseille comme se montrant d'autant plus favorables qu'on y reste long-temps, deux ou trois heures, le plus qu'on pourra. Les chairs, en quelque sorte macérées par cette immersion prolongée, échappent à l'irritation qui les assiège, et l'affection diminue rapidement.

Il ne suffit pas de combattre la maladie localement, il faut combattre sa cause productrice. A cet effet, on devra favoriser la sécrétion transpiratoire et urinaire, afin d'expulser l'humeur âcre et visqueuse qui est la source de tous ces désordres. On atteint ce but par l'emploi de la *poudre végétale dépurative*, prise à la dose de cinq cuillerées à café par jour au lieu de trois; chaque dose délayée dans une infusion de sureau sucrée, et surtout prise aussi chaude que possible par demi-verrées, d'heure en heure. Le malade sera tenu très chaudement, afin de pousser encore à la transpiration.

En même temps on déblaiera le canal intestinal à l'aide des purgatifs. Le lendemain de l'application des sangsues, le malade prendra une dose purgative, et en prendra une tous les jours jusqu'à ce qu'il y ait une amélioration marquée. A cette époque, qui arrive souvent après trois ou quatre purgations, on ne devra plus se purger que tous les trois jours, et puis à distances plus éloignées; tout cela dépend de la gravité du mal. Deux ou trois potages au maigre suffiront pour la journée, et la diète sera complète si l'affection est très violente et accompagnée de beaucoup de fièvre. J'ajouterai que chez des sujets jeunes, forts et vigoureux, il faudrait, avant d'en venir aux sangsues, pratiquer une saignée du bras. J'ajouterai encore, que si l'affection articulaire était due à la rentrée d'une affection hémorroïdale, il faudrait débuter d'abord par vingt-cinq sangsues à l'anus.

Si l'inflammation quittait subitement l'articulation et se portait à l'intérieur, on rappellerait le mal au dehors par des cataplasmes de farine de moutarde ou des vésicatoires volans; dans ce cas, on discontinuerait les purgatifs. Voilà le traitement à suivre lorsque le rhumatisme, la sciatique ou la goutte se montrent à l'état aigu, c'est-à-dire avec fièvre et inflammation prononcée.

Lorsque ces affections, au contraire, sont lentes, sans fièvre, sans gonflement des parties malades et qu'elles sont chroniques, anciennes, le traitement à suivre doit différer de celui que je viens d'indiquer. Le malade ne prendra la poudre végétale qu'à la dose de quatre cuillerées par jour. Il se purgera de deux jours l'un jusqu'à ce qu'il y ait amélioration marquée, époque où il éloignera les doses purgatives. Matin et soir les parties affectées seront frictionnées vigoureuse-ment avec de l'eau-de-vie camphrée chaude, à l'aide d'une flanelle : il faut que cette friction de quelques minutes rougisse la peau. Aussitôt qu'elle a été opérée, on essuie la peau et on pratique de suite par dessus une deuxième friction avec la pommade résolutive. (*Voyez* page 43 la manière de s'en servir.)

Nota. Les personnes qui présentent les symp-tômes précurseurs des maladies que je viens de décrire, en préviendraient le développement, en se faisant saigner du bras de temps en temps, en se dépurant le sang toutes les années pendant quelques mois, à l'aide de la poudre végétale rafraîchissante, en ayant soin de se tenir le ventre libre par quelques doses purgatives, et en ne faisant d'excès en aucun genre.

Quand on a éprouvé un ou plusieurs accès, on peut considérablement les éloigner et même opérer une cure radicale par les précautions sui-vantes : 1° On devra appliquer, tous les mois ou tous les deux mois au moins, des sangsues sur le point qui a été primitivement affecté et au nombre indiqué page 440 ; 2° de temps en temps une friction sera opérée sur le point primitivement affecté avec la pommade résolutive; 3° on prendra pendant quelques mois, tous les ans, la poudre dépurative, et on se tiendra le ventre libre avec quelques doses purgatives : il ne faut pas oublier que le canal digestif est un foyer où se prépare l'humeur rhumatismale ou goutteuse; 4° le régime sera doux et modéré, et on évitera le froid et l'humide : la flanelle est le vêtement qui convient le mieux.

TÉTANOS.

Cette affection se manifeste tout à coup ou débute lentement. La machoire se resserre, on n'avale qu'avec une grande difficulté; tantôt le corps reste droit et raide; quelquefois il se renverse en arrière ainsi que la tête, d'autres fois en avant; il y a des secousses convulsives, des douleurs vives, atroces, arrachant au malade des cris perçans. L'insomnie, le délire, la gêne de la respiration, la fixité du regard, le larmoiement, tels sont encore les symptômes de cette maladie nerveuse.

Cette maladie est due, soit à des matières âcres et bilieuses contenues dans le canal intestinal, ou bien à une irritation du cerveau. Des coups, des blessures, des plaies profondes, des vers, des peines morales, un grand froid ou une chaleur excessive ; la rentrée d'une humeur dartreuse, rhumatismale, vénérienne ou scorbutique, et en un mot tout ce qui peut irriter le système nerveux, telles sont les causes les plus ordinaires de cette maladie, qui attaque plus particulièrement les femmes et les enfans, et qui est très fréquente en Amérique, surtout parmi les nègres.

TRAITEMENT. Le moyen le plus efficace pour combattre cette maladie, quelle qu'en soit d'ailleurs la cause, c'est de purger vigoureusement le malade. Il prendra deux doses purgatives, une matin et soir tant que durera son mal. Lorsqu'il aura grandement évacué, on éloignera les doses purgatives. Si la contriction nerveuse empêchait qu'il pût avaler, on lui donnerait trois doses purgatives en un lavement, et on y ajouterait *cinq grains d'émétique.* (*Voyez* page 41 la manière de préparer ce lavement.) Dès qu'il pourra boire, il prendra la poudre végétale délayée dans une infusion de tilleul et de feuilles d'oranger.

CONVULSIONS

OU ATTAQUE DE NERFS.

Cette affection, qui est caractérisée par une secousse ou une contraction violente, alternative et involontaire de tout le corps, est souvent accompagnée de cris perçans, d'une gêne dans la respiration, et ne se termine ordinairement que par une abondance de larmes. Toutes les causes capables d'irriter le système nerveux, et que j'ai désignées à l'article *tétanos* (*voyez* page 444), peuvent produire cet état spasmodique qui est souvent périodique.

TRAITEMENT. L'emploi d'une potion éthérée et opiacée, prise par cuillerées à bouche, de demi-heure en demi-heure et puis à distance plus éloignée, suffisent quelquefois pour faire cesser l'attaque nerveuse. Lorsque les dents sont fermées, un demi-lavement avec addition de *quinze gouttes de laudanum liquide et demi-gros d'éther* remplit le même objet. Si, comme j'ai été à même de l'observer, ces moyens ne produisaient pas un effet favorable, il faudrait en venir de suite à l'emploi d'une dose purgative prise par la bouche, ou bien de deux doses prises en lavement. (*Voyez* page 41 la manière de le préparer.)

Le moyen de prévenir cette maladie chez les

personnes qui y sont sujettes, c'est de se soumettre à l'usage de la poudre rafraîchissante pendant quelques mois, de se purger d'abord tous
les cinq jours pendant six mois, et puis tous les
quinze jours pendant deux mois, durant lesquels
on continuera le dépuratif intérieur.

DANSE DE SAINT-GUY.

Les personnes attaquées de cette maladie sont
dans un mouvement continuel, involontaire,
d'une partie ou de la totalité du corps. Elles ges-
ticulent sans cesse d'une manière bizarre; elles
font des grimaces et ont des contorsions extraordinaires. Quelquefois le visage, le bras ou la jambe
sont seuls affectés de ces mouvemens singuliers.
Cette maladie, qui s'observe plus communément
chez les jeunes filles que chez les garçons, et
qui est très rare chez les adultes, doit le plus ordinairement son origine à une matière âcre et
irritante qui se trouve dans le corps, telle que
vers, éruption dartreuse ou taigneuse rén-
trée, etc., et dont l'effet est d'irriter le système
nerveux.

TRAITEMENT. Il faut donner à la personne
malade la poudre végétale, trois fois par jour,
dans une infusion de tilleul et de feuilles d'oran-

ger. On la purgera d'abord trois fois par semaine,
et puis une fois tous les huit jours, lorsqu'elle ira
mieux. On continuera ce traitement jusqu'à complète guérison.

CRAMPES.

C'est le nom qu'on donne à une crispation
nerveuse qu'on éprouve principalement aux gras
des jambes; souvent elles ont lieu aux cuisses, à
la plante des pieds et aux doigts. Si cette maladie n'est souvent qu'une légère incommodité,
d'autres fois elle doit être considérée comme l'a-
vant-coureur de la paralysie, et on doit s'empresser d'y remédier. Dans ce cas, on a lieu de
penser qu'une matière âcre et irritante qui agace
le système nerveux est la cause de cette maladie
spasmodique, qui, chez quelques personnes, est
fort douloureuse.

TRAITEMENT. On devra se purger d'abord
trois fois à trois jours de distance, puis une fois
tous les cinq jours, et après tous les huit jours
jusqu'à complète guérison. Comme il ne s'agit
pas seulement de vider le canal intestinal, mais
qu'il faut encore dépurer le sang, le malade devra
se soumettre à l'usage de la poudre végétale rafraîchissante.

ÉTOURDISSEMENT.

Cet état se manifeste ordinairement par le trouble subit des sensations, et principalement de la vue et de l'ouïe. Le malade croit voir les objets changer de couleur, tourner autour de lui et se confondre. Il éprouve des tintemens d'oreille, des vertiges, des éblouissemens, et tombe quelquefois avec perte de connaissance pendant quelques instans. L'étourdissement que je viens de décrire est souvent un signe précurseur de l'apoplexie; dès lors on doit sentir la nécessité d'y mettre un terme. Quand, au contraire, les étourdissemens arrivent par suite d'une saignée ou d'une hémorragie, dans ce cas, il n'y a qu'à arrêter le sang, par des aspersions d'eau froide sur le visage, et à respirer du vinaigre ou de l'eau de Cologne.

TRAITEMENT. Lorsque l'étourdissement est le prélude d'une apoplexie ou d'un coup de sang, on devra appliquer quinze à vingt sangsues à l'anus ou se faire saigner du bras. On se purgera quatre fois par mois pendant deux mois, et on usera de la poudre dépurative qui, en poussant aux urines et à la transpiration, dégagera la tête. Je conseille quelques lavemens pour tenir le ventre libre, et l'usage de quelques bains de pieds avec quatre onces de moutarde.

29

ÉVANOUISSEMENT,

SYNCOPE OU DÉFAILLANCE.

Cet état est très fréquemment dû à un amas de matière saburrale dans le canal intestinal. On y remédie par l'emploi de trois ou quatre purgatifs pris à dix jours de distance, et par l'emploi de la poudre dépurative, qui détruit la viscosité du sang, qui, ne pouvant circuler librement, devient une cause d'évanouissement. Les lavemens, en tenant le ventre libre, se montrent très favorables.

EXTINCTION DE VOIX.

La voix se *voile*, *s'enroue*, devient *rauque* par suite de l'engorgement de la membrane muqueuse qui tapisse l'arrière-gorge et le larynx (*organe ou canal de la respiration où se produit la voix.*) L'exercice prolongé de la parole, de la déclamation et du chant; le passage d'un air chaud et sec au froid et à l'humide; les boissons spiritueuses, les boissons froides, les bains froids, la suppression de la sueur, l'abus du mercure, l'existence d'une humeur dartreuse, vénérienne ou scorbutique, telles sont les causes les plus communes de l'enrouement. Les personnes qui ont le poumon affecté, ou qui ont un ulcère dans le larynx, ont la voix très voilée.

TRAITEMENT. La poudre végétale sera prise trois fois par jour dans du suc de carottes. (*Voyez* l'article qui traite de sa préparation.) On se purgera trois fois par semaine jusqu'à complète guérison et on prendra des bains de pieds. Lors même que l'extinction de voix aurait cessé, il n'en faudrait pas moins continuer l'usage de la poudre végétale et d'un purgatif de loin en loin, afin d'empêcher le retour de cette affection, qui a de la tendance à se reproduire. On devra se tenir très chaudement et éviter le froid des pieds. Dans l'extinction de voix, les purgatifs agissent non seulement en évacuant les matières glaireuses qui se portent sur le canal de la respiration, mais encore en établissant dans les voies basses une irritation qui enlève l'irritation des voies aériennes.

Je dois faire observer que si la voix était altérée par suite d'une humeur dartreuse, galeuse, vénérienne, scorbutique ou rhumatismale qui se serait fixée sur les organes de la voix, on devrait insister davantage sur le traitement dépuratif. (*Voyez*, d'ailleurs, le traitement qui convient aux dartres, à la gale, au scorbut et au mal vénérien.

DES VERS.

Les vers qui se rencontrent le plus ordinairement dans le canal intestinal de l'homme, sont : 1° Les vers *lombricaux ;* ils ont une forme ronde et allongée, et ressemblent aux vers de terre. 2° Les *cucurbitains ;* ils sont plats, courts et blancs, et semblables à la semence de courge. 3° Les *ascarides* ou *petits vers blancs*, semblables à ceux du fromage. 4° Le *tœnia* ou *ver solitaire*, dont la longueur, qui varie, peut aller jusqu'à quatre-vingts aunes. Ce ver, qu'on a appelé ver solitaire, parce qu'on avait cru qu'il pouvait exister seul, ce qui est contredit par l'expérience, puisqu'on en a trouvé cinq à six à la fois, ce ver, dis-je, est composé de différens anneaux ou articulations, chacun de la longueur d'un jusqu'à deux pouces, qu'il peut perdre l'une après l'autre sans cesser de vivre, pourvu que la tête lui reste.

L'origine des vers est très obscure; cependant il serait difficile de douter qu'ils ne fussent pas le produit de la corruption de nos humeurs. Les matières saburrales qui croupissent dans le canal intestinal, les matières glaireuses et pituiteuses qui sont susceptibles de se vivifier sous l'influence du principe vital, ne deviennent-elles pas une cause fréquente de la production de ces insectes malfaisans, ainsi que l'expérience l'a confirmé. Les personnes qui se nourrissent de crudités, de fruits malsains ou véreux, de viandes ou de fromages qui tournent à la putréfaction; qui boivent des eaux stagnantes, l'usage du cidre, le lait fermenté, telles sont les causes les plus ordinaires des vers. Les femmes et les enfans, plus glaireux de leur nature que les adultes et les vieillards, y sont plus disposés. Les personnes d'une constitution faible et maladive, celles affectées d'écrouelles, de dartres ou de toute autre espèce d'âcreté humorale, sont très souvent en proie aux ravages de ces animaux parasites, qui s'approprient les sucs qui doivent nous nourrir et deviennent une source de maigreur. Si l'on considère que l'on trouve des vers chez l'enfant qui tette et même chez le fœtus qui n'a point encore vu le jour, peut-on nier que l'affection vermineuse ne soit quelquefois *héréditaire*. Des observations nombreuses prouvent d'ailleurs que des familles, des générations entières ont été tourmentées par ces insectes avides qui deviennent une source fréquente de beaucoup de maladies. Une pâleur, une maigreur continuelle, des maux de tête, des lassitudes générales, des palpitations de cœur, des convulsions, des évanouissemens, des irritations nerveuses dans quelque partie du corps, des douleurs d'estomac, du ventre, la gêne de la respiration, et une foule d'autres affections peuvent devoir leur origine à la présence des vers. Ce n'est pas seulement dans le canal intestinal où ils se logent, on les rencontre encore dans diverses cavités du corps. Quelques faits le prouveront.

Un enfant de cinq ans se plaignait d'une douleur aiguë vers la racine du nez, une fièvre lente le dévorait, il expira dans les convulsions. A l'ouverture du crâne, on trouva un ver qui avait cinq pouces de long.

Baglivi rapporte qu'un homme de quarante ans, tourmenté de douleurs atroces dans l'estomac et la poitrine, et éprouvant des convulsions de quart d'heure en quart d'heure, mourut. Avant d'expirer, le malheureux disait qu'il lui semblait avoir le cœur et le ventre rongé par des chiens. On ouvre le cadavre, et on trouve dans l'enveloppe du cœur, un ver noirâtre, couvert de poils et en vie; son corps avait quatre doigts de long. Le cœur était d'une couleur livide.

Une femme, âgée de quarante-cinq ans, ayant cessé d'être réglée, avait une obstruction du foie; elle était maigre et jaune, et rendait parfois des vers par pelotons. Elle mourut, on l'ouvrit, et on trouva le foie pourri et rempli d'une immense quantité de petits vers. J'ajouterai qu'il n'est pas de parties du corps où on ne puisse trouver des vers; ils percent quelquefois l'estomac et les intestins, et tombent dans la cavité du ventre. Ils percent la vessie, s'y introduisent et produisent les plus grands ravages. On a vu des femmes rendre ces insectes par la matrice. Je ne finirais pas si je voulais signaler tous les désordres, toutes les incommodités auxquelles peuvent donner lieu ces animaux, qui influent sur le système nerveux d'une manière souvent tellement singulière, que nos facultés morales en sont troublées.

Les signes qui peuvent faire soupçonner l'existence des vers, sont les suivans : On éprouve quelquefois une faim vorace revenant par accès irréguliers, des dégoûts pour certains alimens, de la salivation, des hoquets, des envies de vomir et des renvois d'une odeur aigre. Quelquefois on rend des matières acides; l'haleine est aigre et d'une fétidité particulière. On est sujet à des coliques, à des dévoiemens, à des épreintes, à des démangeaisons à l'anus; le ventre est balloné, empâté, et on ressent des douleurs dans quelque point du canal intestinal, des bourdonnemens d'oreille, des démangeaisons aux ailes du nez, et la pupille des yeux est dilatée, surtout chez les enfans. La face est livide, les yeux sont cernés, on grince des dents et on a des mouvemens brusques pendant le sommeil. Quelquefois on éprouve une petite toux sèche; on a des frissons, des douleurs aux poignets; souvent on ressent un bien-être marqué après avoir bu un verre d'eau froide. Les nombreuses sympathies que le canal intestinal entretient avec toutes les parties

du corps, par l'intermédiaire du système nerveux, expliquent la multiplicité de sensations
plus ou moins douloureuses ou incommodes, auxquelles on peut se trouver en proie par suite de
la présence des vers.

TRAITEMENT. Tuer les vers, les expulser et
empêcher qu'il ne s'en développe de nouveaux,
telle est l'indication à remplir. Voici comment
on y procède. Le malade ayant été préparé pendant sept à huit jours par l'usage de la poudre
rafraîchissante, on lui donne la décoction suivante qu'on peut sucrer : *Mousse de Corse,
demi-once; eau pure, cinq onces;* faites bouillir
pendant dix minutes et coulez. On peut prendre
cette décoction froide ou chaude, c'est au choix.
On pourra remplacer la mousse de Corse par
deux gros de racine de fougère mâle en poudre,
incorporée dans du miel ou dans un peu d'eau
sucrée. Deux heures après avoir pris un de ces
deux moyens, dont l'effet est de détruire les vers,
on les expulsera par l'emploi d'une dose purgative. (*Voyez* page 39 la manière de la prendre.)
Si on avait lieu de supposer qu'une ou deux doses
des deux moyens combinés, ne pussent suffire pour
expulser tous ces insectes malfaisans, on pourrait
en répéter l'emploi plusieurs fois, à quelques
jours de distance. Le malade n'en devra pas moins
continuer la poudre végétale pendant quelque

temps, et se purger de loin en loin afin de détruire entièrement le germe de cette disposition vermineuse.

Traitement du ver solitaire. On se prépare par l'emploi de la poudre végétale pendant vingt jours; au bout de ce temps, on use de la boisson suivante, préparée ainsi qu'il suit : *Écorce de la racine du grenadier, deux onces; faites bouillir dans quatre verres d'eau réduits à trois par l'ébullition;* prenez un verre d'heure en heure. Une heure après avoir pris le dernier verre, on avalera une dose purgative afin de hâter l'expulsion du ver. Si elle n'avait pas lieu le premier jour, on répéterait pendant deux ou trois jours ce même traitement. Quelques purgatifs de loin en loin et l'usage du dépuratif interne, pendant quelques mois, empêcheront toute récidive. Le traitement que je viens de proposer n'a jamais manqué son effet. J'ai guéri des malades qui ont rendu des vers solitaires qui avaient quinze, vingt, trente, quarante, soixante et quatre-vingts aunes de longueur.

DES POUX.

Soit que les poux existent à la tête, soit qu'ils s'établissent dans toute l'habitude du corps, soit qu'ils occupent plus particulièrement les parties génitales (et ils ont alors reçu le nom de morpion en raison de leur petitesse), ils sont toujours causés par le défaut de propreté, ou bien par la corruption des humeurs. Il est facile de concevoir que si on laisse croupir sur la tête des enfans, les humeurs qui y affluent avec abondance, ces humeurs se putréfient et font éclore des poux souvent en très grande abondance, ce qui, fort souvent, les fait maigrir et jaunir. Si la peau, chez les grandes personnes, n'est pas débarrassée par des bains ou par un fréquent lavage, de la crasse et de l'humeur transpiratoire qui s'y accumule, il en résulte encore une grande quantité de poux qui produisent des maladies de peau. Ces insectes se multiplient d'une manière dégoûtante chez les prisonniers, les galériens, et les matelots, personnes qui vivent souvent au sein de la misère, ne se couvrent que de laine, et ne changent que rarement de linge.

Lorsque, malgré tous les soins de propreté possibles, les poux s'engendrent à la tête, sur le dos, à la poitrine, au ventre et dans toutes les parties velues, on a lieu de penser qu'ils doivent leur origine à une humeur teigneuse et écrouelleuse chez les enfans, dartreuse, galeuse ou vénérienne chez les grandes personnes. Il est digne de remarque que le *morpion* coïncide

très fréquemment avec l'existence du virus vénérien.

TRAITEMENT. Il faut tous les jours peigner
et brosser la tête des enfans; de temps en temps
on doit la leur laver avec une eau chaude fortement savonneuse. Si les poux attaquent la peau,
il faudra souvent prendre des bains, ou se la
laver et changer fréquemment de linge. Si les
parties velues étaient affectées, il serait nécessaire, pour détruire ces insectes, qui pullulent
alors avec une extrême rapidité, et qui, en susci-
tant d'insupportables démangeaisons, produisent
sur la peau des boutons incommodes, il serait
nécessaire, dis-je, de frictionner fortement la
peau et les poils avec la *pommade résolutive.* On
ferait cette opération tous les soirs, et le matin,
on prendrait un bain. On continuerait ces deux
moyens jusqu'à complète destruction de cette
vermine. Si les poux coïncidaient avec une affection dartreuse, teigneuse, galeuse ou vénérienne,
il serait nécessaire de suivre le traitement indiqué
pour chacune de ces maladies.

DES VENTS.

Ils se développent dans l'estomac et les intestins. Lorsqu'on ne les rend qu'avec difficulté, ils

produisent des coliques et des envies de vomir ;
leur odeur est acide, amère ou fétide. Il est des
cas où ils s'accumulent en si grande abondance,
que le ventre en est tendu, élastique, et retentit
comme un tambour quand on le frappe. Cette
maladie est ce qu'on appelle *tympanite*. Toutes
les personnes attaquées d'affections nerveuses,
sans exception, sont tourmentées par des vents
qui sont une source de douleurs et d'incommodités. Souvent les vents se logent sous la peau,
et sont la cause des points douloureux qu'on
éprouve vers certaines parties. D'autres fois,
ce n'est que sympathiquement que les vents
contenus dans l'estomac et les intestins produisent des douleurs dans différentes parties du
corps.

L'abus des alimens crus et venteux, comme
les viandes séchées, les fèves, les choux, les haricots, les boissons excitantes, la constipation,
un embarras du canal intestinal, et en un mot,
toutes les causes capables d'échauffer, deviennent
une source de vents, quel que soit l'endroit qu'ils
puissent occuper.

TRAITEMENT. Les diverses substances qu'on
met en usage pour chasser les vents, telles que
les infusions de camomille, de menthe, de sauge,
de coriandre, d'anis, produisent un soulagement
momentané ; mais comme toutes ces substances

sont irritantes, elles ne peuvent qu'accroître le mal au lieu de le guérir. Je ne trouve pas de moyen plus convenable pour soulager et guérir, que de faire usage de la *poudre végétale dépurative*. Comme elle est rafraîchissante et calmante, elle détruit l'effet et la cause du mal. Elle devra être continuée quelques mois, car ce n'est qu'insensiblement que l'on ramène l'estomac et les intestins à leur état normal ou primitif. S'il y a constipation, on devra se purger une fois tous les huit jours avec *une demi-dose purgative* ou dose entière au besoin. Je conseille aussi l'emploi des lavemens. Le malade devra s'abstenir de provoquer volontairement la sortie des vents, parce qu'on développe ainsi un état nerveux des organes digestifs, qui est essentiellement préjudiciable. Il deviendra avantageux de se frictionner de temps en temps le ventre avec une flanelle imbibée d'eau de Cologne. Ce sera compléter le traitement que d'être sobre, de faire de l'exercice et de se distraire. Lorsque cette maladie est héréditaire, ce dont j'ai vu beaucoup d'exemples, on doit sentir la nécessité d'insister plus long-temps sur le traitement que je viens d'indiquer.

AMAUROSE

OU GOUTTE-SEREINE,

Ce chapitre n'est que la suite et le complément de celui intitulé *Maladie des yeux*, page 341.

L'amaurose, qu'on appelle encore cécité, est ordinairement caractérisée par la perte totale ou presque totale de la vue. Ses symptômes avant-coureurs sont l'affaiblissement de la vue sans causes manifestes, des mouches, des flocons et des filamens qu'on croit voir voltiger, et quelquefois des douleurs profondes dans la tête.

Les causes qui produisent cette maladie, qui est très souvent héréditaire, sont très nombreuses. Je me contenterai d'en signaler les principales : ce sont des évacuations sanguines supprimées, des éruptions cutanées rentrées, la fièvre putride ou maligne, l'apoplexie, des chutes, des coups à la tête, les rayons du soleil dardés directement dans les yeux, le froid, le serein, les autres intempéries de l'air et quelquefois la grossesse peuvent y donner lieu. Des hémorragies, des saignées ou d'autres évacuations abondantes, la suppression de la transpiration, le coït immodéré, une cicatrice de l'œil peuvent encore en être les causes; mais la plus fréquente de toutes, c'est un principe vénérien, galeux, scorbutique et plus souvent encore dartreux et écrouelleux. Toutes ces causes agissent en comprimant le nerf optique, en le paralysant ou en modifiant sa sensibilité. Ce nerf, organe principal de la vision, en proie à une modification maladive due à une humeur dartreuse ou écrouelleuse, acquise ou héréditaire, ne peut recouvrer le libre exercice de ses fonctions, que par son dégorgement complet, qui ne peut jamais avoir lieu que par un traitement dépuratif énergique. Je trouve que les médecins modernes ont trop perdu de vue toute l'influence qu'une disposition humorale peut avoir sur l'organe de la vue; et si les médecins anciens obtenaient plus de succès que nous dans le traitement de l'*amaurose*, c'est qu'ils avaient recours à l'emploi des dépuratifs et des évacuans. J'ai marché sur leurs traces; et, mieux éclairé du flambeau de l'anatomie pathologique, j'ai apporté d'importantes modifications au traitement d'une maladie qui fait le désespoir de la médecine.

TRAITEMENT. Si les bornes de cet ouvrage ne m'imposaient l'obligation d'être concis, je signalerais toutes les modifications dont le traitement de la *cécité* est susceptible; modifications relatives au tempérament, à l'âge du sujet; relatives aussi à la cause de la maladie. Mais aurais-je encore rempli entièrement ma tâche? Non, car il faut étudier attentivement le malade, l'effet des médicamens sur son organisation, saisir les plus

légères nuances d'améliorations, afin d'agir souvent vigoureusement, et de hâter le prompt dégorgement, soit du nerf optique, soit des membranes environnantes. Toutefois, traçons quelques
règles générales, afin de donner une idée de notre
méthode, qui compte de nombreux succès.

C'est parce que je suis pénétré de cette vérité,
que toutes les substances qui poussent à la peau
et aux urines tendent à dégorger nos organes
intérieurs, que je soumets toutes les personnes
affectées de cécité à l'usage de la poudre dépurative. Sous l'influence de ce moyen, les selles sont
plus faciles, la tête devient plus libre et le sang
se régénère par l'expulsion des principes âcres
qui l'assiègent.

Ce n'est pas par les seules voies de la transpiration et de l'urine qu'on évacue les matières
humorales qui nuisent à notre économie; et
comme l'impression des purgatifs sur le canal
intestinal y fait aborder les humeurs avec plus
d'abondance, on sent que ces substances évacuantes doivent être d'un grand avantage dans
plusieurs affections du cerveau, telles que l'apoplexie et l'épilepsie dans certaines altérations de
l'ouïe et plus particulièrement de la vue. Bordeu
avait parfaitement apprécié cette correspondance
que les entrailles entretiennent non seulement
avec la tête, mais encore avec toutes les parties du corps; et c'est ainsi qu'il rendait raison

des bons effets que produit le dévoiement dans les maladies des yeux. Cet illustre médecin observe que la nature elle-même suit souvent ce procédé pour remédier à des maux de tête, à des douleurs de poitrine, de là, le danger des constipations opiniâtres, dont les inconvéniens s'étendent a toutes les autres parties de l'économie animale, constipations qui, particulièrement dans les maladies des yeux, réclament non seulement l'emploi fréquent des lavemens, mais encore des purgatifs qu'on devra répéter tous les jours pendant trois, quatre, cinq, six fois de suite, selon que la maladie est plus ou moins grave. C'est lorsqu'on en obtient des améliorations marquées, qu'on peut éloigner les doses purgatives.

Souvent les paupières sont affectées de dartres ; elles réclament alors l'emploi de la *pommade résolutive*. D'autres fois, j'ai recours à l'emploi des vésicatoires au cou, derrière les oreilles et fréquemment vers une partie de la tête qui a, je m'en suis convaincu, une relation très grande avec les yeux. Enfin, je suis parvenu à combiner un mode de traitement, qui doit subir des modifications selon les circonstances, et qui, je puis le dire, est le seul qui ait obtenu jusqu'à ce jour les plus heureux résultats.

Observations. Un monsieur, âgé de quarante-trois ans était affecté, depuis cinq ans, d'une cécité com-

plète des deux yeux ; il portait, sur le front, des boutons qui étaient de nature dartreuse. Soumis à mon
traitement pendant quatre mois, il y voit aujourd'hui
parfaitement, de l'œil droit ; le gauche seulement n'a
que très imparfaitement recouvré ses facultés.

Une dame, de vingt-sept ans, affectée depuis huit
ans d'un gonflement des paupières avec perte des cils
et écoulement purulent, ainsi que d'un tel affaiblissement dans la vue qu'elle ne se conduisait que très
difficilement, a été guérie radicalement par ma méthode. Elle fut confiée à mes soins par le docteur
Peyre, médecin en chef de l'établissement des eaux
de Tivoli, qui a été le témoin de quelques guérisons
remarquables.

Un enfant, âgé de quatorze ans, avait eu, dans sa
jeunesse, les glandes du cou engorgées, elles per-
cèrent, le mal fit des progrès, et jusqu'à l'âge de vingt
ans, tout son cou n'était qu'une plaie dégoûtante. A
cette époque de la vie, la cicatrisation s'opéra, et il
paraissait jouir d'une santé parfaite. Cependant sa vue
s'affaiblissait de jour en jour ; et tandis que les paupières devenaient rouges et s'abreuvaient d'une matière purulente, le mal fit de tels progrès, que le
malade perdit entièrement la vue. Tous les oculistes
avaient vainement tenté de combattre cette maladie.
N'agissant que localement, ils avaient oublié qu'il y
avait un principe écrouelleux à détruire ; aussi n'ob-
tinrent-ils pas le moindre succès. Appelé à donner
mes soins à ce jeune homme, qui était venu du fond
de l'Écosse pour chercher un remède à ses maux,
j'eus le bonheur d'améliorer sa pénible position au

bout de deux mois, et de le guérir radicalement après un traitement suivi pendant huit mois avec ponctualité.

Le duc d'Aumont, premier gentilhomme de la chambre sous le règne de Charles X, avait une maladie des paupières fort grave avec affaiblissement total de la vue. Par mes soins, il obtent une guérison radicale.

MALADIE DES DENTS.

La première digestion se fait dans la bouche. Cet axiome est vrai, car les alimens bien broyés fatiguent moins l'estomac et se digèrent plus facilement ; de là, la nécessité d'entretenir les dents et de soigner celles qui sont malades, afin de les conserver le plus long-temps possible. Les dents sont sujettes à beaucoup d'affections; mais ne voulant m'occuper que des plus fréquentes, je dirai les moyens de combattre les douleurs de dents lors même qu'elles ne sont pas cariées ; j'indiquerai les soins qu'elles exigent lorsqu'elles le sont; je ferai connaître les moyens d'enlever le tartre qui s'incruste sur les organes dentaires.

Par la même raison qu'on peut hériter de ses parens d'un poumon, d'un foie, d'un cerveau, d'un estomac portant un germe de maladie, on peut de même apporter en naissant une disposition aux malaies des dents. Bien plus, il suffit qu'on ait reçu le lait d'une nourrice dont la bouche était dans un mauvais état, pour qu'on soit disposé à avoir de mauvaises dents : aussi, les parens ne devraient-ils confier leurs enfans qu'à des nourrices dont la bouche est saine.

Il est digne de remarque que toutes les personnes qui ont dans le sang un vice écrouelleux, dartreux, scorbutique, vénérien, rhumatismal ou goutteux, sont plus sujettes à voir leurs dents se carier et devenir le siége de douleurs souvent atroces.

TRAITEMENT. La membrane qui tapisse la racine de la dent est quelquefois enflammée, ce qui a souvent lieu par suite des courans d'un air froid, par des lotions sur la tête avec de l'eau froide, par la rentrée de la transpiration; dans ce cas, on éprouve une douleur sourde et puis aiguë, la gencive ne tarde pas à se gonfler, à devenir rouge et douloureuse, et souvent le gonflement se propage à la joue; dans cet état, la dent paraît saine, et cependant le malade est en proie aux plus vives souffrances; souvent l'inflammation disparaît, et d'autres fois il se forme un dépôt qui perce de lui-même ou qu'il faut ouvrir. Cet état doit être combattu par des gargarismes, composés avec des décoctions d'eau de guimauve et de tête de pavot, par des cataplasmes de mie de pain et d'eau appliqués à nu

sur la partie de la joue correspondant au point
douloureux. On boira une tisane de guimauve
tiède et sucrée, et on prendra quelques bains de
pieds très chauds, avec addition de *quatre onces
de farine de moutarde*. Si, malgré ces moyens,
l'inflammation se montre opiniâtre, on devra appliquer huit à dix sangsues sous la mâchoire et
en venir au traitement dépuratif, parce qu'on
doit supposer avec quelque raison que le mal
est entretenu par une *âcreté du sang*. Dans ce
cas, le malade sera soumis à l'usage de la *poudre
dépurative*, et sera purgé de deux jours l'un jusqu'à ce que la mâchoire soit débarrassée. Après,
on se purgera de quinze en quinze jours pendant trois ou quatre fois, et on continuera le
traitement dépuratif, afin d'empêcher le retour
de la même maladie, ce qui arrive très fréquemment.

Lorsqu'une dent est cariée et qu'on commence
à éprouver quelques douleurs, on a lieu de supposer que le nerf (qui existe dans chaque dent)
est à nu et en contact avec l'air atmosphérique;
dans ce cas, il faut s'empresser de faire plomber
la dent et à chaud; par ce moyen, le nerf, soustrait à toute influence extérieure, n'est plus une
cause de douleur, et on peut conserver la dent
malade nombre d'années. Lorsqu'on éprouve des
douleurs tellement vives qu'on ne pourrait que
les accroître par le plombage, il faut recourir

à d'autres moyens. Chez quelques personnes, l'application d'une eau émolliente, d'un peu de coton imbibé de laudanum, sont des moyens suffisans pour calmer l'irritation. D'autres n'éprouvent du soulagement que par des applications excitantes qui modifient la sensibilité nerveuse et engourdissent en quelque sorte le nerf dentaire. Un moyen dont je me suis servi avec avantage, c'est le suivant : *Teinture de girofles, demi-gros; esprit de cochléaria, demi-gros; essence de menthe, demi-gros;* mélanger cette préparation et en imbiber un morceau de coton ou d'amadou plucheux qu'on introduit dans la dent cariée. L'emploi journalier de ce moyen use la sensibilité du nerf et permet plus tard de plomber la dent.

Quelquefois il existe sur les dents du tartre, matière jaune, grise, verdâtre ou noirâtre qui les déchausse, irrite les gencives, en produit la suppuration et y développe un état scorbutique qui répand une odeur infecte. La première indication à remplir, c'est d'enlever le tartre; on y parvient à l'aide de l'instrument dirigé par une main habituée à cette opération (1). On empêche

(1) Ici se retrouve naturellement sous ma plume le nom d'un des plus célèbres chirurgiens-dentistes de l'époque , M. Désirabode, dont le savoir et la dextérité sont depuis long-temps connus. Son génie mécanique a vaincu en quelque sorte la nature, car j'ai vu des dents artificielles isolées , et même des rateliers entiers, tromper l'œil le plus exercé et se jouer de toutes les in-

la formation de ces matières, en dirigeant, tous les matins, sur les dents, une brosse imbibée d'eau et chargée de la poudre suivante : *Os de sèche porphyrisé, une once; quinquina en poudre, deux gros; ratanhia en poudre, six gros*, mêlez. Si les gencives sont gonflées et dégagent une odeur fétide, on se rincera la bouche, matin et soir, avec de l'eau-de-vie de Gayac pure ou mélangée à égale quantité d'eau pure. Si l'infection était grande, on pourrait ajouter à ce mélange deux cuillerée à bouche d'*eau chlorurée*. C'est encore une erreur que de croire que dès qu'on a porté un instrument dans la bouche, il faut sans cesse avoir recours à ces mêmes moyens. Peut-on véritablement se dispenser d'y avoir recours, lorsqu'il s'agit d'arracher une dent dont l'existence pourrait quelquefois compromettre la santé des dents voisines? peut-on encore s'en dispenser, lorsqu'il faut enlever le tartre, matière dure, en quelque sorte pierreuse, qui détruit l'émail des dents? Non. On ne peut quelquefois éviter l'emploi de ces moyens mécaniques; mais ce dont on ne doit jamais faire usage, ce sont les préparations acides, qui blanchissent il est vrai, mo-

vestigations. C'est toujours avec enthousiasme que j'admire tout ce que peut l'homme, lorsqu'il est à la fois guidé par l'amour de la gloire et le bien de l'humanité.

Mes lecteurs de province me sauront gré de leur faire savoir que M. Désirabode demeure Palais-Royal, n. 154, à Paris.

mentanément les dents, mais au dépend de leur
émail qu'elles détruisent, ce qui est une cause
fréquente de carie. Toutes les fois qu'un moyen
dentifrice aura des qualités acides, il devra être
rejeté comme essentiellement nuisible. Enfin ,
lorsque les dents ont une très grande tendance à
se carier, qu'on a lieu de supposer un transport
humoral vers la bouche, et qu'on a quelque
motif de penser qu'on est en proie aux ravages
d'une acrimonie dartreuse, galeuse, écrouelleuse, rhumatismale ou vénérienne, il faut se
soumettre à un traitement dépuratif d'autant
plus prolongé, qu'on a lieu de soupçonner que la
maladie des dents et des gencives est héréditaire.

OBÉSITÉ

OU EMBONPOINT EXCESSIF.

Cet état est occasionné par une abondance
de graisse qui s'accumule sous la peau et augmente prodigieusement la masse du corps. Il ne
commence guère à se montrer que de trente
à quarante ans, présente une foule de degrés, et
ne peut être considéré comme maladif, que lorsque la graisse s'accumule dans certaines parties
du corps, en telle quantité, qu'elle y trouble les
fonctions. Les personnes affligées d'un embonpoint outre mesure ne peuvent accélérer leur
marche, ou monter un escalier sans être essouf-

flées. Hippocrate à dit, avec raison, que les individus trop gras étaient plus exposés à périr subitement que ceux qui sont maigres. Il est digne d'observation que les personnes trop chargées d'embonpoint sont plus disposées aux apoplexies et aux maladies du cœur.

Parmi les nombreux exemples d'obésité, il en est un tellement remarquable, qu'il mérite d'être mentionné. Une jeune Allemande en est l'objet; elle pesait treize livres à l'époque de sa naissance, quarante-deux à six mois, cent cinquante à quatre ans et quatre cent cinquante à vingt ans. A l'âge de six ans, elle pouvait porter sa mère, et annonçait un très grand développement dans la taille et les forces physiques; à vingt ans, elle avait cinq pieds cinq pouces de hauteur et autant de circonférence. Ses bras avaient dix-huit pouces de circonférence, et la graisse y formait des bourrelets; elle était très sensible au froid. Elle pouvait porter, de chaque main, un poids de deux cent cinquante livres. Elle fut réglée à neuf ans. Elle mangeait beaucoup de laitage pendant son enfance; et, depuis plusieurs années, elle ne consommait pas plus d'alimens qu'une personne ordinaire; elle buvait beaucoup de thé. Sa santé n'avait jamais éprouvé le moindre dérangement, et elle était fort gaie.

Les individus affectés d'obésité ont une tendance continuelle au sommeil; ils sont apathiques, n'ont que des sensations obtuses, et ont l'intelligence paresseuse. Il est digne de remarque que les maladies auxquelles ils sont en proie, sont généralement peu douloureuses ; et souvent il s'opère chez eux un travail maladif tellement insensible, qu'ils perdent la vie par une affection qui se développe tout d'un coup, et qui, à leur insu, se préparait de longue main.

Quoiqu'on ne connaisse que fort peu la cause de l'obésité, on sait cependant qu'une très grande activité des organes de la digestion, l'usage des mets succulens, des boissons chaudes et sucrées, le repos, l'oisiveté ou l'exercice modéré de l'équitation, le séjour au milieu des émanations animales, comme dans les boucheries, la perte d'un membre, la castration, l'usage continu des bains chauds, l'abus des saignées, le sommeil trop prolongé, surtout après le repas, et le calme des passions peuvent la produire; mais il faut en outre une prédisposition dans l'individu, prédisposition souvent héréditaire, et qui paraît consister dans une grande activité du tissu cellulaire (*membrane qui est sous la peau et qui contient la graisse*).

TRAITEMENT. On parvient à arrêter le développement de l'embonpoint et à le diminuer lorsqu'il existe, en renonçant à une nourriture trop abondante ou trop substantielle, en substi-

tuant aux viandes succulentes les végétaux frais,
les fruits aqueux et l'eau pure. A ce régime tem-
pérant, on joindra les exercices fréquens; on ne
restera au lit qu'un temps strictement nécessaire
pour le sommeil, c'est-à-dire six ou sept heures.
Dans le but d'exciter les urines et la transpiration insensible, fonctions dont le trop d'activité est une cause de maigreur, on devra user
de la poudre végétale, qui pousse fortement aux
urines. On atteindra le but désiré par l'emploi
des purgatifs pris à intervalles de dix à quinze
jours; leur action, en faisant affluer les fluides
nutritifs vers le canal intestinal, s'opposeront au
développement de l'état graisseux de la peau.
Lorsque le ventre et les mamelles ont acquis un
trop grand développement, on doit exercer une
compression légère sur ces parties, à l'aide des
corsets.

DE LA MAIGREUR.

Cet état maladif où la graisse disparaît entièrement et où la peau décolorée et ayant un aspect
terreux est en quelque sorte collée sur les os,
est quelquefois poussé à un tel degré chez certains malades, que l'on croirait voir marcher des
squelettes vivans. Ma pensée est encore frappée
d'un pénible souvenir. J'ai vu un enfant, âgé de
seize ans, qui, par suite de la dangereuse habitude de la masturbation, était arrivé à un tel

degré de maigreur et de dessèchement, qu'en éclairant la partie postérieure de son corps, on apercevait les organes du ventre comme s'ils avaient été placés sous un verre transparent. C'est avec une douloureuse émotion que j'ai étudié et vu de mes yeux l'action des organes, le travail de la vie, chez cette infortuné victime d'un funeste penchant. Si la maigreur est presque toujours la conséquence d'un état maladif d'un organe, d'autres fois elle a lieu par suite de la jalousie ou de toute autre passion violente. Elle peut être déterminée par des travaux excessifs, par des veilles prolongées, par de longues maladies, par de longues abstinences, par une diète trop sévère, par l'abus des liqueurs spiritueuses.

La maigreur arrive encore par suite d'une grande vieillesse, par l'apauvrissement du sang et par l'âcreté de nos humeurs. Peut-on méconnaître cette vérité, lorsqu'on voit des individus couverts de dartres, de boutons et de plaies, être dévorés d'une fièvre brûlante, et devenir d'une excessive maigreur?

S'il faut reconnaître qu'il est dans la nature de quelques individus d'être maigres puisqu'ils n'en jouissent pas moins d'une bonne santé, il faut reconnaître aussi que quelquefois le corps se dessèche, sans qu'on puisse toujours apprécier la cause d'un tel dépérissement. Je ne croirais pas cependant m'éloigner de la vérité, en l'attribuant à une décomposition du sang et à ce manque des qualités réparatrices nécessaires à ce fluide, pour l'accomplissement de la santé et de la vie.

TRAITEMENT. Si l'amaigrissement est dû à une affection du poumon, du foie, de l'estomac, ou de tout autre organe, on devra avoir recours au traitement indiqué dans ces divers cas. (*Voyez* la table des matières.) S'il est dû à une longue maladie, à une abstinence prolongée, à une diète trop sévère, on devra avoir recours à une nourriture substantielle, à laquelle on arrivera peu à peu en commençant par des bouillons, des légumes, des gelées animales, et arrivant insensiblement aux viandes blanches. Si la maigreur était particulièrement due à une maladie de l'estomac, on retirerait les plus grands avantages du laitage pris en boisson, en potages ou en crêmes, pour toute nourriture. Si on a lieu de supposer qu'une âcreté humorale, une décomposition du sang peut être la source d'un dépérissement continuel, il sera nécessaire de se soumettre à l'usage de la *poudre végétale* pendant quelques mois, de faire usage d'une bonne nourriture et de respirer un air pur.

Les fonctions de la vie ont quelquefois affecté une marche tellement vicieuse, qu'il est nécessaire de leur imprimer un mouvement qui remonte en quelque sorte la machine animale et la mette dans une voie plus convenable. A ce titre, l'emploi de cinq à six purgatifs, pris à cinq jours de distance, ont produit les plus heureux effets; car j'ai vu nombre de malades recouvrer par ce moyen une santé florissante. Les purgatifs agissent ici comme le feraient des maladies graves, qui changent quelquefois tellement l'organisation de certains individus, qu'ils acquièrent une force, une vigueur à laquelle ils ne pouvaient espérer d'atteindre. Si le dépérissement est dû à des passions, il faut chercher à les vaincre. Mais sont-ils nombreux ces êtres qui ont le pouvoir de mettre un frein à ces mouvemens impétueux de l'âme? Non. La faiblesse pour nos penchans est notre apanage, et je trouve plus de philosophie dans les livres que dans le cœur de l'homme.

DE LA FIÈVRE EN GÉNÉRAL,

DES FIÈVRES EN PARTICULIER ET DES FIÈVRES D'ACCÈS.

Toutes les fois que les battemens du pouls sont plus fréquens, qu'il y a augmentation de chaleur, et trouble dans une ou plusieurs de nos fonctions, il y a ce que l'on appelle fièvre. Elle est toujours la conséquence de l'état d'irritation ou d'inflammation d'un ou de plusieurs de nos organes externes ou internes. C'est là une vérité aussi claire que le jour; car la fièvre n'est pas, ainsi qu'on l'avait pensé, une maladie *par elle-même*, mais bien au contraire le signe, l'indice qu'un organe est malade. Voici ce qui se passe dans ce cas. Tous nos organes sympathisent avec le cœur, soit par les vaisseaux, soit par les nerfs; il s'ensuit de là que l'irritation de l'organe malade se transmet au cœur, foyer principal de la circulation, qui, battant alors avec plus de force, détermine par conséquent l'accélération du pouls, et dans un temps voulu, un plus grand développement de chaleur (1); que l'organe affecté cesse d'être irrité, et la fièvre disparaît, puisqu'elle n'en est que la conséquence. Le froid que l'on éprouve, lors même qu'on a la fièvre, tient à ce que le sang se portant plus à l'intérieur, la peau se trouve privée de la chaleur, qui, comme je l'ai dit plus bas, émané du sang.

Si la fièvre arrive fréquemment, surtout chez des individus irritables, par suite d'un panaris, d'un clou ou furoncle, d'un érysipèle, d'une plaie récente, d'une inflammation des yeux, des oreilles, etc., il faut reconnaître qu'elle

(1) Comme c'est le sang qui dégage la chaleur dans toutes les parties de notre corps, il est facile de concevoir que si son mouvement est augmenté, la chaleur qui se dégage doit s'accroître dans les mêmes proportions.

doit plus souvent son origine à l'état maladif
des organes intérieurs affectés d'une inflammation aiguë, lente ou chronique. Et ce que les
auteurs ont désigné sous les noms divers de
fièvre inflammatoire, *pituiteuse*, *bilieuse*, *putride*, *maligne* et *jaune*, ne sont que l'inflammation de l'estomac et des intestins, ayant des degrés différens de force et de gravité selon les
tempéramens. Que l'on ne croie pas que la bile
soit dans ce cas la cause de ce que l'on appelle
fièvre bilieuse, elle n'est au contraire que l'effet
de l'irritation de l'estomac, qui, se propageant
au foie, prépare et verse dans un temps voulu,
une plus grande quantité de bile dans l'estomac.
Prendre l'émétique dans ce cas, c'est ajouter à
l'irritation, et il est plus rationnel de la diminuer
par des moyens adoucissans. Dans un rhume du cerveau, par exemple, où l'on rend en abondance par
le nez des matières jaunes et vertes, ne cessent-
elles pas d'elles-mêmes lorsque l'irritation a cessé?
Puisque les fièvres ne sont que l'indice de l'inflammation, du *feu* qui les produit, comment expliquer l'état de faiblesse, l'état d'anéantissement
des forces où la fièvre conduit presque toujours
les malades lorsqu'elle arrive à un haut degré?
Qui dit inflammation, dit augmentation des forces
dans la partie irritée ; or, comment arrive-t-il
que plus l'inflammation est violente, plus les
forces sont anéanties? La réponse est facile. En

effet, si la faiblesse est dans les muscles (chairs),
dans les organes du mouvement, c'est parce que
la force et l'activité sont concentrées à l'intérieur sur les points enflammés, ainsi que le démontre évidemment l'ardeur qui consume les
malades.

Qu'on me permette un raisonnement arithmétique pour mieux me faire comprendre. Si les
forces vitales de l'homme représentent n° 10, et
que pour qu'il y ait santé parfaite, il faille n° 5 à
l'intérieur et n° 5 à l'extérieur, il s'ensuit que
si par l'irritation, qui n'est que l'exagération des
forces vitales, n° 7 se trouve à l'intérieur, il ne
devra rester extérieurement que n° 3; de là,
nécessairement, fatigue, faiblesse, courbature. Si
dans ce cas là on a recours aux toniques, aux
stimulans, au bon vin, aux alimens succulens,
on accroîtra la fièvre et la faiblesse, puisqu'on
augmentera l'irritation intérieure et qu'on accu-
mulera ainsi les forces vitales à l'intérieur au
détriment de l'extérieur. Le seul moyen de ramener les forces, c'est de calmer le foyer d'irritation intérieur et de répartir les forces vitales
dans les proportions voulues, c'est-à-dire n° 5 à
l'intérieur et n° 5 à l'extérieur. C'est à cette
ignorance de la direction vicieuse des forces, que
l'on doit encore de nos jours la prolongation des
fièvres, en suivant les erreurs des anciens médecins dont la seule méthode était d'échauffer au

lieu de rafraîchir. Cette théorie des fièvres, fondée sur l'expérience, est éclairée par le flambeau
de l'anatomie pathologique; car les ouvertures
cadavériques nous ont toujours montré chez les
individus morts par suite des fièvres, des inflammations plus ou moins étendues du canal
digestif. Ainsi, toutes les fois qu'une personne
sera affectée de ce que l'on appelle *fièvre inflammatoire, bilieuse, pituiteuse, putride, maligne, jaune*, etc., on ne devra jamais perdre de
vue que l'on a à combattre une *inflammation de
l'estomac et des intestins;* et, partant de ce point,
on soumettra le malade à une boisson d'orge ou
de guimauve édulcorée avec du sirop de gomme :
elle sera prise tiède et en petite quantité à la
fois, car il faut humecter mais non fatiguer l'estomac. Souvent le repos, la diète et cette boisson suffisent lorsque l'inflammation est peu
grave; mais lorsque, au contraire, elle est plus
intense, il est nécessaire d'appliquer au creux de
l'estomac 10, 15, 20, 25, 3o sangsues, selon
l'âge, la force et le tempérament du malade. Il
est même souvent nécessaire, selon la gravité du
mal, de revenir à une seconde et à une troisième
application de sangsues, afin de calmer l'irritation et de ramener les forces à l'extérieur. On donnera tous les jours au malade un ou deux demi-lavemens à la guimauve, et on le soumettra à une
diète sévère. A l'aide de tous ces moyens, on

verra la fièvre disparaître, la langue cesser d'ê-
tre rouge, bilieuse ou blanche, les forces revenir
et le malade atteindre une parfaite guérison.

Nota. Quoique dans le plus grand nombre des
cas on puisse se passer de la poudre végétale, on
ne peut se dissimuler qu'elle ne soit très souvent
d'un emploi favorable dans les fièvres, en raison
de ses qualités rafraîchissantes et diurétiques ;
car, dans ces maladies, les urines ne coulent
souvent qu'avec peine, et favoriser cette évacuation est chose essentielle, but qu'atteint parfaitement la poudre végétale, qui devra être prise
à la dose de quatre cuillerées à café tous les
jours, dans la boisson de toute la journée, et dont
j'ai parlé plus haut.

Sans doute qu'on ne devait pas s'attendre à
trouver dans cet ouvrage, spécialement destiné
à la description et au traitement des maladies
chroniques, un aperçu général sur les fièvres ;
mais ces maladies sont si mal connues et si mal
traitées par beaucoup de médecins, que j'ai cru
remplir un devoir en émettant quelques idées
qui, je l'espère, se montreront utiles à tous mes
concitoyens, pour lesquels je professe le plus
grand dévouement. D'ailleurs les fièvres prennent
souvent le caractère chronique; et tout ce que je
viens de dire, n'est, en quelque sorte, qu'une
introduction à la description et au traitement de

ce que l'on appelle *fièvre d'accès*. Voyons ce que nous devons entendre par ce mot.

Les *fièvres d'accès* sont encore appelées *fièvres intermittentes*, parce qu'elles reviennent à des intervalles plus ou moins irréguliers, et que, dans l'espace d'un accès à l'autre, le malade jouit entièrement ou presque entièrement de sa santé ordinaire. Elles prennent leurs noms des différentes périodes dans lesquelles les *accès* reviennent.

La *fièvre quotidienne* est celle qui revient tous les jours.

La *fièvre tierce* revient le troisième jour, c'est-à-dire que le malade a un jour où il n'a pas de fièvre.

Dans la *fièvre quarte*, l'accès revient le quatrième jour, et le malade a deux jours libres. Il y a encore des fièvres intermittentes qui reviennent le cinquième, le sixième, le septième, le huitième jour, tous les mois, toutes les années, mais elles sont très rares.

Les symptômes des fièvres intermittentes sont les suivans : Le malade ressent des douleurs à la tête, dans les reins; il éprouve une lassitude générale dans tous les membres; il y a sentiment de froid dans les extrémités, bâillemens accompagnés d'anxiétés, de nausées et quelquefois de vomissemens. A tout cela succède le frisson ;

mais bientôt la peau devient moite, la sueur coule abondamment et termine l'*accès*.

Il existe une variété des fièvres intermittentes, on les appelle *rémittentes*. Dans celles-ci, les malades n'ont pas de momens entièrement calmes. Indépendamment des accès qui reviennent périodiquement comme dans les fièvres intermittentes, ils sont minés par une fièvre lente, ils dépérissent de jour en jour; leur peau, qui devient jaune, est l'indice que le foie s'engorge; et si on ne s'empresse de dissiper cet état, l'hydropisie et la pulmonie peuvent en être les suites. J'ai vu des fiévreux arriver à une maigreur extrême, et ressembler à des squelettes vivans.

Les fièvres intermittentes sont quelquefois accompagnées de symptômes extrêmement graves, dont l'apparition annonce un prochain danger; aussi ont-elles pris le nom de *pernicieuses*, et avec quelque raison, car si l'on n'y porte un prompt remède, elles peuvent emporter le malade dès les premiers accès.

Les fièvres intermittentes sont dues aux vapeurs qui s'exhalent des eaux stagnantes et corrompues. Cette vérité est démontrée, parce qu'on en observe un plus grand nombre dans les saisons pluvieuses et dans les contrées où le sol est marécageux. Elles peuvent encore être produites par des alimens de difficile digestion, par l'usage d'une trop grande quantité de fruits à noyaux, pas assez mûrs, par l'humidité des maisons, par le sommeil pris sur un terrain humide. Les veilles, les fatigues, les passions accablantes, la rentrée d'une humeur dartreuse, vénérienne, galeuse ; la suppression d'un vésicatoire ou d'un cautère, la cessation des hémorroïdes, sont encore des causes qui peuvent occasionner les fièvres intermittentes.

Dans ces maladies, il y a à la fois inflammation à combattre, embarras intestinal à vaincre, irritabilité nerveuse à détruire ; car c'est cette disposition du système nerveux qui est la cause de la périodicité des accès.

TRAITEMENT DES FIÈVRES INTERMITTENTES.

Comme il est nécessaire de combattre d'abord l'état inflammatoire du tube digestif, je conseille l'emploi de la poudre végétale pendant quelques jours. Si l'irritation de l'estomac est marquée, il est nécessaire d'y appliquer quinze à vingt sangsues. Ce préalable rempli, on purge le malade deux fois, à quatre jours d'intervalle, et on en vient à l'emploi du *sulfate de quinine*, qu'on donne à la dose de *quatre grains*, incorporés dans de la *conserve de roses;* chaque dose doit être donnée durant l'intervalle d'un accès à l'autre. On devra continuer cette dose jusqu'à la cessation des symptômes. Mais, je le répète, ce n'est que dans les intervalles des accès que le sulfate de quinine doit être employé, si on veut en obtenir du succès. Pendant l'accès, le malade prendra la poudre végétale dans une tisane d'orge tiède.

Le malade ne prendra que des potages, se préservera du froid et de l'humide.

Nota. On aura lieu de penser qu'on a affaire à une *fièvre intermittente pernicieuse*, si à un premier accès, le malade a une affection grave du cerveau, du poumon ou du foie, et qu'il y ait d'ailleurs des symptômes qui se manifestent sans qu'on puisse en quelque sorte, en apprécier la cause. Comme ce mal subit peut enlever le malade au deuxième ou troisième accès, il est nécessaire d'agir avec énergie. Après cet accès, ou pendant l'accès et même dans sa force, on devra tirer du sang s'il y a congestion dans quelque organe. On préférera l'emploi de la saignée si la tête ou le poumon sont affectés. Si c'est l'estomac, et qu'il ait d'ailleurs des vomissemens, on devra appliquer de vingt à vingt-cinq sang-sues sur sa région (creux de l'estomac.) Ce préalable rempli et l'accès étant passé, le malade prendra de suite *quinze grains de sulfate de quinine* incorporés dans de la *conserve de roses*. Cette dose sera prise trois jours de suite; le régime sera modéré.

Le moyen d'empêcher le retour des fièvres intermittentes, quel que soit d'ailleurs leur type, c'est de se soumettre quelques mois à la poudre dépurative, et de se purger quatre ou cinq fois de quinze en quinze jours.

DU SCORBUT.

Le scorbut est une putréfaction chronique des humeurs. Ses premiers symptômes s'annoncent par une pesanteur particulière du corps et par un abattement de l'esprit, par la sécheresse de la peau et la démangeaison des gencives. On reconnaît ses progrès aux gencives qui se gonflent, saignent et deviennent molles et bleuâtres. En même temps que les dents tombent et se carient, l'haleine devient d'une fétidité repoussante; la respiration devient difficile, les articulations se montrent douloureuses, et la peau se recouvre peu à peu de taches successivement bleuâtres, pourpres, noires, puis livides, qui s'étendent toujours et finissent par s'ulcérer. Lorsque le mal fait de plus grands progrès, il survient des hémorragies par le nez, le poumon et le fondement; tout le sang et les chairs se décomposent, les os se ramollissent, et le malade, en proie à des faiblesses continuelles, finit par mourir dans l'état le plus déplorable.

Le scorbut est occasionné par l'air froid et humide, par un long usage d'alimens salés, fumés et séchés; par la suppression de quelque évacuation accoutumée, comme celle des règles ou des hémorroïdes. Le chagrin, la peur, le défaut d'exercice, le manque de propreté, l'air renfermé, la dégénération d'un principe dartreux, galeux ou vénérien, sont encore des causes qui peuvent produire ou aggraver le scorbut.

TRAITEMENT. Tout ce qui tendra à faciliter l'écoulement des urines et à favoriser la transpiration insensible, se montrera utile dans le traitement du scorbut. Et, attendu que la première indication à remplir, c'est de purifier le sang, le malade devra être soumis à l'emploi de la poudre végétale rafraîchissante. L'expérience m'a prouvé que, prise à la dose de quatre cuillerées à café par jour, délayée dans quatre verres d'eau de groseille, de limonade ou d'orange, elle produisait les effets les plus salutaires. On devra respirer un air pur, se tenir chaudement et sainement. La nourriture devra en quelque sorte être végétale. Les fruits frais, les légumes, le laitage, les viandes blanches, et plus tard les viandes rôties se montreront favorables. Le vin devra être de bonne qualité et étendu avec beaucoup d'eau.

J'ajouterai que pour remédier à l'état maladif des gencives, on devra se gargariser plusieurs fois

par jour avec une forte décoction de quinquina ;
on y ajoutera, par verre, *six cuillerées à bouche
d'eau chlorurée*. Les plaies qui pourront se manifester sur différentes parties du corps, seront
pansées matin et soir, avec de la charpie imbibée avec ce même liquide. Si ces plaies étaient
trop irritées, on diminuerait la force de ce mélange, en y ajoutant de l'eau pure par moitié ou
en plus grande proportion. De quelque manière
que soit employée cette décoction de quinquina,
elle devra être froide.

CHOLÉRA-MORBUS.

Un fléau qui désole la pensée, afflige le cœur,
et qui des bords du Gange, est venu épouvan-
ter l'Europe et sévir si âprement sur notre belle
patrie, dut fixer vivement l'attention des médecins français. Cette époque fatale, tout en
mettant leur dévouement à une grande et noble
épreuve, fit jaillir un savoir profond et une expérience consommée, qui disputa pied à pied,
à un mal cruel, la vie de nos frères, de nos amis,
de nos concitoyens. Si dans cette lutte douloureuse, ils furent trop souvent vaincus, souvent aussi un succès éclatant couronna leurs
généreux efforts. Et si un avenir malheureux
nous était encore destiné, on retrouverait en

eux, au jour du danger, même dévouement, et,
de plus, une expérience éclairée, agrandie par
le passé. Moi aussi, à cette époque calamiteuse,
remplissant mes devoirs d'homme et de médecin, j'ai apporté quelques armes à la défense de
l'humanité. L'ouvrage que j'ai publié sur le choléra (1), et qui a paru le premier en France,
contient l'exposition d'une méthode qui compte
de nombreux succès. C'est de cet écrit, qui a
obtenu d'honorables suffrages, et qui, favorablement accueilli par l'Institut, a été destiné à
occuper une place dans les bibliothèques de ce
corps savant, que j'ai emprunté quelques docu-
mens relatifs à la description et au traitement du
choléra. Je ne prétends pas qu'on puisse, par ce
faible aperçu, se traiter seul et sans le secours
d'un médecin, d'une maladie grave et difficile à
guérir, mais j'ai voulu plus particulièrement tracer quelques règles pour s'en préserver ou du
moins diminuer sa gravité.

Les préludes du choléra sont annoncés par
un malaise vague, par des coliques, des selles
fréquentes, liquides et bilieuses. On éprouve un
sentiment extraordinaire par les courans d'air

(1) Cet ouvrage, qui a paru le 15 avril 1850, est intitulé :
Rapport adressé à M. le comte d'Argout, pair de France,
ministre du commerce et des travaux publics, *sur les moyens
de traiter et de prévenir le choléra-morbus*, suivi d'un plan-
modèle pour la prompte organisation d'un bureau de secours.

frais; on ressent des frissons passagers; on rend des vents par haut et par bas; on éprouve du dégoût pour les alimens; on se sent échauffé, la peau est chaude; et on ressent une fatigue et une faiblesse générales.

Si dans quelques cas, fort rares d'ailleurs, des personnes ont été affectées du choléra sans éprouver aucun des symptômes que je viens de signaler, il n'en faut pas moins reconnaître que, dans la majorité des cas, cette maladie est précédée de quelque trouble dans une ou plusieurs de nos fonctions, fait très important à constater, car les secours de la médecine sont d'autant plus efficaces, qu'on se hâte d'y avoir recours dès l'invasion d'un mal qui fait de rapides progrès.

Lorsque la maladie est complétement formée, elle est caractérisée par les symptômes suivans: Dévoiement liquide sans aucune trace de bile; vomissement d'une matière de même nature. La matière des vomissemens et celle des selles ont la plus grande ressemblance avec l'eau de *riz* ou de *gruau*, à cause des flocons blancs qu'elles contiennent. La douleur de l'estomac devient plus vive et souvent intolérable. L'écoulement de l'urine cesse; des crampes se manifestent dans les membres et s'étendent à tout le corps; le pouls s'efface, il devient petit comme un fil, il s'enfuit sous les doigts. La température du corps s'abaisse, la peau est froide et livide, et les mains deviennent bleuâtres. Les yeux immobiles, profondément excavés, rouges, secs et comme meurtris, donnent à la physionomie une expression toute particulière. La voie est cassée, rauque, et ressemble à celle d'un vieillard. La langue devient blanchâtre et froide; et, dans une époque plus avancée, le poumon rejette un air glacé. Enfin, le malade, en proie à des angoisses inexprimables, meurt quelquefois sans avoir rien perdu de ses sens et de ses facultés intellectuelles.

TRAITEMENT. La cause du choléra est jusqu'à ce jour, restée ignorée; mais on ne peut douter qu'elle n'agisse en produisant l'inflammation de la membrane muqueuse qui tapisse l'estomac et les intestins, inflammation accompagnée, dans la plupart des cas, de symptômes nerveux et de gêne dans l'acte respiratoire. Je ne pense pas qu'il soit possible de nier cette assertion, car les évacuations par haut et par bas, la douleur à l'estomac, la chaleur qu'on y ressent, la soif continuelle, les coliques, indiquent assez qu'il y a inflammation. Aussi, loin d'administrer des moyens excitans, il faut s'empresser d'avoir recours à l'emploi d'un traitement tout rafraîchissant. Pour procéder avec ordre, voici la marche que l'on doit suivre:

1° Comme les malades meurent toujours par suite de l'engorgement du poumon, ce que dénote assez la voix rauque, la gêne de la respiration, la teinte bleue de la peau et son état froid, par suite du non dégagement de la chaleur, qui ne peut arriver que par le libre exercice de la circulation, il faut s'empresser, pour s'opposer à cet état d'engorgement pulmonaire, de pratiquer une très forte saignée du bras, afin d'établir le vide dans les organes circulatoires et d'élever le pouls. Lorsqu'il y a fièvre, chaleur et activité dans l'économie, on a moins à redouter pour la vie du malade. Quels que soient son âge et son tempérament, il faut toujours le saigner sans perdre une minute, car il vient un instant où on ne peut plus obtenir du sang, et sa perte est assurée. La saignée, je le répète, est presque le seul moyen sur lequel on puisse fonder quelque espérance, aussi est-on quelquefois obligé de la réitérer pour obtenir un dégorgement complet.

2° Si les vomissemens dominent, on devra appliquer quinze à vingt sangsues au creux de l'estomac; si c'est le dévoiement qui tourmente davantage les malades, on devra les appliquer à l'anus, afin de détruire l'état inflammatoire des gros intestins. C'est pour atteindre ce but, qu'on devra donner au malade, deux fois par jour, des demi-lavemens à l'amidon, avec addi-

tion de quinze à vingt gouttes de laudanum liquide. On ne négligera pas l'emploi de l'opium
pris par la bouche. Ce moyen, qui agit particulièrement sur le système nerveux, s'est montré
héroïque par son emploi simultané avec les évacuations sanguines. La potion suivante, dont
une cuillerée à bouche est prise de demi-heure en
demi-heure, est d'une grande efficacité. Prenez :
*Eau de laitue et de fleurs d'oranger, de chaque,
deux onces; sirop de guimauve, une once; acétate de morphine, un grain.*

3° On donnera au malade une tisane de riz
édulcorée avec du sirop de gomme ou d'orgeat :
Elle sera prise tiède ou froide et en petite quantité à la fois, afin de ne pas fatiguer l'estomac du
malade.

4° Si, par suite de la fièvre, le malade a trop
chaud, on ne le couvrira que modérément; s'il
se refroidissait, on rappellerait la chaleur à l'aide
de bonnes couvertures. On entourerait le malade de briques chaudes ou de bouteilles remplies d'eau bouillante. Mais, je le répète encore
ici, rien ne rappelle davantage la chaleur que
la saignée, qui donne plus de jeu à la circulation.

5° Lorsque le malade passe à l'état froid, que
sa peau est glacée, que son visage est décomposé, que les artères ont presque cessé de battre,
que l'œil est immobile et que la voix est éteinte,

alors on devra avoir recours, quoique sans trop
grande espérance de succès, à l'usage des moyens
excitans. On couvrira fortement le malade, on appliquera des sinapismes sur presque toutes les parties du corps, afin d'y réveiller la vie. De quinze en
quinze minutes on lui donnera une cuillerée à
bouche de la potion suivante. Prenez : *Eau de
menthe , trois onces ; acétate d'amoniaque , une
once; sirop d'œillet, une once.* Cette potion a pour
but de ranimer la vie, de provoquer la fièvre. On a
conseillé, pour appeler une réaction favorable,
de jeter le malade, pendant quelques minutes,
dans de l'eau froide. J'ai obtenu du succès de
la brûlure; je procède ainsi : dans de l'eau bouillante, je laisse dix minutes environ un fer à
repasser; sa surface large est portée sur la peau
pendant une demi-minute, et je frictionne cette
brûlure avec de l'eau de Cologne pour lui donner plus d'activité. La poitrine, le ventre, sont
les endroits que je choisis de préférence. Lorsqu'on est assez heureux pour ranimer la circulation par l'emploi des moyens dont je viens
de parler, il faut s'empresser d'avoir recours à
la saignée du bras, moyen en quelque sorte
spécifique du choléra, quand on peut y avoir
recours.

6° Lorsque le malade est assez heureux pour
entrer en convalescence, la diète à laquelle il

était soumis doit être moins sévère. On doit lui
permettre des potages légers avec l'orge; le riz,
le pain, la semouille, et très insensiblement on
arrive au régime habituel. Il devra faire un exercice modéré, respirer un air pur, se tenir chaudement et se priver long-temps de vin.

MOYENS DE PRÉVENIR LE CHOLÉRA-MORBUS.

On devra se tenir chaudement, porter une
ceinture de flanelle sur le ventre, se couvrir en
raison des variations de l'atmosphère, se bassiner le lit, préserver ses pieds du froid et de
l'humide, boire le vin coupé avec beaucoup
d'eau, et se priver de café si une longue habitude ne l'a pas rendu nécessaire. On se privera
de fruits verts et de salaisons; et si le dévoiement
se manifestait, il faudrait promptement y mettre
un terme, en prenant, dans la journée, cinq à
six cuillerées de la potion que j'ai indiquée plus
haut et qui contient de l'*acétate de morphine*.
On devra aussi respirer un air pur; et pour atteindre ce but, habiter la campagne, ou bien
renouveler très fréquemment l'air des appartemens.

Comme l'expérience nous a appris que toutes
les personnes qui portent dans le sang une acrimonie dartreuse, vénérienne ou rhumatismale
sont plus susceptibles d'être attaquées du cho-

léra, elles devront sentir la nécessité de se soumettre à un traitement dépuratif, afin d'éviter la contagion. Aucun médicament ne peut mieux remplir le but qu'on se propose, que la *poudre végétale dépurative et rafraîchissante*. Tout en dépurant le sang, elle rafraîchit les voies digestives, et s'oppose efficacement à tous les ravages d'une influence délétère. Les succès qu'elle a obtenus sont nombreux ; car il est de notoriété publique, que toutes les personnes qui, pendant l'épidémie du choléra, ont eu recours à son emploi, n'en ont pas été atteintes. D'où je conclus que cette poudre dépurative sera toujours un préservatif efficace, contre toutes les maladies épidémiques qui menacent de nous atteindre.

DES MALADIES HÉRÉDITAIRES.

Les maladies héréditaires sont celles que l'on apporte en naissant ; elles nous sont transmises avec le sang, et passant ainsi de famille en famille, elles deviennent un des plus grands fléaux de l'humanité.

De même que les parens communiquent à leurs enfans leurs traits extérieurs, leurs facultés intellectuelles et morales, de même aussi ils leur transmettent les maladies auxquelles ils sont en proie. C'est ainsi, qu'avec la vie, on reçoit un

sang impur, imprégné d'un vice vénérien, dartreux, écrouelleux, galleux, rhumatismal ou cal-
culeux. C'est ainsi, qu'avec la vie, on reçoit des
organes atteints d'une disposition maladive, qui
ne demande qu'une circonstance pour éclater. Le
poumon est-il affecté, il ne faut qu'un rhume
pour développer la pulmonie; le cœur a-t-il une
disposition à l'anévrisme, le moindre excès peut
le faire naître; l'estomac porte-t-il une disposition cancéreuse, sous l'influence d'un régime excitant, on voit se développer une maladie du
pylore; le foie a-t-il dans sa contexture un vice
radical, on est tourmenté par des obstructions;
le cerveau pêche-t-il dans son organisation, on
est en proie à la folie, à un penchant au suicide,
on est tourmenté par des maladies nerveuses, et
assiégé par des idées tristes et mélancoliques.
C'est ainsi que, tour à tour, nous souffrons des
mêmes maux dont nos parens étaient affligés, et
que nous ressentons les tristes effets d'un funeste
héritage. Pourquoi faut-il qu'à nos sentimens de
reconnaissance envers les auteurs de nos jours,
puissent venir trop souvent se mêler des reproches amers? Ce n'est point un bienfait qu'une
vie accablée de souffrances; elle n'est, au contraire, qu'une longue agonie. C'est un devoir à
remplir pour des parens, que de sacrifier le besoin
de se voir renaître, plutôt que de transmettre
à leur postérité une *tache* souvent ineffaçable.

Et ne sont-ils pas coupables les hommes qui, négligeant les secours d'un art salutaire, lèguent souvent à leurs descendans un germe de mort ou de douleur?

Comme les dartres, les écrouelles, la goutte, la pulmonie et d'autres affections se manifestent souvent chez des enfans, quoique leurs parens n'aient point été affectés de ces maladies, il n'en faut pas moins reconnaître qu'elles tiennent souvent à la mauvaise santé de ces derniers; aussi, le professeur *Portal* a-t-il raison de dire, qu'il existe des *maladies de famille.*

Souvent les maladies héréditaires sautent, comme on le dit, une génération, et passent aux petit-fils. Cela tient sans doute à ce qu'il y a eu éloignement des circonstances qui auraient **pu** développer le germe de cet état maladif. Si on ne peut s'empêcher de reconnaître que c'est le plus souvent vers certaines époques de la vie, que les maladies héréditaires font leur explosion, puisqu'on voit presque toujours le rachitis se manifester de deux à trois ans, la pulmonie à la puberté, la goutte dans l'âge adulte, et l'apoplexie plus tard encore, on ne peut nier aussi que dans quelques familles, c'est constamment au même âge que ces maladies se développent et se terminent. *Montagne*, dont les ancêtres avaient été affectés de gravelle, en fut atteint au même âge que son père.

Les maladies héréditaires peuvent se présenter chez tous les enfans d'une même famille, et d'autresfois chez quelques-uns seulement. Quelquefois elles se modifient par l'effet de beaucoup de circonstances souvent inappréciables ; c'est ainsi qu'un enfant qui a hérité d'un vice écrouelleux ou vénérien, peut avoir des dartres ou une affection de poitrine, et ne pas avoir les traces visibles du mal que portait son père ou sa mère.

Enfin, un dernier trait que j'ai déjà signalé, et qui doit compléter ce que j'avais à dire sur les maladies héréditaires, c'est que les enfans sont plus exposés à celles de leur père ou de leur mère, selon qu'ils ressemblent davantage à l'un où à l'autre.

TRAITEMENT. Ceux qui ont hérité d'une maladie de leurs parens, doivent être singulièrement circonspects dans leur manière de vivre. Il faut qu'ils connaissent parfaitement la maladie dont ils sont attaqués, et qu'ils suivent le traitement et le régime propres à la combattre. Sans doute que les médicamens à employer seont les mêmes, que le mal soit héréditaire ou non ; mais dans le premier cas, on ne peut obtenir de succès, que de leur continuation très prolongée. Sous leur influence, les organes sécrétoires acquièrent plus d'activité ; le mouvement de composition et de décomposition, dont j'ai parlé page 295, devenant plus rapide, il s'en suit que le corps se recompose en quelque sorte dans un *nouveau moule* et d'une manière plus prompte, chose nécessaire pour mettre un terme aux maladies héréditaires, qui ne sont qu'une modification vicieuse de notre organisation. Et comme il est certain que souvent elles n'ont pas été au-delà de la première génération, quand on y a apporté un soin convenable, on est fondé à croire (et d'ailleurs l'expérience me le confirme tous les jours), qu'en continuant très long-temps l'emploi des moyens régénérateurs que je mets en usage, on peut finir par déraciner de telles maladies. Mais, je le répète, le traitement doit être de longue durée pour être efficace; car il est impossible de ramener, en peu de jours, notre économie à son état normal ou habituel. Pour réussir, le médecin doit agir avec lenteur, et imiter cet agriculteur habile qui, à l'aide d'un tuteur sagement dirigé, ramène insensiblement à son état primitif, un arbre qui avait affecté une direction vicieuse. Oui, les *constitutions* des familles sont aussi susceptibles d'être améliorées que les fortunes; et je trouve qu'un libertin qui altère sa santé, est plus coupable envers sa postérité, que le prodigue qui dissipe son bien et celui d'autrui. Avouons, à la gloire de notre siècle, qui marche et s'éclaire, que l'homme,

aujourd'hui, a davantage la conscience de ses
devoirs, que plus avide d'instruction, il se montre
moins étranger à l'art de guérir qui lui apprend
à se connaître, et que, par cela même, appréciant mieux les funestes résultats d'un mal qu'il
peut léguer à ses descendans, il a recours aux
conseils d'un art salutaire, qui, seul, peut effacer à jamais des infirmités graves et repous-
santes, qui affligent et dégradent l'espèce humaine.

DES MALADIES PÉRIODIQUES.

On appelle maladies périodiques, celles qui
reviennent à des jours et à des heures fixes.
Toutes les maladies, sans exception, peuvent
prendre le caractère d'intermittence ; mais les
plus fréquentes sont : des maux de tête violens,
des maux de dents excessifs, des vomissemens,
des oppressions de poitrine, des coliques cruelles,
des palpitations de cœur, des défaillances, des
hémorragies, des maux d'estomac, des flux de
sang par l'anus ou la verge, des douleurs dans les
membres jusques dans les os, des affections d'o-
reilles, des douleurs inouies sur un œil, sur la
paupière, le sourcil et la tempe du même côté,
avec rougeur et larmoiement, etc.

On voit ces maladies commencer très régulièrement à certaines heures, durer à peu près

le temps d'un accès de fièvre intermittente, et finir, pour revenir précisément à pareille heure, le lendemain ou le sur-lendemain, ou bien à des époques plus éloignées, tous les huit jours, tous les quinze jours, ou tous les mois, ou seulement plusieurs fois dans l'année, ou tous les ans à époque fixe.

La plupart des maladies périodiques ont leur cause dans le bas-ventre, surtout dans l'estomac et dans le canal intestinal. C'est une proposition fondée sur l'expérience. Tantôt elles doivent leur origine à la trop grande irritabilité de ces organes; d'autres fois à une trop grande abondance de bile ou de pituite. D'autres fois, elles sont la conséquence de mauvaises digestions, dont les impuretés obstruent le tube digestif. Si les vers sont encore une source très fréquente des maladies périodiques, elles sont encore produites par un transport de matières morbifiques ou acrimonieuses sur certaines parties.

C'est de la correspondance de l'estomac et des intestins avec les autres parties du corps, que dérivent les maladies périodiques. La pratique et l'ouverture des cadàvres m'ont prouvé que c'est le plus souvent dans ces organes, et non dans la partie affectée de la douleur ou du désordre, que réside la cause visible de la maladie. En effet, l'estomac et les intestins ont une très grande correspondance avec toutes les autres parties du corps; cela tient aux vaisseaux et aux nerfs qui, comme un immense réseau, s'étendent de ces organes vers les parties les plus éloignées et cachées de l'organisation. C'est cette *corres-pondance sympatique*, dont l'appréciation est d'une si grande importance, qui explique faci-lement des maux de tête, des affections du cœur, et souvent des douleurs dès os qui sont le résul-tat d'un trouble des voies digestives. Mais cette influence de l'estomac et des intestins sur toutes les autres parties du corps se manifeste encore par nombre d'autres faits. L'estomac est-il vive-ment affecté, on voit le philosophe cesser de penser, l'homme le plus spirituel devient stu-pide, le plus courageux un lâche, le plus joyeux, sombre et taciturne; la vue la plus perçante s'obscurcit; l'homme le plus éloquent a la langue comme glacée; l'ouïe la plus fine devient dure ; la beauté la plus attrayante est flétrie. Je pour-rais rassembler ici nombre d'autres preuves de *cette sympathie* que l'estomac et les intestins ont avec le reste du corps; mais il me suffit d'avoir prouvé que toutes les causes qui agissent dans les organes digestifs peuvent devenir une source de maladies périodiques, pour avoir fait pres-sentir la marche qui doit être suivie dans le trai-tement qu'il convient d'employer.

Pourquoi les causes dont j'ai parlé peuvent-elles produire des maladies si différente? pourquoi peuvent-elles résider si long-temps dans le corps sans se faire sentir? pourquoi manifestent-elles leur action à toute autre partie qu'à celle où elles résident? pourquoi enfin, diverses maladies viennent-elles à des jours et à des heures fixes? Aucun médecin n'a pu encore répondre à ces questions. La nature s'enveloppe ici d'un voile impénétrable : et j'aime mieux avouer mon ignorance, que de donner une chimère pour une solution.

TRAITEMENT. Il se réduit à trois points capitaux : 1° Diminuer la trop grande irritabilité du canal digestif; 2° expulser les impuretés nuisibles qui y résident; 3° purifier le sang en favorisant la transpiration insensible et en excitant l'écoulement des urines; 4° briser la tendance à la périodicité, en fortifiant le système nerveux digestif. On remplit la première indication en se soumettant, pendant un mois environ, à l'usage de la *poudre végétale dépurative*. Si le creux de l'estomac est douloureux, on devra y appliquer 10, 15, 25, 30 sangsues selon la force du sujet. On devra prendre quelques bains entiers, et se priver de toute alimentation excitante. Une fois ce préalable rempli, on se purgera trois fois, à six ou huit jours d'intervalle, et on n'en continuera pas moins l'emploi de la *poudre végétale*. Si on a lieu de supposer que des vers soient la cause du mal, on les expulsera ainsi que je l'ai indiqué page 452. Enfin, c'est après avoir bien nettoyé les premières voies qu'on devra avoir recours au sulfate de quinine. Voici la manière d'en user : *Sulfate de quinine, quinze grains ; conserve de roses, quantité suffisante pour former trois bols.* La veille du jour où le mal périodique doit paraître, on avale, de trois heures en trois heures, un bol chaque fois. On a soin de ne le prendre qu'une heure avant de manger et quatre heures après. Afin d'éviter le retour de la maladie, ce qui a lieu très fréquemment, on devra, pendant quelques mois, et cela pendant les huit jours qui précèdent l'époque où l'affection avait l'habitude de se manifester, on devra, dis-je, prendre tous les jours une pilule avec *deux grains de sulfate de quinine.* Le régime à suivre, est celui que j'ai tracé pour le traitement des *fièvres d'accès* (*voyez* page 486.) Il est utile d'ajouter que les doses de sulfate de quinine doivent être moindres lorsque le sujet est jeune.

Observations. Une jeune personne éprouvait, tous les onze de chaque mois, des mouvemens nerveux tellement forts qu'elle perdait l'usage de ses sens, et ne revenait à elle qu'au bout de deux heures. La périodicité de son mal avait été méconnue ; aussi souffrait-elle depuis cinq ans. Le traitement que je viens d'indiquer l'a guéri radicalement.

Un monsieur éprouvait des douleurs atroces dans le genou droit, à chaque renouvellement de la lune ; elles duraient de quatre à cinq heures, et disparaissaient sans laisser la moindre trace de son existence. Il a également obtenu une solide guérison.

Je possède un très grand nombre de faits curieux qui attestent l'efficacité de ma méthode dépurative, secondée par le sulfate de quinine, ce produit si précieux du quinquina, dont la chimie a enrichi la médecine.

DES TEMPÉRAMENS.

On appelle tempérament le mode d'existence propre à chaque individu, qui donne à son caractère et à son esprit une empreinte particulière, qui règle le mouvement et l'ordre de ses fonctions, et le dispose à diverses maladies. Plusieurs circonstances d'organisation concourent, par leur combinaison, à constituer la différence des tempéramens. Il serait difficile et même impossible de caractériser toutes les nuances de tempérament que l'on observe ; car, entre les tempéramens qui ont un caractère bien tranché, et dont les auteurs ont donné des descriptions chacun à leur manière, il existe une infinité de nuances intermédiaires, qui font qu'un même individu n'en a aucun bien déterminé, et que sa constitution participe plus ou moins de plusieurs tempéramens à la fois. Il ne faut donc pas prendre dans un sens trop rigoureux les diverses expressions dont on se sert pour désigner les tempéramens; car, quand on dit par exemple d'un individu, qu'il est sanguin, cette désignation ne doit pas porter à croire qu'il n'est pas nerveux ou lymphatique; car tout le monde a des nerfs, tout le monde a un système lymphatique; mais cette expression indique que le système circulatoire sanguin est plus développé que les autres systèmes, et qu'il prédomine sur eux. Peu d'hommes ont un tempérament nettement caractérisé et qui ne soit propre qu'à eux seuls. Il ne faut point s'étonner qu'il en soit ainsi; la plupart des individus de notre espèce sont moulés sur une règle commune d'organisation. La majorité des hommes a donc un tempérament commun à tous; d'où il s'ensuit que les masses d'individus sont communes tant au physique qu'au moral; que ceux qui ont un tempérament décidément sanguin, bilieux, nerveux, sont rares, et que les hommes *à caractère* sont autant d'exception qui s'écartent plus ou moins de la règle ordinaire. Ce n'est qu'à grands traits, ainsi que je le ferai bientôt connaître, que l'on peut essayer de tracer les tempéramens principaux auxquels se rattachent toutes les autres variétés de notre organisation. Je ne reconnais que quatre espèces de tempéramens, le sanguin, le lymphatique, le bilieux et le nerveux, auxquels on peut ajouter le tempérament athlétique, qui n'est qu'une exagération du sanguin, et le tempérament mélancolique, qui est une exagération ou une dégénérescence du nerveux.

L'étude des tempéramens est de la plus haute importance pour l'art de guérir. Aussi Vallésius prétendait, avec raison, qu'une connaissance parfaite des tempéramens rendrait le médecin égal à un dieu. En effet, c'est dans cette connaissance que réside toute la difficulté de l'art. Aussi, est-il de la plus haute importance d'étudier avec un grand soin ce que le tempérament offre de plus remarquable dans chaque individu. Qui peut ignorer la susceptibilité particulière de certains organes pour certaines substances médicamenteuses? Il existe, il est vrai, chez les malades, certaines différences qu'on ne peut reconnaître par des signes extérieurs; et c'est là, sans doute, ce qui rend la pratique de notre art si difficile. Le célèbre Frédéric Hoffmann dit expressément que c'est moins la diversité de nos maladies, que la diversité des sujets qui réclament les méditations les plus profondes de la part du praticien. Il est, par exemple, des tempéramens auxquels l'abstinence est constamment nuisible dans les fièvres, et qu'il faut nourrir au milieu même des plus violens redoublemens. Il en est d'autres qu'il faut soumettre aux plus sévères lois du régime. Combien n'est-il pas d'individus qui, forts et doués de l'embonpoint le plus vigou-reux, supportent difficilement la saignée, tandis que des personnes d'une constitution faible, du moins en apparence, se trouvent merveilleuse-ment soulagées par une semblable évacuation? On ne saurait donc obtenir du succès d'une mé-thode, si elle ne subissait des modifications par le concours des médicamens généraux qu'em-ploie la médecine, et si elle n'était ainsi, par ce moyen, adaptée au tempérament de chaque in-dividu.

DU TEMPÉRAMENT SANGUIN.

Ce tempérament se manifeste par une physio-nomie animée, par une coloration, vermeille des cheveux blonds ou châtains, par l'agilité et la flexibilité des membres, par des veines de mé-diocre grandeur, par un pouls grand, vif, mais régulier, par une peau chaude et douce au tou-cher, et par des chairs fermes et compactes. Les individus qui en sont doués, supportent facile-ment la faim et la soif; ils son sujets anx hémor-ragies, surtout du nez; leur transpiration est abondante; la digestion se fait bien, les évacua-tions sont régulières; ils dorment profondément et font souvent des rêves agréables. Quant au moral, ces individus sont naturellement courageux, vifs, gais; ils ont une mémoire heureuse, une imagination vive et brillante ; ils ont des goûts plutôt que des passions, se mettant facilement en colère et se calmant de même manière ; ils sont étourdis, légers, inconstans, spirituels, aimant les plaisirs et les arts d'agrément, mais incapables de méditations profondes et sérieuses.

S'il nous était possible de nous donner une constitution, c'est à produire celle dont nous parlons qu'il faudrait mettre tous nos soins. Cependant lorsqu'elle se prononce à un certain degré, elle peut amener des résultats fâcheux, l'apoplexie, par exemple. Les personnes douées d'un tempérament sanguin ont des fièvres de courte durée, des inflammations locales, vives ou légères, des gastrites aiguës, des hémorragies, des maux de tête. Toutes ces maladies marchent et se terminent en général promptement.

Il suit de là que les hommes d'un tempérament sanguin doivent faire un grand usage de végétaux frais, et choisir de préférence ceux qui sont doux, mucilagineux et acides, comme l'oseille, l'épinard, le pourpier, la laitue, les haricots, les pois verts, les salades; les fruits acqueux, tels que les cerises, le raisin, les poires, les pommes, etc. Ils mangeront peu de viandes fortes à leurs repas, et useront particulièrement

leurs enfans; car elles sont en possession, non seulement de donner au corps la forme et les grâces, mais encore de diriger les passions de l'âme. Par elles, les hommes sont ou bien portans, ou malades; par elles, les hommes ou sont utiles dans le monde, ou deviennent des fléaux dans la société.

« Du soin des femmes, dit le citoyen de » Genève, dépend la première éducation des » hommes; des femmes, dépendent encore les » mœurs de l'homme, ses passions, ses goûts, » ses plaisirs, son bonheur même..... Ainsi, éle-» ver les hommes et les soigner tandis qu'ils sont » jeunes; quand ils sont grands, les conseiller, » les consoler, leur rendre la vie agréable et » douce, voilà les devoirs des femmes dans tous » les temps. (ÉMILE, tome IV.) »

Que les mères donnent donc tous leurs soins à l'éducation de leurs enfans, qu'elles les nourrissent de leur propre lait. Il n'est pas d'ailleurs sans danger pour elles de se soustraire à cette loi, et l'on sait que leur santé en est profondément altérée. On a fréquemment observé que la folie, la perte de la vue, la surdité, des apoplexies, des inflammations de tous les organes, leur désorganisation lente et chronique, des cancers, des écoulemens intarissables, etc., vengeaient la nature outragée. Mais ce n'est pas seulement à ces maux physiques que s'expose la mère qui repousse son enfant de son sein; les peines du cœur, plus cuisantes, ne tarderont pas à l'assaillir; elle sera continuellement tourmentée par des remords trop tardifs; et plus tard elle ne recevra, de la part de son fils, que des témoignages d'une froide et déchirante indifférence.

Le lait de la mère est tellement la nourriture par excellence qu'on puisse offrir au nouveauné, qu'on voit fréquemment des femmes, dont le lait est d'une qualité médiocre, avoir cependant des nourrissons d'une santé florissante; tandis que si on leur confie des enfans étrangers, ils ne tardent pas à dépérir dans leurs mains. Ce sont de faibles plantes qui peuvent vivre aux lieux ingrats qui les virent naître, et qui vont mourir sur un sol plus fertile.

Le nouveau-né doit être présenté au sein maternel peu d'heures après sa naissance. C'est une erreur populaire, qui n'est pas sans danger, de croire qu'il soit nécessaire que la fièvre de lait se déclare. Les cris, les vagissemens de l'enfant, les mouvemens de succion qu'il exécute avec force, font connaître le besoin qu'il éprouve d'être nourri dans les premières semaines qui suivent sa naissance. L'enfant tette peu et souvent. A mesure qu'il se fortifie et que le lait devient plus riche en matériaux nutritifs, l'enfant

demande plus rarement le mamelon. Est-il prudent de régler les heures auxquelles on doit donner à tetter? Les constitutions des enfans sont
trop variables, celles des mères elles-mêmes trop
diverses, pour qu'il soit possible de répondre
par l'affirmative. Est-il nécessaire d'ajouter de
bonne heure, au lait de la mère, quelques substances plus nourrissantes? Je me déclarerais
volontiers pour la négative, si toutes les nourrices étaient d'une forte constitution, si leur lait
était assez abondant, assez nutritif; c'est dire,
assez qu'on ne doit pas se permettre de nourriture quelconque, que lorsque la faiblesse de la
mère ou quelque influence débilitante l'exige.
Tant que l'enfant augmentera de vigueur et
d'embonpoint, on devra se garder d'augmenter
la nourriture. Ce n'est tout au plus que lorsqu'on
approchera du sevrage, qu'on pourra accoutu-
mer l'enfant à une nourriture nouvelle. Qu'on se
persuade bien qu'il n'y a que ce qu'on digère
parfaitement, qui puisse donner de la force et de
la vigueur.

A quelle époque faut-il cesser l'allaitement?
Cette question ne peut être résolue d'une manière absolue. Il n'existe pas d'âge pour sevrer
les enfans. Le développement du nourrisson,
la rareté, le peu d'abondance du lait de la mère,
devront fournir des données importantes pour
cette détermination. Les premiers alimens qu'on

devra leur donner, seront quelques fécules mêlées avec du lait ou du bouillon gras.

Lorsque la mère ne pourra remplir le devoir
qui lui est imposé par son titre de mère, et
qu'elle sera réduite à la triste nécessité de confier à des mains étrangères le fruit de ses entrailles, il faudra s'efforcer d'obtenir un lait qui,
par ses qualités, se rapproche le plus possible de
celui qu'elle aurait dû lui donner. Il faudra donc
que le lait de la nourrice soit le moins ancien
possible; car s'il est déjà vieux, il a acquis une
consistance disproportionnée à la faiblesse des
organes du nourrisson; il agit en produisant de
continuelles indigestions; et au lieu de croître et
de profiter, l'enfant languit, dépérit et meurt.
On doit se montrer toujours sévère dans le choix
d'une nourrice; il faut qu'elle ait la bouche
saine, qu'elle soit d'une bonne santé, qu'elle ait
des mœurs douces; et que, jouissant de tout le
calme d'un bon ménage, son lait ne soit pas fâ-
cheusement influencé par des passions violentes
ou des chagrins domestiques.

Enfin, il est des circonstances où l'on est forcé
d'avoir recours à un allaitement artificiel, au
moyen d'un animal. C'est ordinairement une
chèvre que l'on choisit pour cet usage.

Lorsque l'enfant est parvenu au moment du
sevrage, s'il est sain et bien développé, il s'ac-
coutumera volontiers à des alimens nouveaux.

La nature des substances alimentaires sera à peu
près indifférente; cependant elles devront être
à demi-liquides dans le principe, et données en
petite quantité à chaque repas. Plus tard, des
plantes potagères, des fruits bien murs, de la
chair bouillie et rôtie, mais peu abondante, devront composer son régime alimentaire. L'eau
pure, ou teinte de vin, sera sa boisson habituelle.

Les alimens doivent être donnés en petite
quantité, mais fréquemment dans la journée. Il
ne faut pas lui donner une nourriture trop co-
pieuse, qui, en fatiguant le canal digestif, y
produirait de dangereuses inflammations. Quant
à l'heure des repas, il faut attendre que l'appétit
se manifeste.

Le nouveau-né sera tenu dans une douce température; peu à peu on l'abaissera; et prenant
toutes les précautions convenables, on l'habi-
tuera à passer d'une température à l'autre, du
chaud au froid et du sec à l'humide; variations
auxquelles il doit être exposé pendant le reste
de ses jours.

On ne saurait mettre une importance trop
grande dans le choix de l'air qu'on destine à l'enfant. Le plus dangereux est, sans contredit,
celui des villes, des rues basses et étroites; celui
des bords des marais, des étangs, des eaux
croupissantes, des vallées profondes. Le plus

salutaire sera celui des campagnes et surtout celui des coteaux exposés au sud ou à l'est. Lorsque les enfans ne peuvent jouir de ce bienfait, et que leur destinée est de vivre au sein des villes, souvent au milieu d'un air impur, il faut les sortir tous les jours et les laisser en plein air un temps convenable. Que sa mère l'accompagne, elle a autant besoin d'*air pur* que son enfant. Et à quoi peut-elle mieux employer son temps, qu'à être utile à son fils? C'est une mauvaise habitude que de mettre coucher les enfans dans des chambres étroites et d'y assembler plusieurs lits. L'habitude de les enfermer dans des berceaux bien couverts, n'est pas moins pernicieuse, puisqu'ils respirent un air qui, ne se renouvelant pas, devient impur.

Les enfans doivent être entretenus dans un état complet de propreté. Les bains tiennent le premier rang parmi les moyens qu'on peut mettre en usage pour l'entretenir. Mais ici s'élève une grande question. Le bain froid convient-il aux enfans? On sait avec quelle éloquence J.-J. Rousseau a préconisé ce moyen; nous en laisserons-nous imposer par l'autorité de ce grand homme? Si nous réfléchissons à l'organisation de l'enfant, à son extrême sensibilité, à sa faiblesse, si grande à cet âge, à son habitude de vivre dans le sein maternel, dans une température élevée, il nous sera facile d'en déduire les nombreux accidens

qui peuvent suivre cette pratique inconsidérée.
En effet, la prédominence de la sensibilité fait
redouter les convulsions, si fatales à cet âge, que
pourrait déterminer l'impression douloureuse du
froid. Il pourrait encore, en refoulant le sang à
l'intérieur, produire des engorgemens intérieurs
très funestes. Mais des nations entières plongent
dans une eau glaciale les enfans nouveaux-nés,
et ces peuples sont sains et robustes. Certes,
ceux qui résistent à ces rudes épreuves doivent
être fortement constitués. Mais pour quelques-
uns qui résistent, combien d'autres ne sont-ils
pas la victime de cette coutume barbare? Les
êtres faibles succombent; et ne sait-on pas qu'un
enfant faible peut devenir un homme robuste;
et pense-t-on d'ailleurs qu'un individu d'un corps
débile ne puisse être d'aucun secours à sa patrie?
C'est donc un usage inhumain, que d'exposer
ainsi les jours des enfans. Pour que le bain froid
soit utile, il faut attendre que les forces soient
assez grandes. Si le bain froid paraissait indiqué
pour rafraîchir les chairs de l'enfant, lui donner
une constitution robuste, il faudrait commencer
par lui donner des bains tempérés; lui faire des
lotions avec de l'eau fraîche, le plonger graduellement dans cette eau, ne l'y laisser que peu de
temps d'abord, en augmenter peu à peu la
durée, et en baisser par degrés la température.
Par ces précautions, on peut parvenir à habi-

tuer les enfans à l'immersion dans l'eau froide,
sans avoir à redouter les inconvéniens que nous
avons signalés. Les bains tempérés et les bains
chauds sont en général très utiles aux enfans,
ils favorisent les fonctions de la peau, qui, à
cet âge, est le siége d'un travail actif.

A mesure que l'enfant grandit et se développe,
qu'il acquiert plus de force et d'énergie, le bain
froid perd ses inconvéniens et gagne de nombreux avantages. C'est surtout dans l'adoles-
cence et dans la virilité qu'il jouit de toutes les
propriétés salutaires que nous lui avons attribuées. Les frictions, les onctions, le massage,
pourront être avantageux au premier âge. Les
premières seront sèches et humides; elles se
feront au moyen d'une brosse, d'une flanelle,
ou simplement avec la paume de la main; elles
pourront être rendues humides et aromatiques
de diverses manières.

La manière dont on habille aujourd'hui les
enfans est enfin, grâce à l'ascendant de l'éloquence de Rousseau, bien moins absurde qu'elle
ne l'était jadis. Un des inconvéniens les plus
funestes de l'allaitement mercenaire, c'est que
les nourrices continuent à garotter leurs nourrissons dans un maillot. Aujourd'hui, les mères
couvrent leurs enfans avec des vêtemens doux
et amples, assez chauds pour les préserver de
l'intempérie de l'air, assez vastes pour n'exercer

aucune compression, et même pour permettre les mouvemens qu'ils veulent exécuter.

La tête des enfans ne doit être recouverte qu'autant qu'elle est dépourvue de cheveux. Les vêtemens dont on l'entoure ne doivent pas être trop chauds, car ils favorisent les congestions sanguines vers le cerveau, et les éruptions qui se manifestent sur le cuir chevelu. Dans tous les cas, on ne doit pas tarder à laisser, jour et nuit, la tête des enfans libre de toute enveloppe; on la couvrira seulement d'un chapeau de paille blanche, à larges bords, pour la soustraire à l'action d'une chaleur solaire trop intense.

L'usage de fixer les vêtemens avec des épingles peut avoir des résultats fâcheux. On a vu des enfans avoir des convulsions, parce qu'une épingle pénétrait de plusieurs lignes dans leur corps.

Pendant combien de temps un enfant doit-il dormir? Dans les premiers jours de son existence, sa vie n'est qu'un long sommeil, interrompu seulement par le besoin de manger. On devra le laisser dormir autant qu'il le désirera; plus tard, neuf ou dix heures de sommeil lui seront nécessaires.

Le lit mérite aussi de fixer notre attention. Comme celui des adultes, il ne doit être ni trop chaud, ni trop mou: la laine, le crin, la balle d'avoine devront le composer. Il ne faut pas habituer les enfans à se servir d'un oreiller; la position courbée qu'il imprime au corps les expose à devenir bossus ou du moins voûtés.

Qu'il me soit permis d'ajouter ici les préceptes du fameux citoyen de Genève, sur la.nature des lits des enfans. « Il importe d'accoutu-
» mer les enfans à être mal couchés : c'est le
» moyen qu'ils ne trouvent plus de mauvais
» lits. Les gens élevés trop délicatement ne
» goûtent le sommeil que sur le duvet; les gens
» accoutumés à dormir sur les planches, le
» trouvent partout. Un lit molet, où l'on s'en-
» sevelit dans la plume ou l'édredon, fond et
» dissout pour ainsi dire le corps; les *reins*, en-
» veloppés trop chaudement, s'échauffent; de
» là, résultent souvent la pierre ou d'autres in-
» commodités, et infailliblement une com-
» plexion délicate qui les nourrit toutes. Le
» meilleur lit est celui qui procure le meilleur
» sommeil : il n'y a pas de lit dur pour celui qui
» s'endort en se couchant. (ÉMILE, tome I,
» page 250.) »

On aura soin que le berceau ne reçoive la lumière, ni par la tête, ni par les côtés; pour cela, on dérobera la fenêtre ou tout autre foyer de lumière aux regards de l'enfant, au moyen des rideaux du berceau; sans cette précaution, ses yeux, recherchant continuellement la lumière, pourraient prendre quelque direction vicieuse.

C'est une dangereuse habitude que de bercer les enfans. Ce mouvement leur est essentiellement nuisible, en troublant leur digestion : c'est un sommeil factice et nullement réparateur que celui que l'on n'obtient que par ce moyen.

Une erreur commune à presque tous les pères et mères, et qui déterriore la constitution de leurs enfans, c'est de les envoyer trop jeunes aux écoles : on ne le fait le plus souvent que pour s'en débarrasser. Le pauvre enfant reste fixé sur un siége, six ou huit heures chaque jour, tandis qu'il devrait employer ce temps à l'exercice et aux amusemens. Rester ainsi en repos pendant un si long temps, ne peut manquer de produire les plus mauvais effets sur le corps : l'esprit lui-même en est affecté. L'application prématurée affaiblit les facultés de l'esprit, et souvent lui inspire une aversion pour l'étude, qu'il conserve toute sa vie. L'avantage que les parens trouvent à avoir des petits prodiges, ne saurait compenser les inconvéniens sans nombre attachés au développement trop précoce des facultés mentales. N'est-ce point pitié que de faire apprendre des fables à des enfans qui savent à peine prononcer, et de les leur faire réciter toutes les fois qu'on reçoit des visites. Cet usage est on ne peut pas plus pernicieux. L'enfant s'épuise pour retenir ces fables, il s'épuise à les réciter, parce que la crainte de manquer lui fait précipiter son récit, quelquefois au point de perdre haleine. Qu'aura-t-on fait par ce bel exercice? On aura travaillé à rendre son enfant *asthmatique* ou *pulmonique*, en ennuyant tout le monde. Et qu'on se persuade bien que l'intention de la nature est, que le corps se fortifie avant que l'esprit ne s'exerce.

Il ne faut pas se hâter de faire marcher les enfans : il faut attendre que les hanches, les cuisses et les jambes, qui doivent soutenir tous le poids du corps, soient assez fortes. En général, ce n'est que vers le neuvième mois, au plus tôt, qu'on doit leur apprendre à marcher. Leurs jambes sont alors assez fortes pour qu'on n'ait pas à craindre qu'ils restent faibles et rachitiques toute leur vie, ou qu'ils aient une difformité dans le dos, que leurs jambes soient tordues ou que leurs pieds n'aient affecté des directions vicieuses.

Dès le moment où l'enfant pourra faire usage de ses membres, on devra lui apprendre quelque exercice, quelque jeu propre à hâter le développement des forces musculaires et l'énergie des organes intérieurs ; c'est une heureuse et philantropique pensée que de faire entrer la *gymnastique* dans l'éducation des enfans. A l'aide de machines plus ou moins ingénieuses, appelées à exercer telle ou telle partie de l'organisation, on les fortifie en même temps qu'on les amuse. Déjà dans plusieurs colléges on a ressenti tous les avantages de cette partie de *l'hygiène* qui, en honneur chez les anciens, avait été trop négligée de nos jours : mais pas à pas on s'éclaire et on appelle à son aide tout ce qui peut tendre au perfectionnement de l'espèce humaine.

Les enfans qui ont le malheur d'être nés de parens malades, ayant quelque affection organique, demandent à être élevés avec beaucoup plus de soin que les autres ; cette attention est le seul moyen d'améliorer leur mauvaise constitution. Il faut qu'ils respirent un air salubre, qu'ils fassent un exercice convenable et qu'ils soient de bonne heure soumis au traitement dépuratif. Il agit d'autant mieux qu'on est plus jeune, parce que le corps se renouvelant alors entièrement dans un temps plus court et plus limité, il est plus facile en régénérant le sang de le ramener à son état normal. Si on obtient les mêmes résultats chez les personnes adultes, plus avancées en âge, on ne peut s'empêcher de reconnaître qu'il faut un temps incontestablement plus long pour y arriver. *Voyez* page 498 le chapitre relatif aux maladies héréditaires.

C'est vers l'âge de deux ou trois mois qu'on doit faire vacciner les enfans. Par une opération simple, facile et nullement douloureuse, on les préserve de mille infirmités. La vaccine occupe la première place parmi les salutaires ressources de l'art de guérir, et si elle a été quelquefois repoussée par de funestes préjugés, aujourd'hui elle est en honneur dans toutes les classes de la société. L'affreuse maladie, qui naguère moissonnait tant de victimes et qui laissait souvent les plus hideuses traces chez ceux dont elle avait épargné les jours, a disparu à la voix de Jenner. Dorénavant il ne tient qu'à nous de garantir nos enfans et de délivrer à jamais le genre humain de la funeste influence de la petite vérole. Et ce qui ajoute encore à la grandeur du bienfait, c'est qu'il s'étend à tout le globe, et que nul inconvénient n'en diminue le prix. La vaccination, depuis un tiers de siècle seulement, a déja arraché à une mort inévitable des millions de nos semblables; le nombre de milliards de ceux qu'elle doit sauver dans les âges futurs est incalculable! le nom de Jenner, impérissable comme son bienfait, doit devenir en même temps pour les observateurs de tous les pays la source de nouvelles découvertes; car ils verront, par son exemple, à quels immenses résultats peut conduire l'étude attentive et soutenue de la nature, et l'application des moyens les plus simples, connus souvent du vulgaire, et par cela même dédaignés des savans.

A peine l'homme est-il entré dans la carrière qu'il est déjà susceptible d'éprouver des passions.

La colère, la jalousie, la crainte l'agitent avant qu'il puisse les exprimer par la parole. Trop de dangers les accompagnent pour ne pas chercher à en arrêter les progrès. Il est plus important que l'on ne pense de ne pas gâter les enfans et de ne pas leur laisser prendre un empire trop puissant. On en voit les fâcheux résultats lorsqu'ils tombent malades; habitués à suivre leurs caprices, ils refusent le médicament salutaire qui eût pu leur rendre la vie, et les mères paient alors trop cher leurs lâches complaisances.

On évitera qu'ils ne deviennent jaloux, en distribuant avec équité les éloges et les reproches, les peines et les récompenses. Un sentiment de justice exquis anime le jeune âge ; l'injustice l'irrite au dernier point ; j'ai vu de jeunes cœurs ulcérés par une préférence inique, en conserver pendant toute leur vie une impressions douloureuse contre les auteurs de leurs jours, impression que les forces de la raison n'avaient jamais pu détruire. Beaucoup d'enfans dépérissent et succombent par l'effet de cette passion.

Il est plus facile encore de soustraire les enfans à la crainte et aux maux sans nombre qu'elle traîne à sa suite. Il s'agit alors de ne jamais les effrayer volontairement, de les aguerrir avec prudence contre les objets de leur effroi, et de défendre sévèrement toute espèce de conte ou de chansons qui, par les images terribles de voleurs ou de revenans sont propres à porter la frayeur dans leur âme.

Les parens doivent exercer une surveillance bien attentive sur les personnes à qui ils confient leurs enfans. On n'a vu que trop souvent ces jeunes êtres devenir les victimes d'habitudes pernicieuses, que des serviteurs corrompus leur communiquaient avec une criminelle complaisance.

CONSEILS A LA VIEILLESSE.

Il est peu de nations, si sauvages qu'elles soient, qui n'entourent la vieillesse de quelque respect. L'absence de ce sentiment serait aussi maladroit que blâmable d'après les lois inévitables de la nature. Nous devons tous sortir de la vie en perdant graduellement quelques-uns des attributs dont nous sommes doués; nous devons tous vieillir, et si un front chauve ou couvert de cheveux blancs, en attestant ses longs services, ne se rendait pas lui même justement respectable, nous devrions encore lui payer un tribut de vénération propre à adoucir les amertumes de la vieillesse, dans l'espoir qu'un jour nous devrons être nous-mêmes les objets d'un sentiment semblable. Mais ce retour sur soi-même n'est pas nécessaire au cœur humain pour être touché par la faiblesse, par l'image d'une destruction prochaine, et pour être reconnaissant de l'existence qu'il doit à ceux qui l'ont fait naître et des soins qu'il en reçoit dans son enfance. Chercher à exempter la vieillesse des maux qui l'accablent, à prolonger la durée de la vie à l'abri de la douleur et des chagrins qui la suivent, doit donc être pour nous un devoir aussi bien qu'un plaisir.

L'organisation du vieillard est trop différente de celle des autres âges pour que personne puisse s'imaginer qu'elle doive être soumise aux mêmes règles hygiéniques, puisque dans la vieillesse beaucoup d'organes cessent leurs fonctions, et que la plupart des autres perdent leur activité, leur énergie : il est évident que la conduite doit changer. Mais hélas ! malgré ces avertissemens si positifs de la nature, combien peu de vieillards sont-ils assez sages pour se résoudre à quitter leur manière de vivre ! combien au contraire, sourds à ces conseils, ne persistent-ils pas dans leurs anciennes habitudes !

Parmi les organes qui survivent aux autres, on doit compter ceux de la digestion, dont l'action ne cesse qu'avec la vie. Mais ces organes eux-mêmes sont loin de conserver la vigueur des premiers âges, et rien n'entraînerait des résultats plus fâcheux que de s'obstiner à les soumettre aux mêmes influences. Le vieillard faisant peu d'exercice, perdant peu par la transpiration,

qui est peu active , ainsi que les autres sécrétions, a beaucoup moins de pertes à réparer ;
une alimentation trop riche et trop abondante
ne saurait lui convenir; c'est surtout pour lui
que la tempérance est une loi impérieuse. Les
excès dans les alimens causent chez les vieillards
les maux les plus multipliés et les plus funestes;
ils en précipitent un grand nombre dans la tombe.
Une abstinence trop sévère occasionnerait des
accidens non moins graves. Des mets simplement préparés qui exigent peu de travail de la
part des organes digestifs, et qui fournissent une
assez grande quantité de matériaux nourrissans,
leur seront parfaitement convenables.

Des viandes bouillies ou rôties, des légumes ,
des potages, des fruits bien mûrs, composeront
leur régime alimentaire. Ils devront peu multiplier
leurs mets à chaque repas; la piquante variété
des alimens invitant à dépasser les bornes du besoin , ils introduiraient dans l'estomac plus de
substances qu'il n'en pourrait digérer. Tissot rapporte l'histoire d'un vieillard qui s'était imposé
la loi , dès l'âge de quarante ans., de ne prendre
qu'un seul aliment à chaque repas , et qui avait
atteint l'âge de quatre-vingt-dix ans. Il jouissait
alors de toute la plénitude de ses facultés physiques et morales. Les organes de la mastication
(les dents) étant très détériorés dans la vieillesse,
ils est deux conseils sur lesquels on doit insister,

1° ne prendre que des alimens faciles à mâcher, à demi consistant ; 2° les soumettre à une longue mastication, afin qu'ils aient le temps de s'imprégner de salive, fluide, qui favorise la digestion à un si haut degré. Si les dents et les mâchoires refusent leur usage, il sera convenable de faire subir aux substances alimentaires une division préalable avec un instrument approprié. Les vieillards devront manger peu et souvent ; trois repas au moins leur seront nécessaires : mais il sera fort important pour eux que celui du soir ne soit pas copieux.

Les vieillards doivent éviter les alimens âcres et échauffans, les pâtisseries et les chairs salées, ne prendre qu'une nourriture douce et humectante. Les liqueurs spiritueuses leur sont extrêmement contraires ; ils peuvent faire usage d'un vin généreux, mais jamais pur, quoique le vulgaire pense que le vin est le lait des vieillards. Ils doivent respirer un air pur, et comme leur respiration plus animalisée à cet âge corrompt davantage l'air, ce que prouve l'odeur infecte qu'on ressent le matin dans leur chambre, il leur est dangereux de rester trop long-temps dans un appartement bien clos, surtout s'il est peu spacieux. Il conviendra d'en ouvrir fréquemment les fenêtres ; et c'est cependant ce que les personnes avancées en âge font avec la plus grande difficulté, soit par incurie, soit pour éviter l'impression froide de l'air extérieur : mais ne savent-elles pas qu'elles abrègent, par ce défaut de soin, la durée de leur existence ?

L'air humide et froid, nuisible pour tous les hommes, l'est davantage encore pour ceux que la vieillesse accable, des rhumatismes, des catarrhes de la poitrine et de la vessie et autres affections chroniques, inflammatoires, en sont les fâcheux effets. Mais la plus redoutable de toutes les constitutions atmosphériques est pour eux le froid intense. Le froid violent est mortel pour les vieillards. Les fluxions de poitrine moissonnent alors ces malheureux par centaines. On voit donc combien il est important de faire respirer aux individus d'un âge avancé un air pur, sec et chaud. La chaleur animale se reproduit à cette époque avec la plus grande difficulté; on ne saurait mettre trop de soin à l'entretenir. Le feu de cheminée est préférable à celui des poèles. La chaleur et la lumière solaires semblent ranimer la vie prête à s'éteindre; c'est le stimulant le plus doux et le plus favorable que les vieillards puissent chercher. Heureux celui auquel la fortune permet d'abandonner le ciel embrumé qui le vit naître, pour aller jouir du ciel toujours pur et serein des climats méridionaux; il prolongera, par ce moyen, son existence, et retrouvera une jeunesse nouvelle. Les variations atmosphériques seront plus redoutables pour le vieillard que pour l'adulte ou l'adolescent; il ne devra pas s'y exposer imprudemment. Enfin, pour lui, comme pour tous les âges, l'air bienfaisant de la campagne lui procurera une vie longue et exempte d'infirmités.

Les maladies des vieillards partent toutes de la sécheresse de leur sang, de l'âcreté de leurs humeurs, ou de la roideur de leurs fibres; c'est pourquoi le pouls des vieillards est ordinairement dur et serré; ils sont sujets à des démangeaisons, à des dartres et à des cuissons insupportables, parce que la transpiration étant sujette à se supprimer par la sécheresse de la peau, les humeurs deviennent âcres et mordicantes, et la peau est dans une démangeaison, un picotement continuels. Ces mêmes humeurs attaquent aussi la vessie et les parties qui y ont rapport, comme les reins et les uretères; de là vient que les vieillards sont si sujets aux affections pierreuses, graveleuses, néphrétiques, et aux suppressions d'urine plus ou moins complètes.

Les vieillards sont encore exposés aux fluxions de poitrine; la transpiration étant supprimée, il se fait un amas considérable d'humeurs, qui se font jour ensuite par les yeux, la bouche, les narines; c'est pour cela qu'ils mouchent, toussent, urinent et crachent continuellement.

Les vieillards sont également exposés aux dessèchemens, les fibres ayant acquis une roideur considérable ne peuvent plus se prêter aux mouvemens de la circulation; ils s'obstruent et se dessèchent, de façon que tout le corps devient insensiblement d'une maigreur épouvantable ; c'est ce qu'on appelle la phthisie et la consomption des vieillards, qui périssent enfin, parce que les sucs ne peuvent plus circuler; c'est ce qui rend la mort inévitable. Les vieillards sont encore sujets aux enflures des jambes et des cuisses, aux hydropisies, parce que l'humeur de la transpiration s'accumulant tous les jours, et la lymphe augmentant de volume, il faut nécessairement qu'elles s'épanchent dans quelques parties du corps. L'âcreté qui domine dans le sang des vieillards les expose aussi aux affections scorbutiques, aux ulcères, surtout aux jambes, et à des boutons, à des échauboulures sur tout le corps, mais particulièrement au visage.

Toutes ces maladies, auxquelles les vieillards sont exposés, se guérissent et se préviennent par l'emploi de la *poudre végétale*, qui, en favorisant la transpiration insensible et poussant aux urines, débarrasse le sang et tous les organes des impuretés qui l'assiégent. L'emploi fréquent des lavemens à la graine de lin ou à la guimauve, secondent parfaitement l'emploi du dépuratif interne, en s'opposant à une trop longue constipation, source de beaucoup de maux chez les personnes d'un âge avancé. Tous les médicamens échauffans sont nuisibles aux vieillards. Dans des maladies graves, on pourra les purger; mais dans le cas contraire, on devra s'abstenir de l'usage habituel des purgatifs, parce qu'ils dessèchent le sang et irritent la fibre. Les saignées ne doivent être employées que dans des cas urgens, tels qu'une apoplexie, une fluxion de poitrine grave; mais dans des cas plus simples, je préfère l'application des sangsues. On ne peut nier que les évacuations sanguines ne soient souvent utiles chez le vieillard; mais ce n'est qu'avec beaucoup de prudence qu'on doit y recourir; car le sang est la vie, et la vie, chez l'homme accablé d'années, n'est qu'une faible lueur. La poudre végétale, prise habituellement une à deux fois par jour, dans une tisane de chiendent, ou dans de l'eau pure ou sucrée, fait couler les urines, débarrasse la vessie, s'oppose à la formation de la pierre ou de la gravelle, évite la sécheresse de la peau et corrige l'âcreté du sang.

Un moyen puissant de restituer ses facultés à la peau sèche et aride, de lui rendre sa souplesse et sa perméabilité, c'est, sans contredit, de l'humecter fréquemment par les bains tièdes; mais le bain a l'inconvénient assez grave, à cet âge, de produire une assez grande faiblesse, ce qui empêche de le donner aussi souvent qu'il serait nécessaire. On aura soin de ne pas le prolonger long-temps : vingt minutes, une demi-heure suffiront pour obtenir l'avantage que l'on désire, et pour éviter le danger que l'on redoute. Cependant lorsqu'un vieillard est atteint d'une affection dartreuse grave, l'usage des bains devient indispensable, surtout si son mal a de l'étendue ; il faudrait une grande faiblesse et des circonstances particulières pour renoncer à ce moyen si salutaire. A défaut de bains chauds, car on n'en trouve pas dans toutes les localités, et souvent on ne peut les supporter, je dois recommander de se laver souvent avec de l'eau chaude, à l'aide d'une éponge. Il est malheureux que les vieillards enclins à l'inaction, se refusent à ces pratiques salutaires, ils ignorent combien de maux ils éviteraient par ces sages précautions. Les frictions sèches, à l'aide d'une brosse anglaise ou d'un morceau de flanelle, pratiquées matin et soir, ainsi que le massage, leur seraient fort utiles. Les bains froids ne leur présentent que des dangers, rien ne leur étant plus funeste que la concentration du sang, de la peau à l'intérieur, la réaction étant chez eux très difficile.

La fétidité des exhalations qui ont lieu sur différentes parties du corps, leur commande aussi impérieusement que leur santé, d'avoir recours aux moyens que je viens d'indiquer.

Les vêtemens doivent avoir pour but de préserver les personnes, vers leur déclin, des intempéries des saisons; mais pour remplir cette indication, tous les moyens ne sont pas indifférens. Les tissus doux, moëlleux et flexibles, les vêtemens bien chauds, n'exerçant aucune compression, rempliront la plupart des conditions exigées. Les tissus de laine, tel que la flanelle, offriront les plus grands avantages aux vieillards. Protégés par ces vêtemens, leurs corps ne redoutera ni le froid, ni l'humide, ni les vents, ni leurs variations continuelles. La seule contre-indication qui pourrait s'opposer à leur usage, serait l'existence d'une affection dartreuse; sans doute qu'alors la flanelle accroîtrait l'irritation de la peau : mais on obvierait à cet inconvénient, en ne la portant que sur la chemise. Les personnes âgées ne doivent pas quitter trop tôt ou reprendre trop tard les habits d'hiver; il serait même prudent qu'ils les gardassent toujours.

Il est bon qu'à cet âge la tête soit tenue chaudement, principalement lorsqu'elle est dégarnie de cheveux; mais il ne faut cependant pas la surcharger d'une énorme quantité de bonnets; cette habitude vicieuse favorise les maladies cérébrales auxquelles la vieillesse est déjà si disposée. Par la même raison, il est alors plus nécessaire que jamais de ne pas serrer le cou par une étroite cravate.

L'exercice des sens ne réclame aucun conseil spécial, il devra être seulement plus modéré que dans les autres périodes de la vie. En affaiblissant ces instrumens de nos sensations, la nature ne semble-t-elle pas nous avertir qu'il serait dangereux de les multiplier ou de les rendre trop fortes? L'action cérébrale, dans ce qui concerne les travaux intellectuels, devra être rare et de peu de durée. Et bien que nous ne manquions pas d'exemples de vieillards qui ont brillé jusqu'à leur couchant par les travaux de la pensée, sans qu'il en soit résulté d'accidens, il est plus sage, sinon de s'en abstenir tout-à-fait, du moins de ne pas les prolonger trop long-temps, et de ne pas s'y adonner avec trop d'opiniâtreté. Si Gorgias de Leontium parvint à l'âge de cent huit ans, sans discontinuer ses études ; si Théophraste publia ses *Caractères* à quatre-ving-dix-neuf ans ; si Caton apprit le grec à soixante-dix ans ; et si Voltaire fit *Tancrède* à soixante-six ans, etc., combien d'hommes de lettres n'ont-ils pas abrégé leur existence par l'excès de ces travaux?

Les passions de l'âme sont encore plus funestes que les travaux intellectuels; et la plupart des personnes qui ont péri subitement par leur impression violente, étaient déjà avancées dans leur carrière. Une gaîté douce, un contentement habituel, sont les mouvemens de l'âme qu'on cherchera à produire chez les vieillards dont on voudra prolonger l'existence.

Le sommeil fuit ordinairement la vieillesse; rien ne lui est cependant plus salutaire. Il convient surtout au dernier âge de se coucher et de se lever de bonne heure.

Un exercice modéré concourra puissamment avec les autres moyens que nous avons conseillés à reculer le terme fatal, et à conserver jusqu'alors une santé inaltérable. Tant que le vieillard pourra faire usage de ses membres, il devra se livrer à quelque exercice actif proportionné à ses forces. Lorsque enfin il aura perdu toute faculté de se mouvoir, ce qui n'arrive que dans la décrépitude, il devra encore prendre quelques exercices passifs, tels que la voiture et quelque mouvement analogue. La vie des champs, l'agriculture, devront remplir ses derniers loisirs. Tant qu'il lui restera quelque force, il ne devra pas dédaigner la culture de la terre. Combien de héros, de sages, de philosophes, n'en ont-ils pas donné le mémorable exemple.

Mais on ne saurait interdire avec trop de sévérité les jouissances de l'amour. Malheur au vieillard imprudent qui ose ceindre le myrte!

DES VENTS.

J'ai oublié d'ajouter que, pour compléter le traitement des vents, on devra, après avoir fait usage pendant un mois de la poudre végétale, prendre une heure avant chaque repas, deux cuillerées à bouche de vin de quinquina. Ce moyen, dont j'ai retiré les plus grands avantages, devra être continué dix, douze ou quinze jours, selon que cette maladie des voies digestives se montrera plus ou moins intense. (*Voyez* la page 459, où cette maladie est traitée plus longuement.

BOUTONS,

ROUGEURS ET FEUX DU VISAGE.

Ces diverses affections de la peau, quelques légères qu'elles puissent être, ne doivent pas être négligées, parce qu'elles prennent facilement le caractère dartreux. Elles sont un indice certain d'un échauffement du sang, et ont un caractère tellement désagréable par les chaleurs ou les les démangeaisons qu'elles occasionnent, et surtout par l'éloignement qu'elles inspirent, qu'on doit s'empresser d'y mettre un terme.

TRAITEMENT. On usera de la poudre végé-

tale; on prendra souvent des bains, des lave-
vemens, ainsi que quelques bains de pieds; et
le soir, en se couchant, on pratiquera une légère friction sur le visage, à l'aide de la *pommade
résolutive.* Un purgatif, de loin en loin, et un
régime doux, seconderont parfaitement l'emploi
des moyens que je viens d'indiquer.

MANIÈRE

DE PRÉPARER LE SUC DE CAROTTES.

Le règne végétal est une mine féconde d'in-
épuisables richesses. Une nature toujours bienfaisante s'est plue à répandre sur cette terre des
antidotes à tous les maux qui assiègent notre
existence fugitive. Partout la main du Créateur
se montre grande et généreuse ; partout elle
appelle nos respects, notre reconnaissance et
notre admiration !

C'est aux plantes que j'ai demandé des moyens
efficaces; c'est à leur secours que des milliers
d'individus doivent l'existence ; et il est une
vérité dont je me suis convaincu, c'est que l'art
ne peut jamais imiter ces heureux mélanges qui
se forment au sein de la nature. Quelques efficaces que soient les sirops de gomme, de guimauve, de capillaire, de violette, jamais ils ne
sauraient avoir les propriétés adoucissantes du

suc de carottes. Le principe mucilagineux et sucré est tellement bien combiné dans ce produit végétal, qu'il devient une ressource précieuse dans beaucoup d'affections inflammatoires qui s'étaient montrées rebelles à l'emploi de beaucoup d'autres moyens. Voici la manière de faire cette préparation.

Prenez deux ou trois grosses carottes rouges ou jaunâtres (on désigne communément à Paris ces dernières sous le nom de carottes de Flandre : elles me paraissent plus juteuses); on les laisse tremper pendant un quart-d'heure dans de l'eau ; après on les râpe avec l'instrument de ce nom ; lorsqu'elles le sont entièrement, on en met la pulpe dans une serviette qui est très fortement tordue de manière à extraire tout le suc de ce résidu qui reste presque sec. On obtient environ un verre de suc de carottes, qui est mélangé à deux verres d'eau pure, ce qui constitue trois verres d'une préparation douce, légère et d'une facile digestion. On prend cette boisson en trois fois ou en six fois dans le courant d'une journée. Elle peut être prise froide ou tiède : je préfère cette dernière température, surtout en hiver.

Unie à la poudre végétale, cette préparation du suc de carottes est à la fois dépurative et adoucissante, deux qualités bien précieuses pour combattre à la fois les maladies du sang et l'inflammation de nos organes. J'ai déjà rapporté de nombreux exemples des avantages qu'on peut retirer de ce moyen; je me bornerai ici à n'en citer qu'un seul, qui me paraît remarquable en raison de la personne qui en est l'objet. Mademoiselle Mars, notre actrice inimitable, était atteinte d'une grave extinction de voix que rien ne pouvait guérir. Elle était menacée de perdre cet organe ravissant, plus suave qu'une fleur, plus harmonieux qu'une harpe éolienne, lorsqu'elle eut recours au moyen que je préconise, et le succès ne se fit pas attendre long-temps; car chacun de nous a pu encore entendre ces accens qui charment l'oreille et agitent le cœur.

J'ai indiqué, dans le cours de cet ouvrage, les cas divers où le suc de carottes est employé avec avantage. (*Voyez* les mots *pulmonie, asthme, rhume, toux, catarre, jaunisse, douleurs de l'estomac, diarrhée, tenesmes, extinction de voix, obstruction du foie.*)

A l'extérieur, la pulpe de carottes, appliquée en cataplasmes, s'est montrée très efficace pour combattre différentes inflammations de la peau, différens engorgemens des *glandes.* (*Voyez* les mots *sarcocèle, cancer du testicule, cancer du sein.*) Ce n'est pas entre deux linges, mais appliquée à nu que cette pulpe peut obtenir d'heureux résultats.

CONCLUSION.

1° J'ai démontré l'origine des divers principes acrimonieux qui infectent notre économie ; j'ai fait connaître les formes infiniment variées qu'ils affectent ; j'ai signalé les désordres qu'ils impriment à notre organisation et les funestes résultats qui en sont la suite. Par une étude longtemps approfondie de toutes les affections chroniques qui attaquent nos organes, et dont ces divers principes sont le plus souvent la source, j'ai pu facilement me convaincre des rapports d'analogie qu'ils ont entre eux, ce qui justifie les succès que j'ai obtenus de l'application de ma méthode dépurative dans un grand nombre d'affections, qui, quelquefois différentes en apparence, reconnaissent cependant une seule et même origine.

2° Ce n'était pas assez de constater les ravages du principe dartreux, écrouelleux, galeux, vénérien, scorbutique et rhumatismal, sur l'enveloppe externe de nos organes, sur une plus ou moins grande étendue de la peau, il était utile encore de les suivre jusque dans la profondeur de nos organes, et de rechercher les altérations qu'ils peuvent y produire. Ça a été pour moi un travail intéressant, et dont j'ai doté la science, que de réunir une grande masse de faits constatant les maladies lentes et chroniques qui peuvent vicier notre économie, et nous préparer long-temps à l'avance et d'une manière souvent insensible, des maux graves, des maux incurables.

3° J'ai prouvé que les moyens que je mets en usage et qui sont tirés du règne végétal, agissent en dépurant le sang, soit par les urines, soit par les voies de la transpiration insensible, fonctions qui se suppléent tour à tour, et par lesquelles sont expulsés les divers principes acrimonieux qui assiégent notre économie. J'ai prouvé que l'action de ces substances apéritives et dépuratives est douce, qu'elles produisent sur nos organes irrités et enflammés, un effet rafraîchissant, essentiellement salutaire; car tout médecin qui raisonne, et qui est imbu des saines doctrines, ne doit jamais perdre de vue que la majeure partie des maux qui nous assiégent, sont fomentés par un état inflammatoire auquel se joint souvent une irritabilité nerveuse très prononcée, et qui mérite de fixer toute notre attention.

4° Quelque efficace que soit ma méthode, j'ai dû quelquefois appeler à son secours les divers moyens que la médecine ordinaire met en usage. Je dois reconnaître que souvent la saignée, les sangsues, les vésicatoires, le quinquina, l'opium, l'émétique, etc., ont concouru à la guérison des maladies humorales que j'ai été appelé à traiter. C'est cette heureuse alliance des diverses préparations, appliquées par un esprit dégagé de tout système, qui constitue ce que l'on appelle l'*éclectisme* (1). Ne dois-je pas rire de pitié, ou plutôt ne dois-je pas gémir sur tous les maux qu'engendre l'ignorance coupable de quelques hommes qui, en quelque sorte étrangers à notre art et à l'étude des âges et des tempéramens, ont voulu, dans leur délire médical, trouver une *panacée universelle* à tous nos maux; et si chez quelques-uns, je n'ai vu que défaut de savoir, chez d'autres n'ai-je pas eu la douleur de trouver une âme sordide, étrangère à tout sentiment d'humanité.

5° Les systèmes sont, en médecine, des armes tellement dangereuses, qu'il a été de mon devoir d'en faire justice. On peut imaginer une hypotèse gratuite, et vouloir reconstruire sur ce frêle fondement l'édifice de la science ; mais l'organisation humaine est si compliquée, ses ressorts sont si multipliés et si divers, que les philosophes et les médecins qui voudront donner

(1) Le médecin qui professe l'éclectisme n'a point de système, il adopte les opinions qui lui paraissent les plus raisonnables; il il ne rejette aucun médicament, il les essaie tous, il n'a d'autre guide que la nature. Ennemi de toute exagération, il conserve un juste milieu; et c'est seulement ici qu'il m'est permis de comprendre toute la force, toute la valeur de ce mot.

à cet admirable ensemble une forme régulière appropriée à la faiblesse de notre esprit, seront impuissans pour accomplir une si grande tâche. Il vaut mieux observer la nature que de l'interpréter; et je trouve qu'il y a folie à prétendre qu'on peut guérir toutes les maladies, ou par la saignée, ou par les purgatifs, ou par l'électricité, ou par un seul et unique médicament. Des génies forts et hardis ont pu nous séduire; ils ont pu, par des raisonnemens captieux, soutenir et faire briller avec avantage une opinion erronée, mais ce n'est pas là le but que doit se proposer le médecin philantrope. Je puis admirer celui qui se livre avec éclat à de brillantes théories, embellies de toute la force de la logique et de toutes les formes du langage, mais je préfère le *médecin-guérisseur*, qui n'a d'autre guide que l'expérience, et qui ne consume pas sa vie en de vaines spéculations. Sans doute que cet homme n'est point l'oracle de nos académies, qu'il n'étonne point le monde de son nom, mais il arrache à la mort des êtres souffrans; il est béni de ses concitoyens; et lorsque le soir il rentre au foyer domestique, il peut se dire comme Titus: *J'ai rempli ma journée.*

6° Ma méthode ne guérit pas en quelques jours, en quelques semaines, des maladies qui ont jeté dans l'économie de profondes racines, et qu'on apporte souvent en naissant.

Il faut un temps assez long pour ramener sans secousse à leur état normal ou primitif, des organes qui ont été long-temps tourmentés par les ravages d'un principe acrimonieux, vice qui offre une grande tenacité, et qui demande, de la part du malade et du médecin, une persévérance à toute épreuve. Ne serait-ce pas être bien peu expérimenté que de regarder une affection chronique de nature humorale comme très facile à guérir, et comme n'opposant aucun obstacle aux ressources de notre art? Oui, je le répète encore, le temps, la patience et l'emploi méthodique des médicamens convenables, permettent seuls d'espérer toujours les plus heureux résultats.

7° Parmi le grand nombre d'observations que je possède, celles que j'ai rapportées viennent à l'appui de ma doctrine, et confirment la vérité de mes assertions. Si l'on jette, en effet, un coup d'œil sur ces observations, on y verra que j'ai guéri, d'une manière radicale, des affections chroniques du poumon, du foie, de l'estomac, de la vessie, et de beaucoup d'autres organes qui s'étaient montrés rebelles aux moyens qu'on avait employés. On y verra que j'ai triomphé d'affections dartreuses, héréditaires, et de maladies vénériennes qui avaient jeté de profondes racines dans l'économie. On y remarquera surtout que quelques jours ont suffi pour rendre

le calme à des malades qui, en proie à de violentes démangeaisons ou à des douleurs atroces,
goûtaient à peine quelques instans de repos.

8° Ce qui est digne d'être grandement apprécié dans le traitement que j'emploie, c'est qu'il
n'a rien de gênant ni de fatigant, qu'il ne s'oppose en aucune manière aux occupations habituelles, et qu'il n'inspire point un dégoût souvent
insurmontable pour beaucoup de malades. C'est
encore un préjugé populaire dont il faut dégager
notre esprit, que de croire que les médicamens
les plus désagréables sont les plus efficaces : *ce
qui est amer à la bouche est doux au cœur*, dit
un vieux proverbe. C'est dans un siècle qui a
reculé les bornes de l'esprit humain que nous
devons briser des erreurs qui nous asservissent
encore. Oui, l'homme n'atteindra vraiment cette
somme de bonheur qui lui est destinée, que lorsqu'il marchera à pleines voiles dans le sentier de
la vérité.

9° Enfin, ce n'est pas à moi qu'il appartenait
de faire l'éloge de ma méthode, il me suffit d'a-
voir la conscience du bien qu'elle a produit. C'est
à l'illustre commission, chargée de suivre un
grand nombre d'expériences, que j'ai dû laisser
le soin de proclamer, dans son rapport consciencieux, tous les succès que j'ai obtenus. A elle
seule il était réservé de constater que ma méthode dépurative a une supériorité incontestable

sur toutes celles employées jusqu'à ce jour; à elle seule il était permis de conclure que mes moyens sont les seuls qui puissent combattre avec succès des maladies dartreuses, qui *dégradent l'homme aux regards de l'homme*; des maladies organiques qui flétrissent les plus beaux jours de notre existence, et qui ne nous lèguent souvent en héritage, que des douleurs et un tombeau!

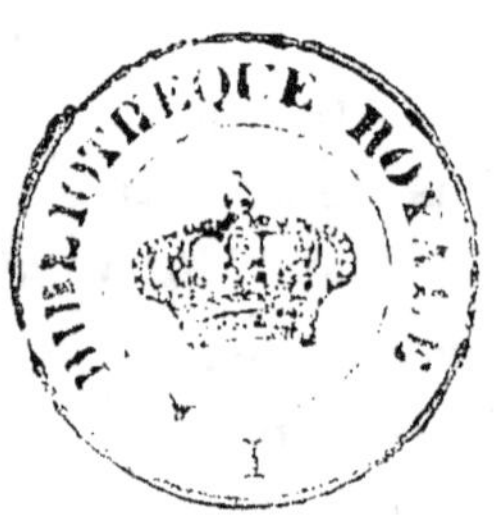

FIN.

TABLE DES MATIÈRES.

FIN DE LA TABLE

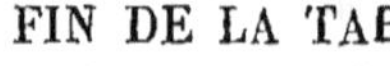

www.ingramcontent.com/pod-product-compliance
Lightning Source LLC
La Vergne TN
LVHW050657060726
842527LV00001B/61